성인발달장애
ASD · ADHD

성인발달장애 ASD, ADHD

첫째판 1쇄 인쇄   2026년 03월 23일
첫째판 1쇄 발행   2026년 03월 30일

지 은 이 시바 리에코
옮 긴 이 유수양, 강형원
발 행 인 장주연
출 판 기 획 임경수
책 임 편 집 이연성
표 지 디 자 인 박소원
표 지 일러스트 박소원
본문 일러스트 미우라 아키코
편 집 담 당 나가오카 하루오
편 집 디 자 인 조지연
발 행 처 군자출판사
　　　　　등록 제 4-139호(1991. 6. 24)
　　　　　(10881) 파주출판단지 경기도 파주시 회동길 338(서패동 474-1)
　　　　　Tel. (031) 943-1888   Fax. (031) 955-9545
　　　　　홈페이지 | www.koonja.co.kr

最新版 大人の発達障害[ASD・ADHD]シーン別解決ブック
ⓒ Rieko Shiba 2020
Originally published in Japan by Shufunotomo Co., Ltd.
Translation rights arranged with Shufunotomo Co., Ltd.
Through TUTTLE-MORI AGENCY, INC. & A.F.C. LITERARY AGENCY

ISBN 979-11-7068-447-3 (03510)

정가 15,000원

성인발달장애
ASD · ADHD

시바 리에코(司馬理英子) 지음

유수양 · 강형원 공역

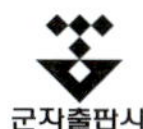

군자출판사

시바 리에코(司馬理英子)

오카야마대학(岡山大學) 의학부, 동 대학원 졸업. 1983년에 미국으로 건너가 아이 4명을 키우면서 ADHD에 관해 깊이 연구했다. 1997년에 『노진구·만퉁퉁 증후군のび太·ジャイアン症候群』(슈후노토모사主婦の友社)를 집필, 출판했다. 같은 해 귀국하고 도쿄도(東京都) 무사시노시(武藏市)에 발달장애 전문 클리닉인 '사마크리닉'을 개원하고 중학생까지의 아이와 고등학생과 성인 여성을 치료하고 있다. 그 후『신판 노진구·만퉁퉁 증후군新版のび太·ジャイアン症候群』,『신판 노진구·만퉁퉁 증후군 2 ADHD 이것으로 아이가 바뀌다新版のび太·ジャイアン症候群2 ADHD これで子供が変わる』,『신판 노진구·만퉁퉁 증후군 3 ADHD와 아스퍼거 증후군 바뀌다新版のび太·ジャイアン症候群3 ADHDとアスペルガー症候群』, 문고판 『신판 노진구·만퉁퉁 증후군 바뀌다新版のび太·ジャイアン症候群』 출판 후 20년이 지나 양상이 바뀐 발달장애 대처방법을 해설한 『스마트폰을 놓고 나를 안아줘!スマホをおいて、ぼくをハグして!』(슈후노토모사)를 2020년에 펴냈다. 기타 저서로『알기 쉬운 성인의 ADHDよくわかる大人のADHD』,『ADHD·아스퍼거 증후군 육아실천 대책집ADHD·アスペルガー症候群 子育て実践対策集』,『성인의 발달장애 아스퍼거 증후군·ADHD 장면별 해결북大人の発達障害 アスペルガー症候群·ADHD シーン別解決ブック』,『장면별 아스퍼거 회화 메서드 シーン別アスペルガー会話メソッド』,『놀이, 회화, 집안일로 지금이야말로 '가족의 소통력' UP 遊び·会話·火事で今こそ「家族のコミュニケーション力」アップ』(이상 슈후노토모사), 『'정리할 수 없다!' '늦을 것 같다'가 없어지는 책「片づけられない!」「間に合わない!」がなくなる本』(야마토츨판大和出版), 『난 ADHD걸. 사랑과 일에 고민해요. わたし、ADHDガール。恋と仕事で困ってます。』(도요관출판사東洋館出版社) 등. 번역서로 『이상한 선물へんてこな贈り物』(인터메디컬 インターメディカル)이 있다.

유수양 원장 약력

유수양 원장은 일본 후쿠오카현 이토시마시에 위치한 유멘탈클리닉(Yu Mental Clinic) 원장으로 재직 중이며, 일본 후생성 인증 정신보건지정의로서 다년간 임상 현장에서 정신의학적 진료를 수행하고 있다.

이화여자대학교에서 정치외교학 학사 및 석사학위를 취득한 후 국립 동경대학 대학원에서 국제관계론 박사과정을 수료하였으며, 이어 국립 가고시마대학 의학부 의학과를 졸업하고 원광대학교에서 한의학 박사학위를 취득하였다. 이러한 학제 간 이력을 바탕으로 한의학적 심신치유 원리를 임상정신의학과 접목하는 융합 연구를 선도하고 있다.

임상 수련은 일본 고후공립병원과 고마병원에서의 정신과 레지던트 과정을 통해 쌓았으며, 국립 키쿠치병원 근무 시절에는 제1회 일본 전국 국립정신병원 정신과의사 포럼에서 최우수상을 수상하며 그 역량을 인정받았다. 유멘탈클리닉 개원전까지는 일본 법정 정신감정 및 사법정신의학 기능을 수행하는 사가현 국립 히젠 정신의료센터에서 근무하였다.

현재는 원광대학교 한의과대학 외래교수로서 한·일 양국을 오가며 M&L 심리치료(Mindfulness & Loving beingness Psychotherapy)의 이론과 임상을 교육하고 있으며, M&L 심리치료 연구소 대표 및 마스터 트레이너로 활동 중이다. 아울러 발달장애 아동을 위한 방과후·데이케어 서비스 「美里音(Mirion)」을 설립·운영하며 의료·심리·복지의 통합적 돌봄 모델을 실현하고 있다. 일본 정신의학과 한의학, 마음챙김 심리치료를 아우르는 통합적 정신건강 모델을 임상·연구·교육 전반에 걸쳐 실천하는 국제적 전문가이다.

● **주요 저서 및 역서**
• 『치유되지 않는 상처: 아동학대와 상처받은 뇌』(역저, 2016, 군자출판사)

강형원 교수 약력

강형원 교수는 원광대학교 한의과대학 한방신경정신과 교수이자 한방신경정신과 전문의이면서, 한국상담학회 전문상담사(1급) 자격을 보유하고 있다. 원광대 산본병원에서의 풍부한 임상 경험을 토대로 한의계 정신치료의 현대화를 이끌어왔으며, 현재는 익산 원광대 한방병원에서 진료 중이다.

원광대학교 한의과대학 학장 및 한의학전문대학원 원장, 대한한방신경정신과학회 회장, 전라남도 마음건강치유센터장 등을 역임하며 학술 발전과 공공 보건의료 시스템 구축에 탁월한 리더십을 발휘해 왔다. 원광대학교 2023년 의료상담학과를 신설하였고 2025년도에는 상담학전공 대학원도 개설하여 후학양성에 힘쓰고 있다.

현재는 원광대학교 통합의료혁신센터장으로서 한국형 통합의료의 글로벌 확산 및 표준화를 주도하는 한편, 보건복지부 지정 인지장애 한의중점연구센터장으로서 인지장애의 진단 및 치료에 첨단 IT 기술을 접목하는 혁신적 연구를 총괄하고 있다.

연구 및 임상 분야에서는 외상 후 스트레스 장애(PTSD)와 화병 치료를 위해 전통 한의학 이론을 디지털 헬스케어 기술로 재해석한 'VR 기반 오지상승치료법((五志相勝治療法, O-Ji-Sang-Seung Therapy)'을 개발하였으며, 알아차림과 존재론적 사랑을 결합한 'M&L 심리치료(Mindfulness & Loving beingness Psychotherapy)'의 임상적 체계화를 통해 한방 정신치료의 새로운 지평을 열었다. 현재 M&L심리치료학회장을 맡아 해당 분야의 학문적 발전을 이끌고 있으며, 주요 연구 분야는 PTSD, 정량뇌파(QEEG) 및 뉴로피드백, M&L 심리치료, 인지장애 치료를 위한 디지털 융합 기술이다.

이러한 학문적 성취와 임상적 공로를 인정받아 2024년 제17회 치매극복의 날에 대통령 표창을 수상하였다.

● **주요 저서 및 역서**
• 『스마트 헬스케어 빅데이터 개념과 응용』(공저, 2026, 지식터)
• 『정량뇌파 기반 Z-스코어 뉴로피드백 : 이해와 임상활용』(공역, 2025, 군자출판사)
• 『뇌파와 뉴로피드백의 이해』(공저, 2024, 아카데미)
• 『울분』(공역, 2022, 군자출판사)

진료실 문을 처음 열고 들어오던 날, 코오지 씨의 표정은 마치 출구 없는 짙은 안갯속을 홀로 헤매는 지친 여행자 같았습니다.

성인 ADHD와 ASD(자폐 스펙트럼 장애) 혼합형이라는 진단 아래, 그는 오랫동안 반복되어 온 사회적 어려움과 그로 인해 깊이 무너진 자존감이라는 무거운 짐을 지고 있었습니다. 세상으로부터 거절당한 경험들이 켜켜이 쌓이면서 그 고통은 결국 '2차 장애'라 할 수 있는 깊은 우울증으로 이어졌고, 그의 삶을 서서히 잠식하고 있었습니다.

치료자로서 제가 가장 먼저 마음속에 다짐한 것은 단 하나였습니다.

이 치료의 여정이 아무리 길고 험난하더라도, 이 환자와 끝까지 동행하겠다는 것이었습니다.

우리는 먼저 약물치료를 통해 우울증과 부주의, 집중력 저하, 충동성과 같은 ADHD의 전형적인 증상들을 조절하기 시작했습니다. 이어진 2년여의 시간 동안 상담치료를 통해 모래성처럼 허물어졌던 그의 자존감을 벽돌 한 장씩 쌓아 올리듯 다시 세워 나갔습니다. 지지적인 치료 과정을 통해 그는 자신이 겪어 온 사회적 부적응의 경험들을 하나씩 되짚어 보았고, 그것이 자신의 부족함이나 의지의 문제라기보다 신경발달적 특성에서 비롯된 어려움이었음을 이해하기 시작했습니다.

그러던 어느 날, 코오지 씨가 수줍은 미소를 띠며 제게 책 한 권을 내밀었습니다.

자신에게 큰 등불이 되어 준 책이라며, 선생님께도 꼭 보여 드리고 싶었다는 말과 함께였습니다.

그 책이 바로 지금 여러분이 손에 들고 계신 이 책입니다.

코오지 씨는 이 책을 읽으며 비로소 자신의 과거와 화해할 수 있었다고 말했습니다. 학창 시절의 이지메와 고립감, 그리고 성인이 되어 아르바이트 현장에서 겪었던 수많은 오해와 좌절들. 그 모든 순간들이 더 이상 자신의 부족함 때문이 아니라, 오랫동안 풀리지 않았던 하나의 '수수께끼'였음을 깨닫게 된 것입니다.

우리는 곧바로 이 책을 교재로 삼아 사회기술훈련(SST)을 시작했습니다. 책 속의 장면들을 함께 읽으며 타인의 입장과 감정을 이해하는 연습을 반복했습니다. 상대의 표정과 말 속에 담긴 분위기를 배우고, 상황에 맞는 반응을 몇 가지 패턴으로 정리해 익혀 나갔습니다. 그렇게 코오지 씨는 자신의 세계 속에 조금씩 '인간관계의 지도'를 그려 넣기 시작했습니다.

지도가 없던 세상에서, 그는 이제 길을 찾기 시작한 것입니다.

물론 이 긴 여정에는 사회적 제도의 도움도 큰 버팀목이 되어 주었습니다. 환자 본인 부담률을 낮춰 주는 정신과 자립지원 제도와 장애인 수첩, 그리고 장애인연금 2급 수급권은 그가 경제적 불안 없이 치료에 집중할 수 있도록 도와주는 현실적인 기반이 되었습니다. 그러나 무엇보다도 그를 앞으로 나아가게 한 힘은, 지도가 없던 막막한 세상에서 치료자와 손을 맞잡고 스스로 지도를 만들어 가며 길을 걸어가려 했던 코오지 씨 자신의 용기였습니다.

현재 코오지 씨는 제가 운영하는 발달장애 아동 방과 후 돌봄 센터 미리온(美里音)에서 2년째 비상근 스텝으로 일하며 제2의 인생을 살아가고 있습니다. 아이들에게 서두르지 않고, 그들의 속도에 맞춰 조곤조곤 설명해 주는 그의 따뜻한 방식은 중증 발달장애 아이들의 긴장을 놀라울 만큼 부드럽게 풀어 줍니다.

아이들에게 그는 가장 인기 있는 선생님이자, 자신들의 마음을 누구보다 잘 이해해 주는 든든한 지지자입니다.

이 책이 한국 독자들과 만날 수 있게 된 것도, 어쩌면 코오지 씨 덕분일지 모릅니다. 번역을 결심하고 서문에 우리의 인연을 소개해도 되겠느냐고 묻자, 그는 잠시 진지한 표정을 짓더니 이렇게 되물었습니다.

"선생님, 저… 한국에서 유명해지는 건가요?"

그 질문 속에서 저는 그가 되찾은 삶의 생기와 웃음을 보았습니다.

부디 이 책이 한국의 수많은 '코오지 씨'들에게, 그리고 그 곁을 지키는 가족과 치료자들에게 삶의 수수께끼를 풀어 갈 수 있는 하나의 따뜻한 열쇠가 되기를 진심으로 바랍니다.

〈권두만화〉 성인 발달장애 사례

part 1 알아두고 싶은 성인의 발달장애의 올바른 지식 25

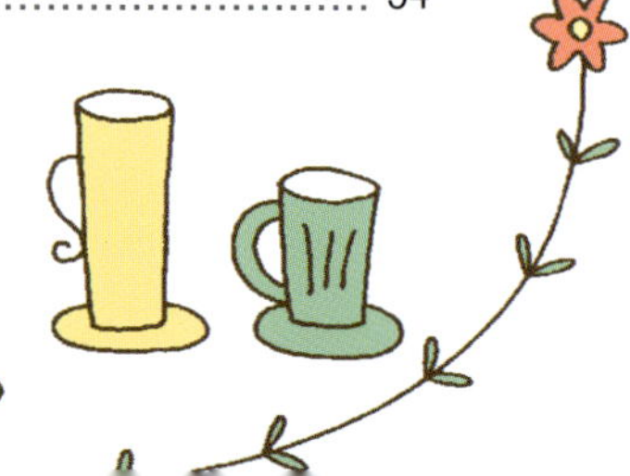

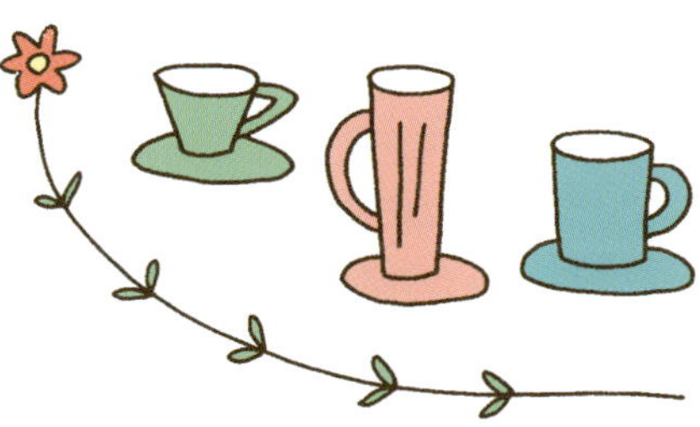

part 3 · ADHD 〈흔한 장면별 해결법〉 121

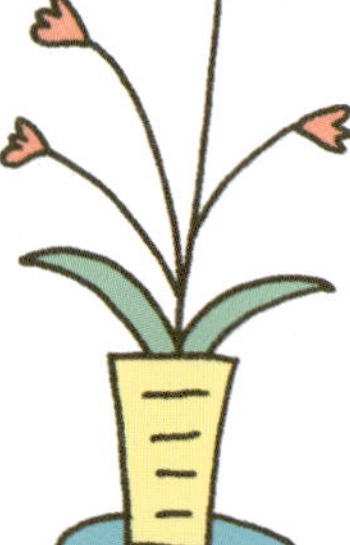

part 4 성인 발달장애의 치료 175

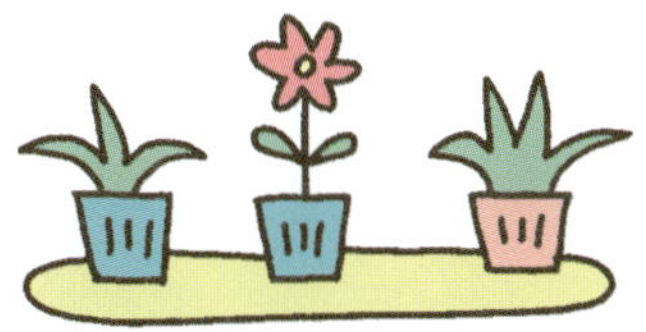

케이스 **1**

ASD 수동형 ①
수동형(Passive type)

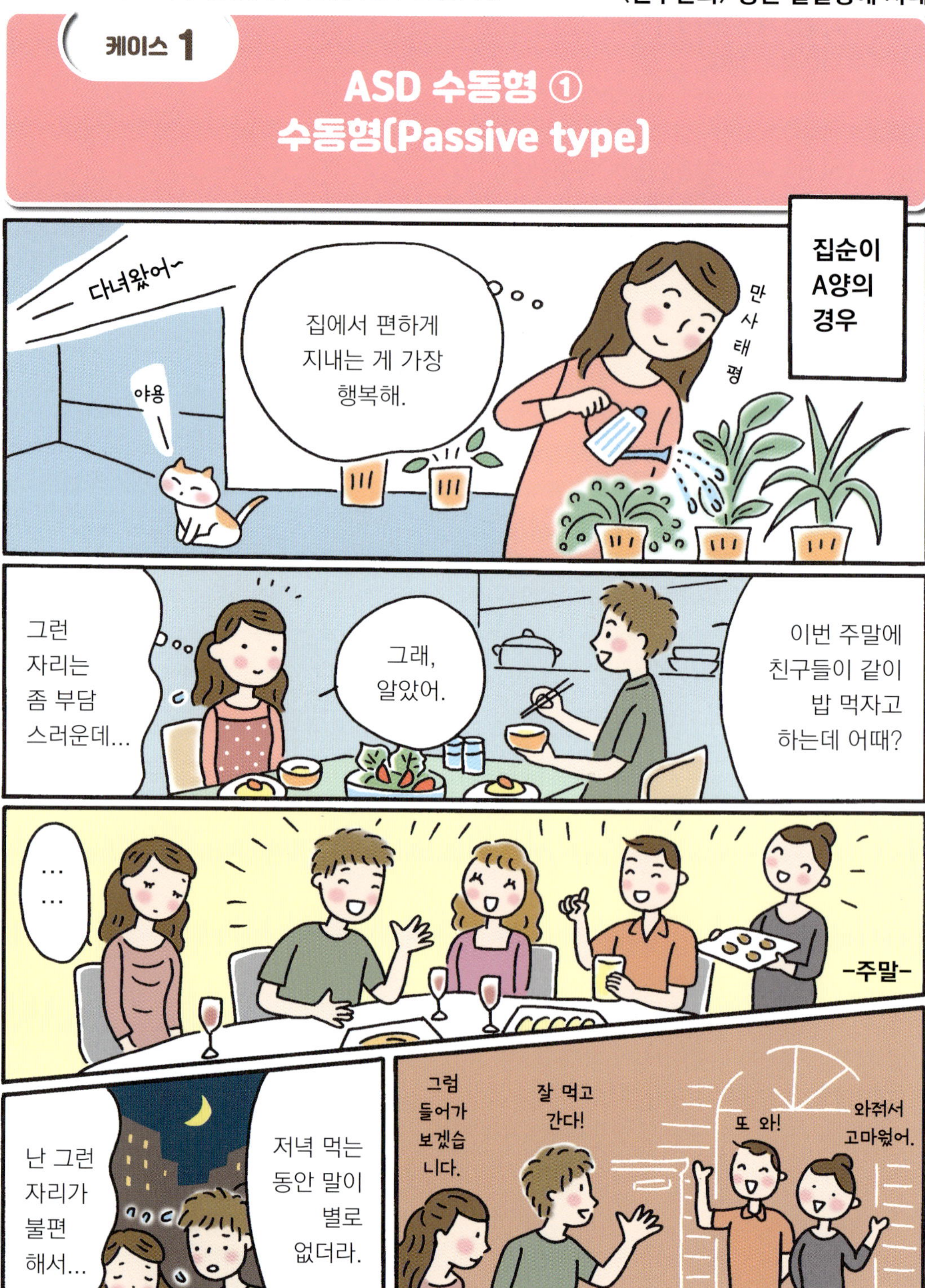

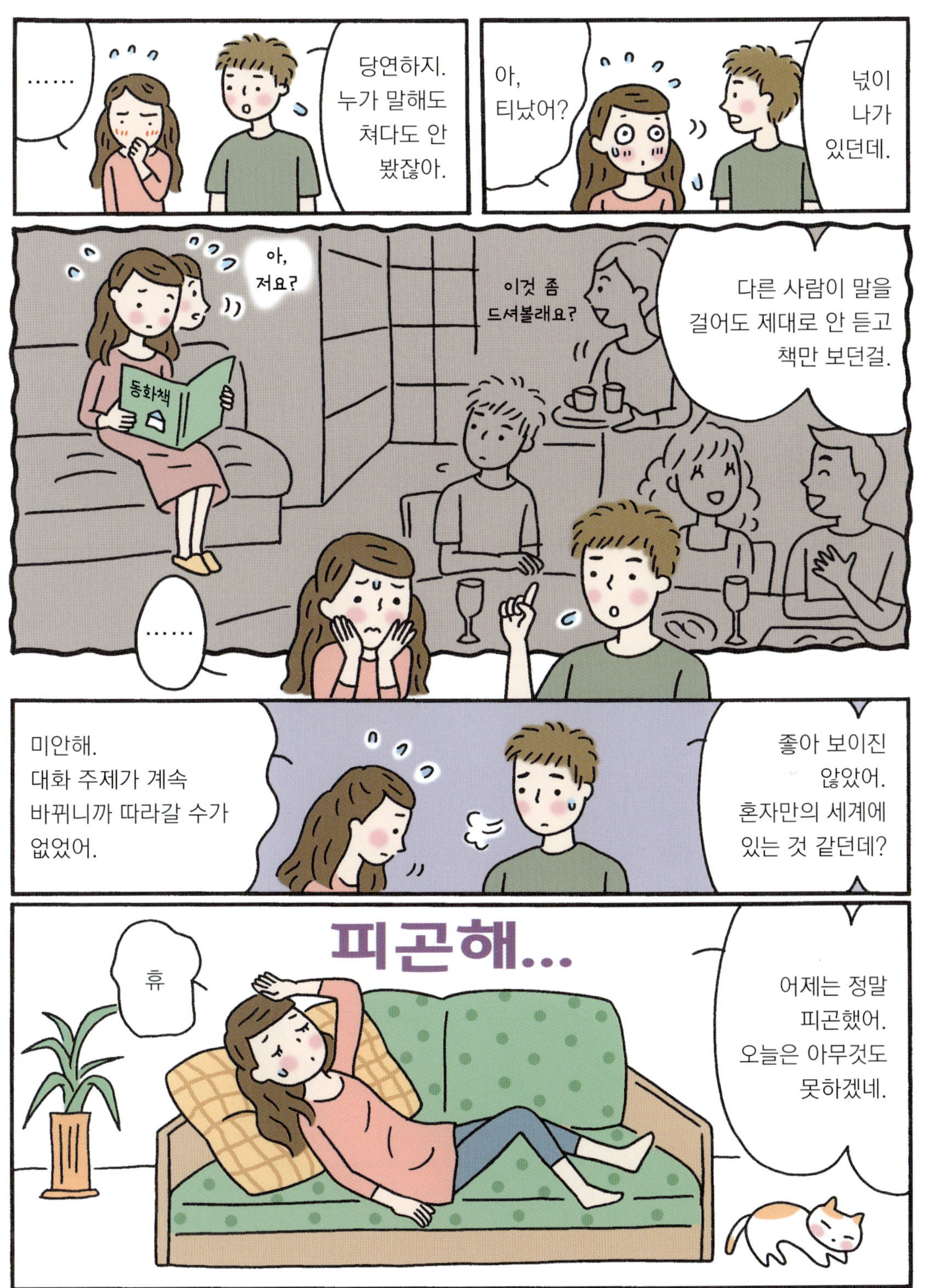
……
당연하지.
누가 말해도
쳐다도 안
봤잖아.
아,
티났어?
넋이
나가
있던데.
아,
저요?
이것 좀
드셔볼래요?
다른 사람이 말을
걸어도 제대로 안 듣고
책만 보던걸.
동화책
……
미안해.
대화 주제가 계속
바뀌니까 따라갈 수가
없었어.
좋아 보이진
않았어.
혼자만의 세계에
있는 것 같던데?
피곤해...
휴
어제는 정말
피곤했어.
오늘은 아무것도
못하겠네.

ASD 수동형 ②
수동형(Passive type)

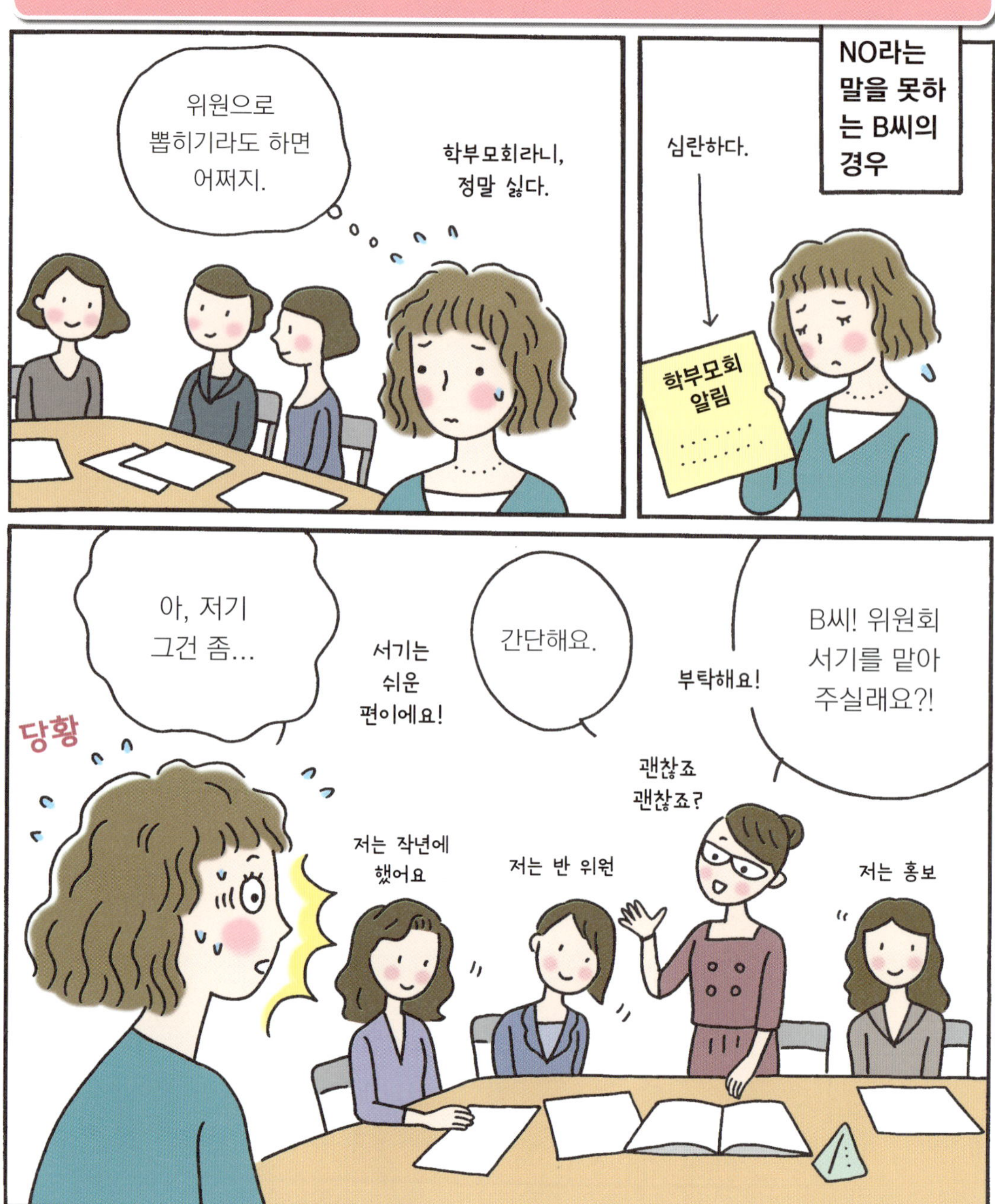

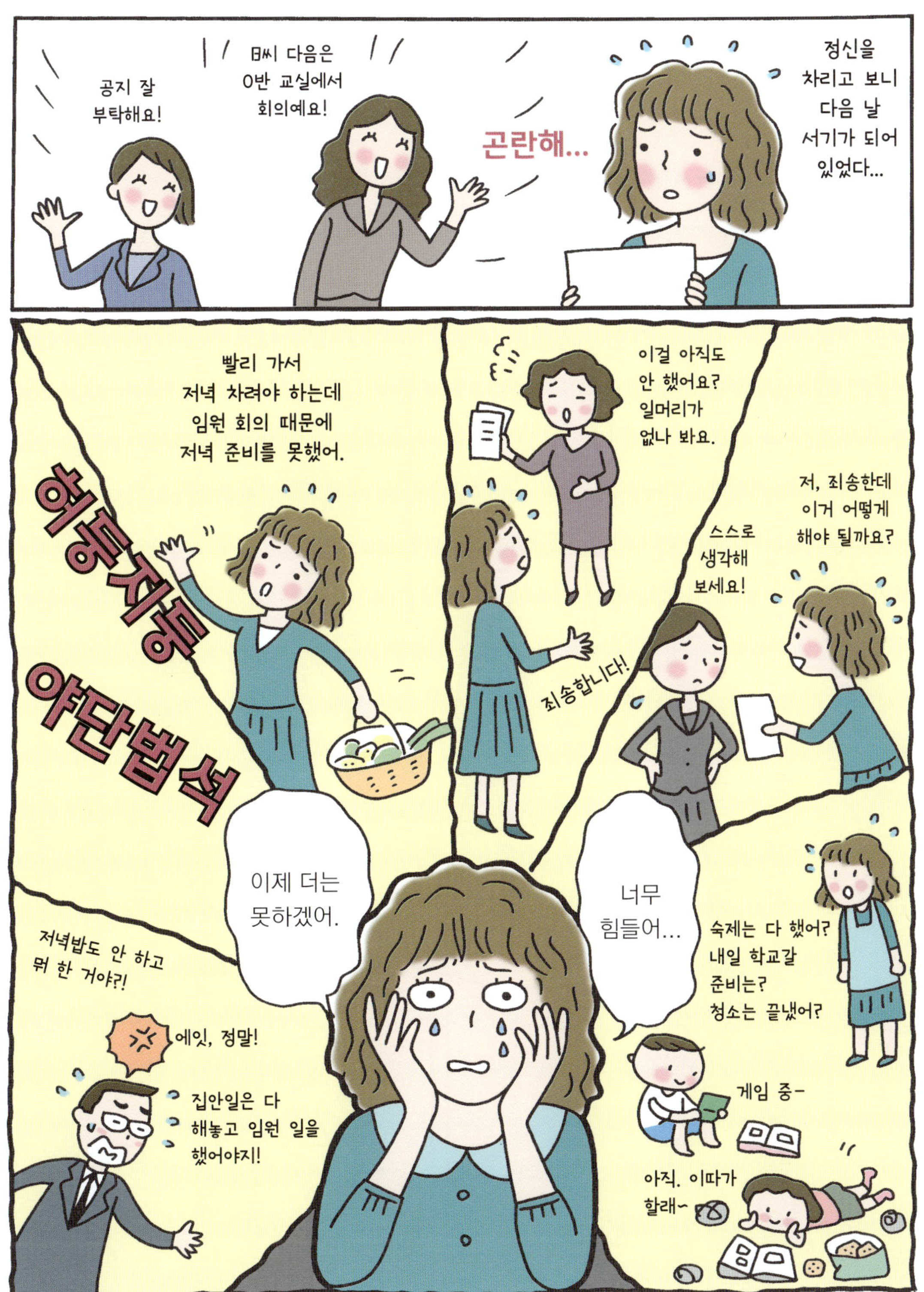
공지 잘 부탁해요!
B씨 다음은 O반 교실에서 회의예요!
곤란해...
정신을 차리고 보니 다음 날 서기가 되어 있었다...
빨리 가서 저녁 차려야 하는데 임원 회의 때문에 저녁 준비를 못했어.
이걸 아직도 안 했어요? 일머리가 없나 봐요.
저, 죄송한데 이거 어떻게 해야 될까요?
스스로 생각해 보세요!
죄송합니다!
허둥지둥 야단법석
이제 더는 못하겠어.
너무 힘들어...
저녁밥도 안 하고 뭐 한 거야?!
에잇, 정말!
집안일은 다 해놓고 임원 일을 했어야지!
숙제는 다 했어? 내일 학교갈 준비는? 청소는 끝냈어?
게임 중—
아직. 이따가 할래~

ASD 적극기이형
(Active-but-odd type)

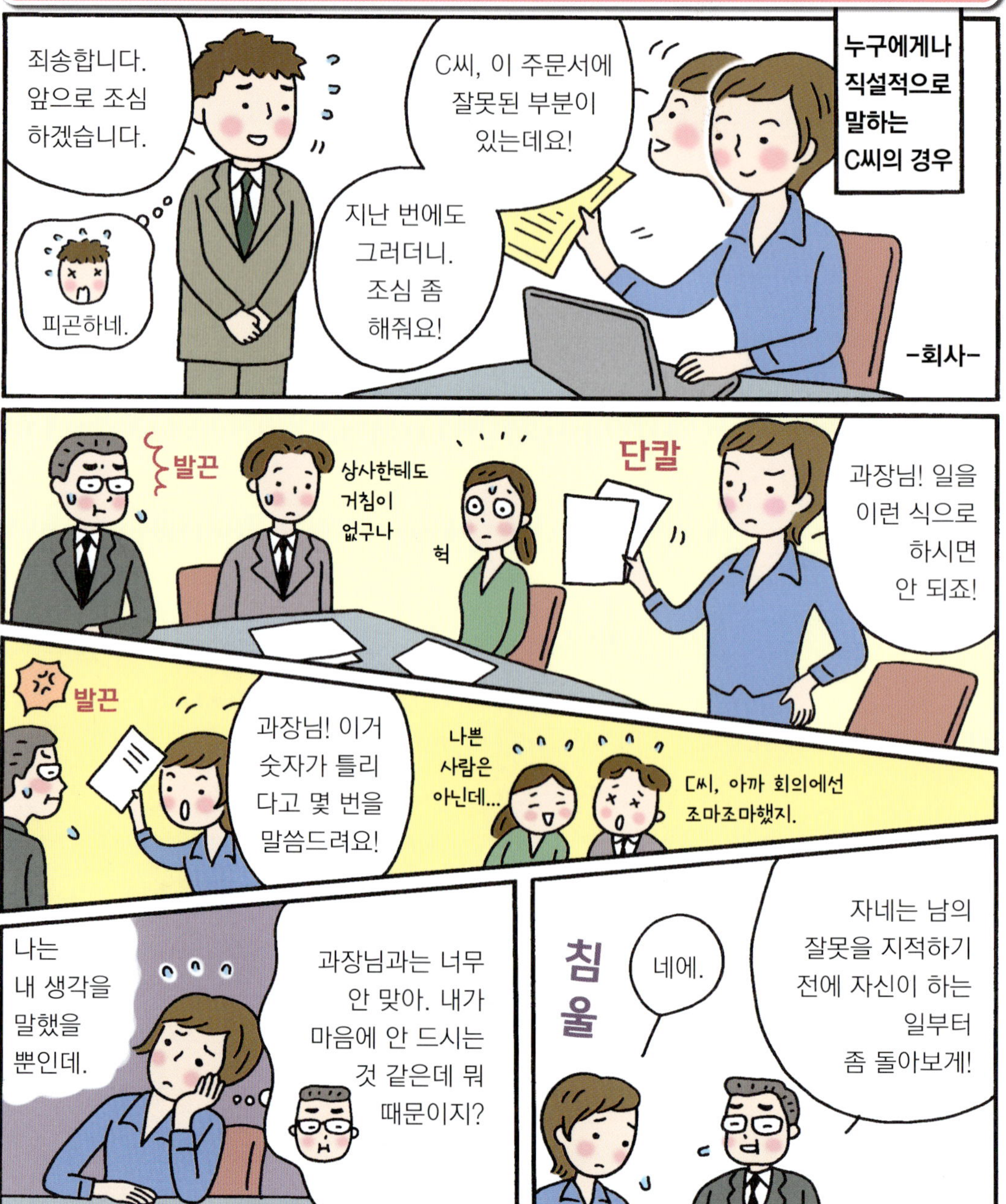

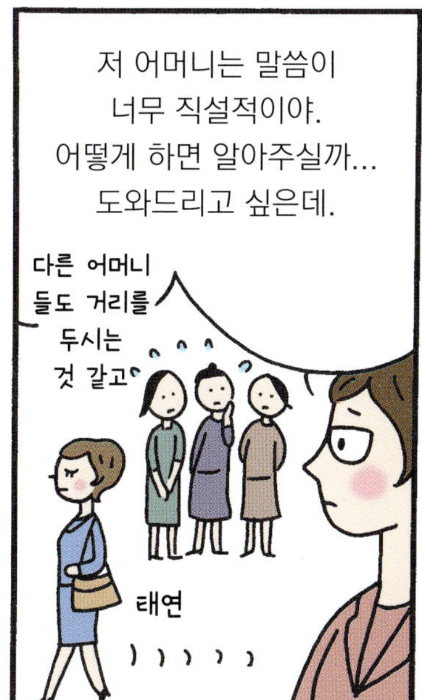
저 어머니는 말씀이 너무 직설적이야. 어떻게 하면 알아주실까... 도와드리고 싶은데.
다른 어머니들도 거리를 두시는 것 같고
태연

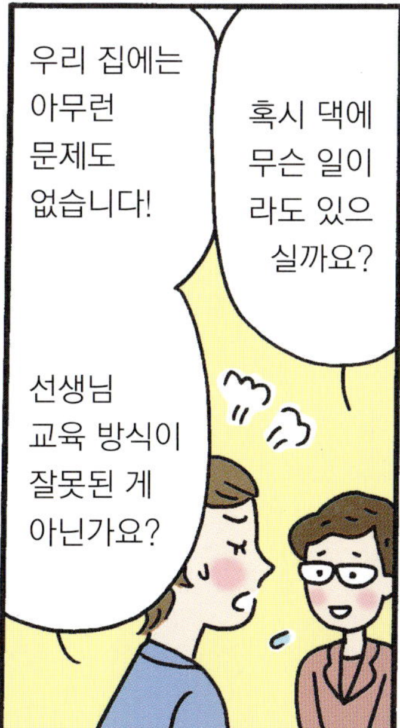
우리 집에는 아무런 문제도 없습니다!
선생님 교육 방식이 잘못된 게 아닌가요?
혹시 댁에 무슨 일이라도 있으실까요?

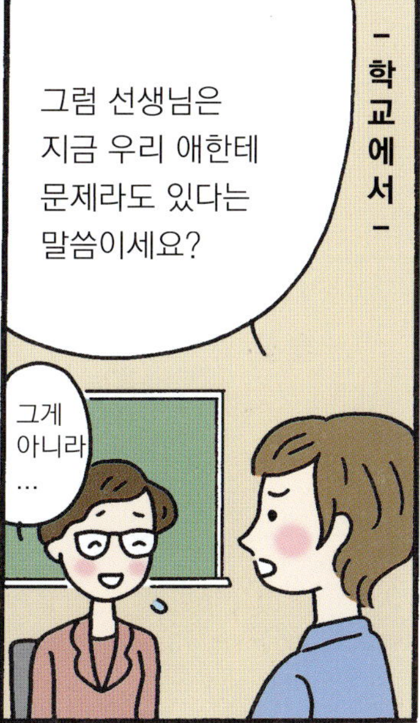
그럼 선생님은 지금 우리 애한테 문제라도 있다는 말씀이세요?
그게 아니라...

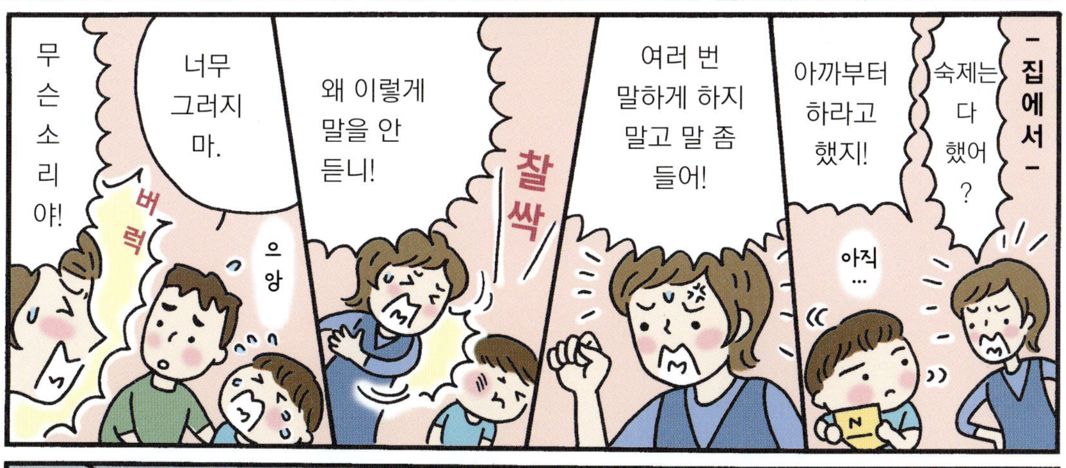
무슨 소리야!
너무 그러지 마.
버럭
으앙
왜 이렇게 말을 안 듣니!
찰싹
여러 번 말하게 하지 말고 말 좀 들어!
아까부터 하라고 했지!
숙제는 다 했어?
아직...

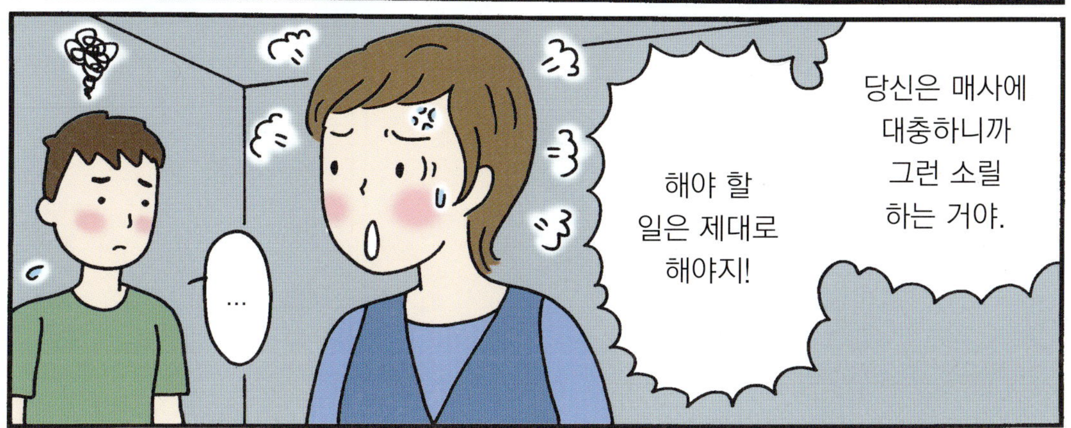
...
당신은 매사에 대충하니까 그런 소릴 하는 거야.
해야 할 일은 제대로 해야지!

ASD 고립형
(Aloof type)

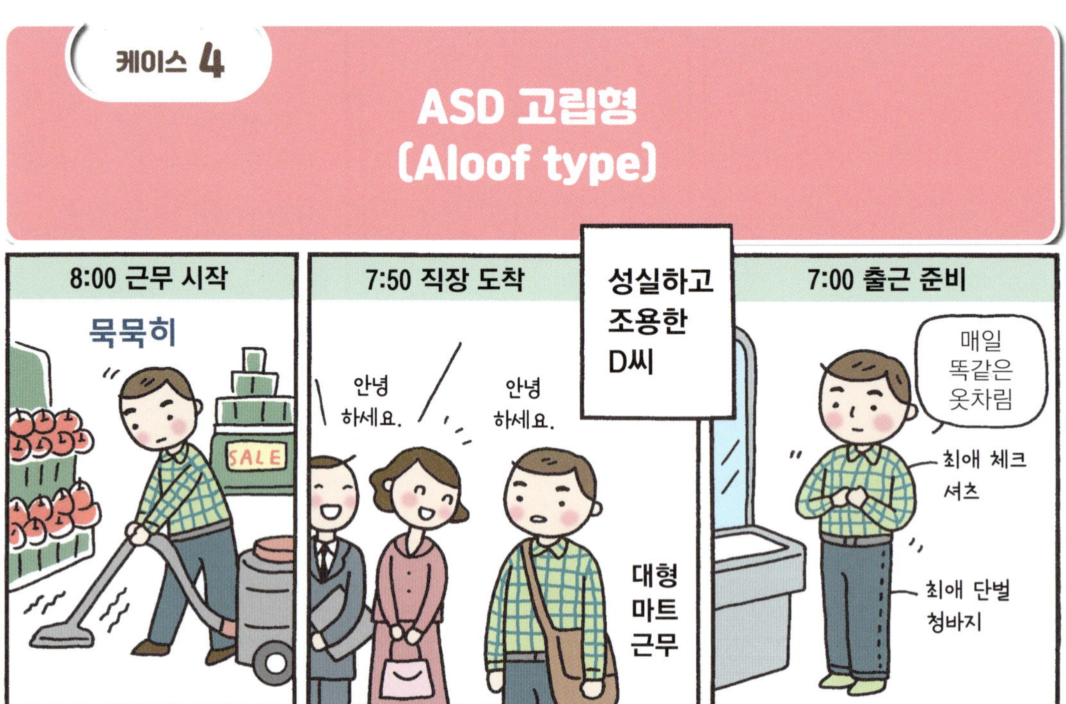

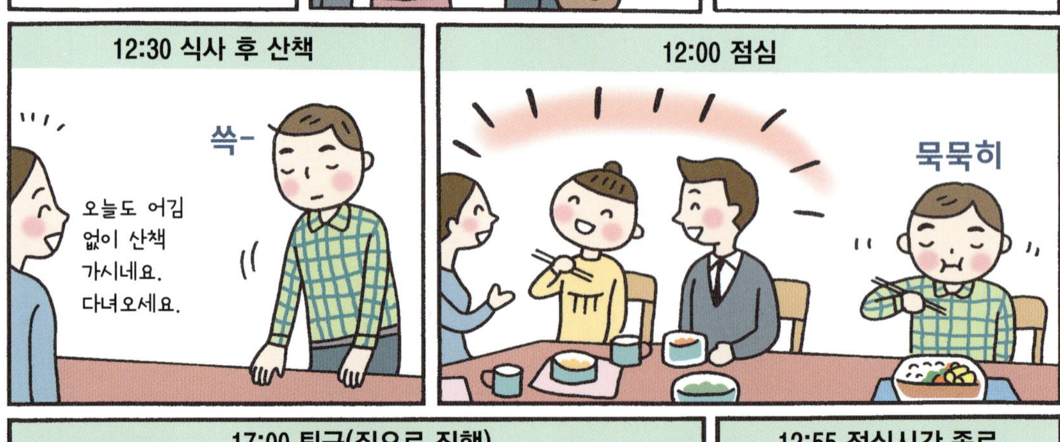

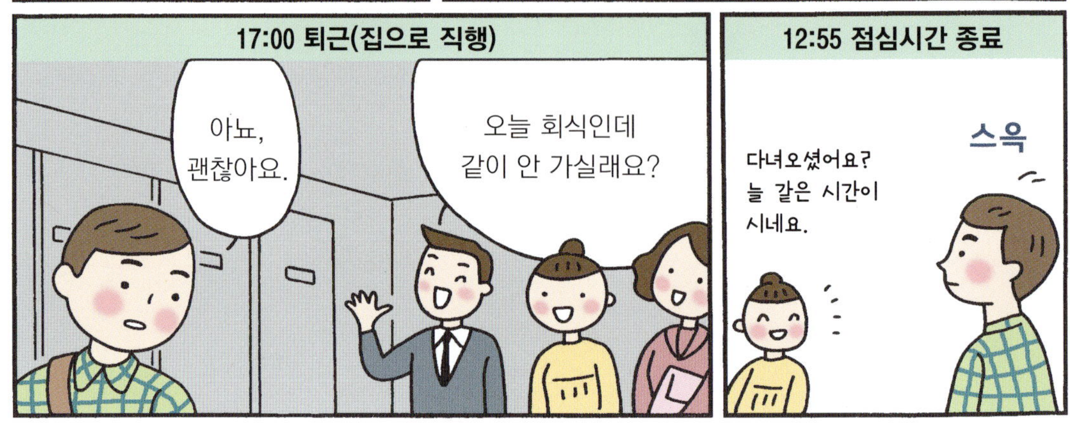

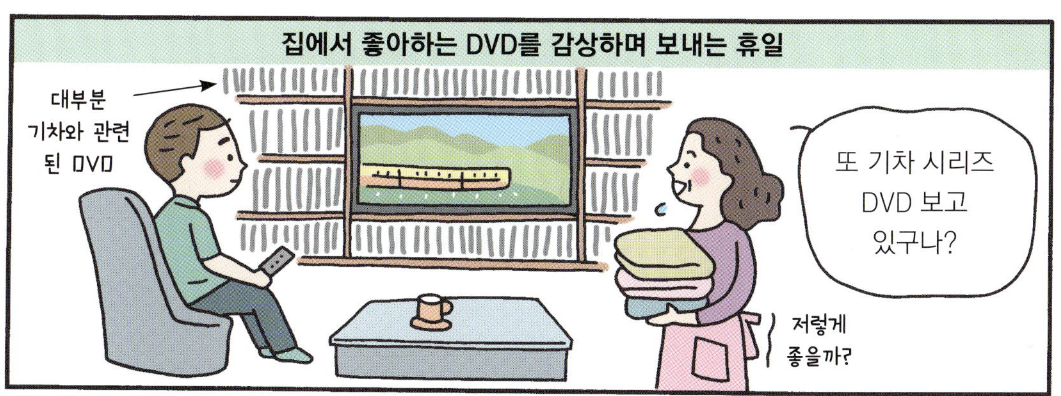
집에서 좋아하는 DVD를 감상하며 보내는 휴일
대부분 기차와 관련된 DVD
또 기차 시리즈 DVD 보고 있구나?
저렇게 좋을까?

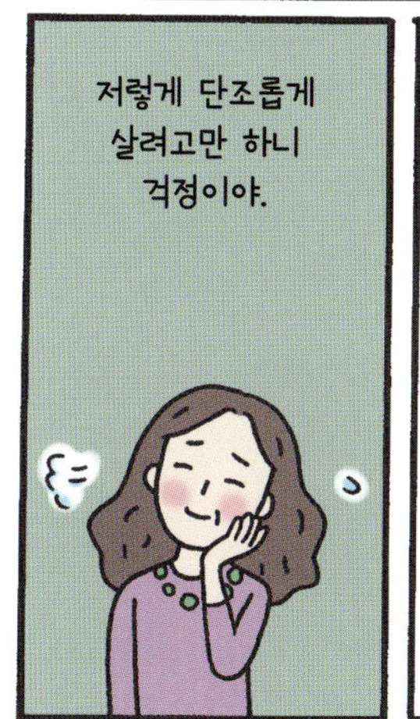
저렇게 단조롭게 살려고만 하니 걱정이야.

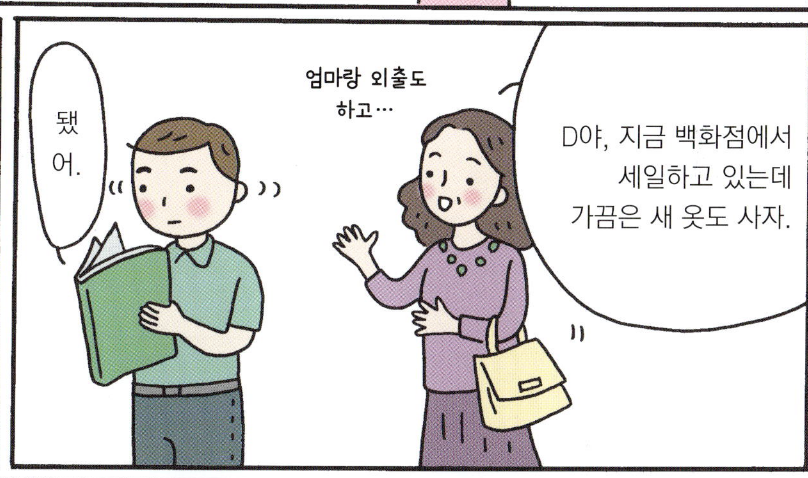
됐어.
엄마랑 외출도 하고…
D야, 지금 백화점에서 세일하고 있는데 가끔은 새 옷도 사자.

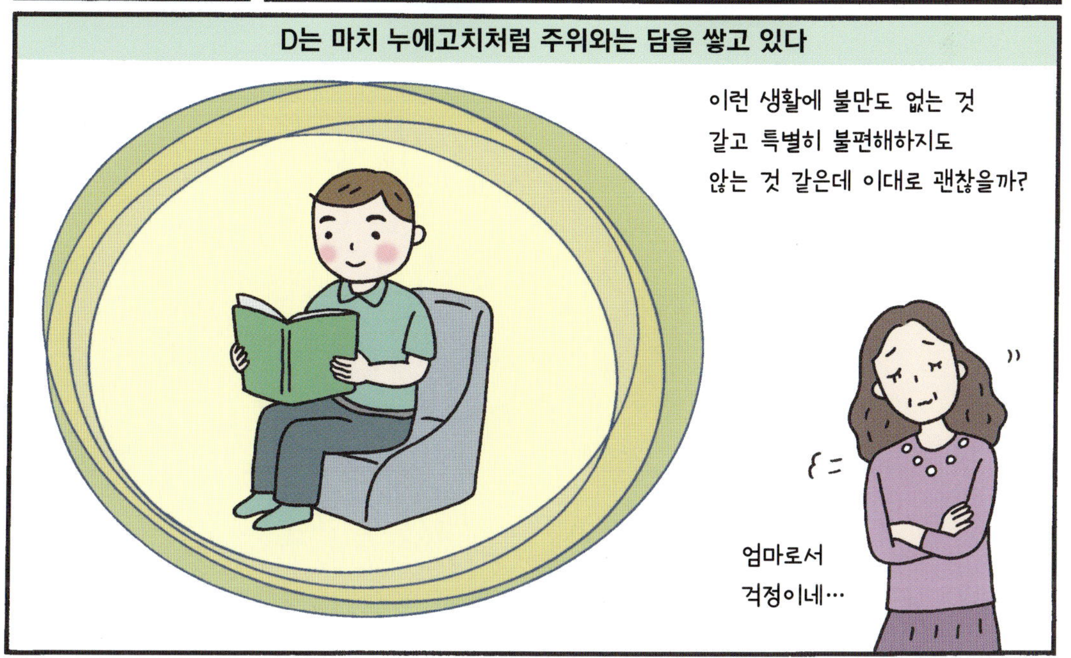
D는 마치 누에고치처럼 주위와는 담을 쌓고 있다
이런 생활에 불만도 없는 것 같고 특별히 불편해하지도 않는 것 같은데 이대로 괜찮을까?
엄마로서 걱정이네…

ASD 형식적 과장형
(존대형)

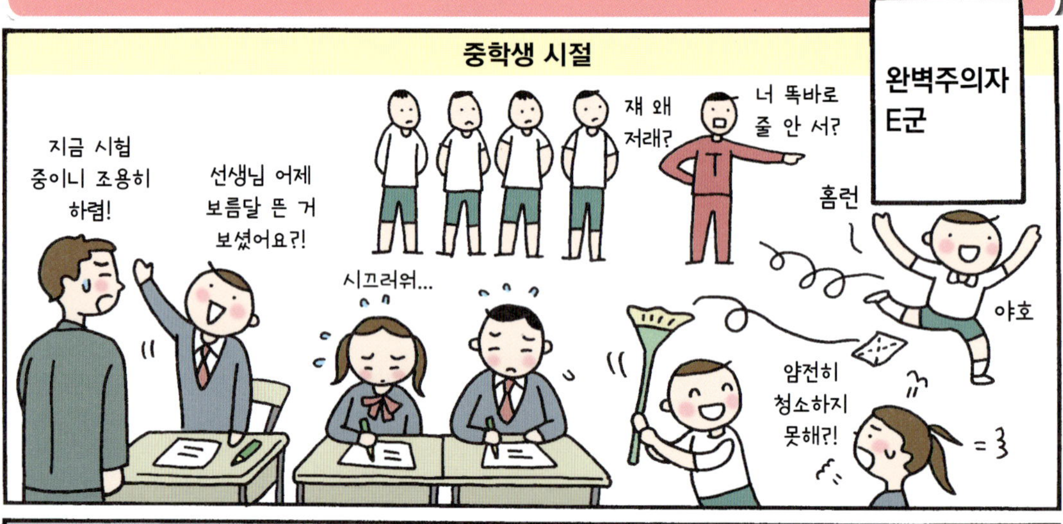

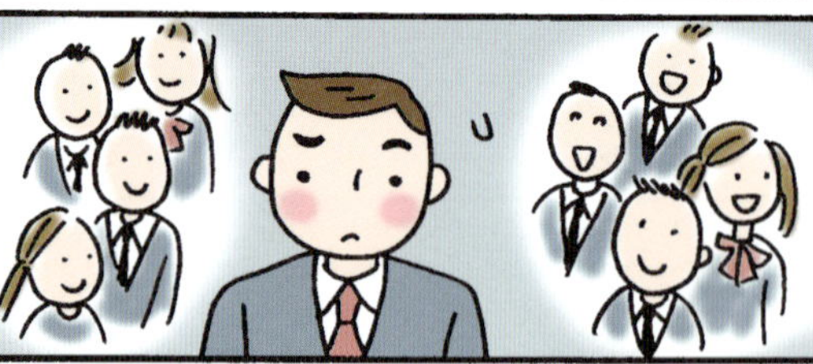

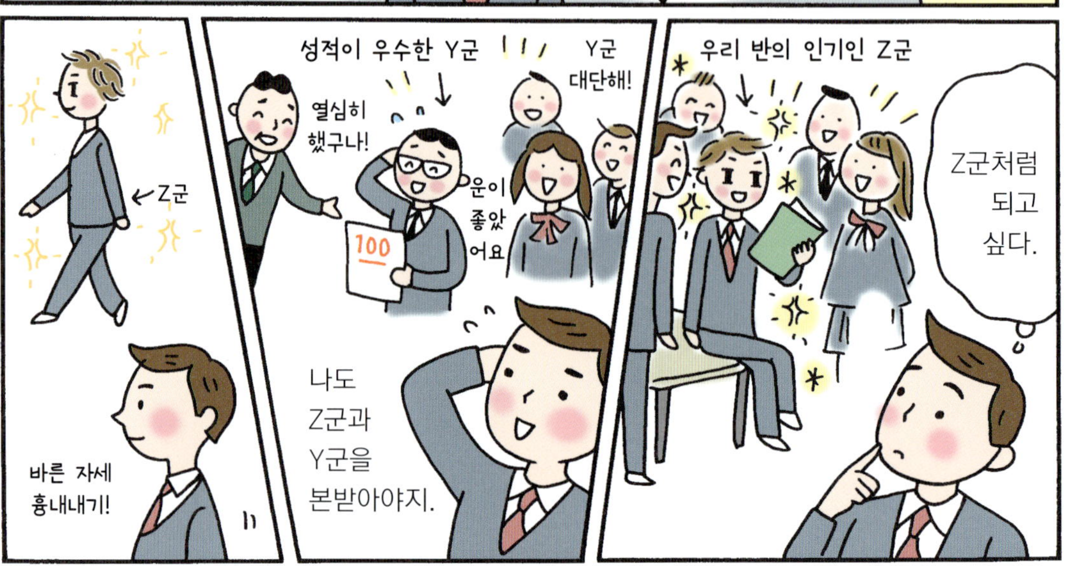

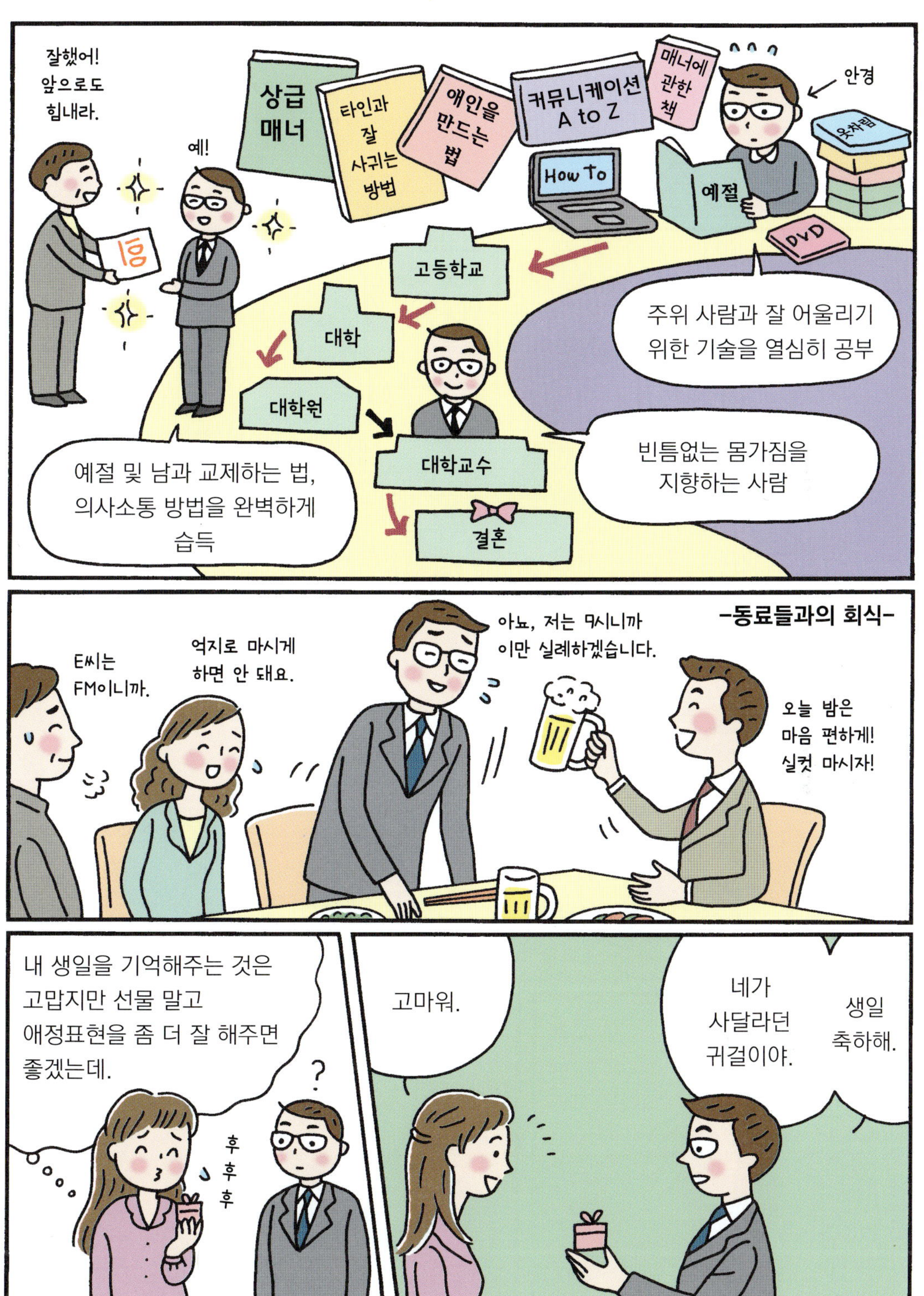
잘했어! 앞으로도 힘내라.
예!
1등
상급 매너
타인과 잘 사귀는 방법
애인을 만드는 법
커뮤니케이션 A to Z
매너에 관한 책
옷차림
How to
안경
예절
DVD
고등학교
대학
대학원
대학교수
결혼
주위 사람과 잘 어울리기 위한 기술을 열심히 공부
빈틈없는 몸가짐을 지향하는 사람
예절 및 남과 교제하는 법, 의사소통 방법을 완벽하게 습득
-동료들과의 회식-
E씨는 FM이니까.
억지로 마시게 하면 안 돼요.
아뇨, 저는 마시니까 이만 실례하겠습니다.
오늘 밤은 마음 편하게! 실컷 마시자!
내 생일을 기억해주는 것은 고맙지만 선물 말고 애정표현을 좀 더 잘 해주면 좋겠는데.
?
후 후 후
고마워.
네가 사달라던 귀걸이야.
생일 축하해.

ADHD 부주의형 ①

건망증이 잦은 회사원 F씨의 경우

어라? 그 데이터 어느 파일에 뒀지?

또 잊어버렸어!

어? 그 서류 어디다 뒀더라?

어떻게 이렇게 중요한 걸 또 놓고올 수 있지?

아, 회사에 두고 왔다!

이상하다? USB가 없어!

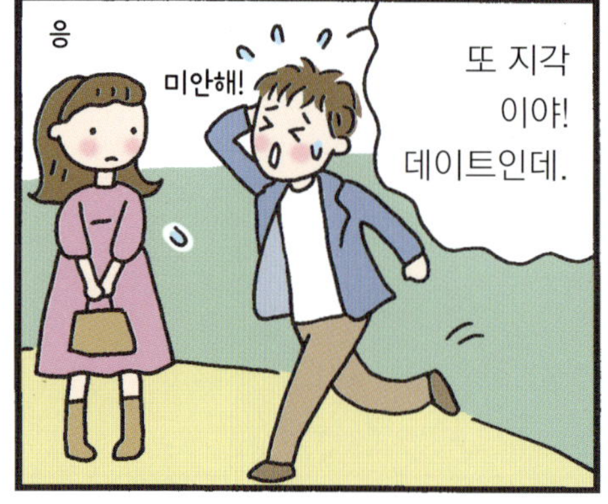

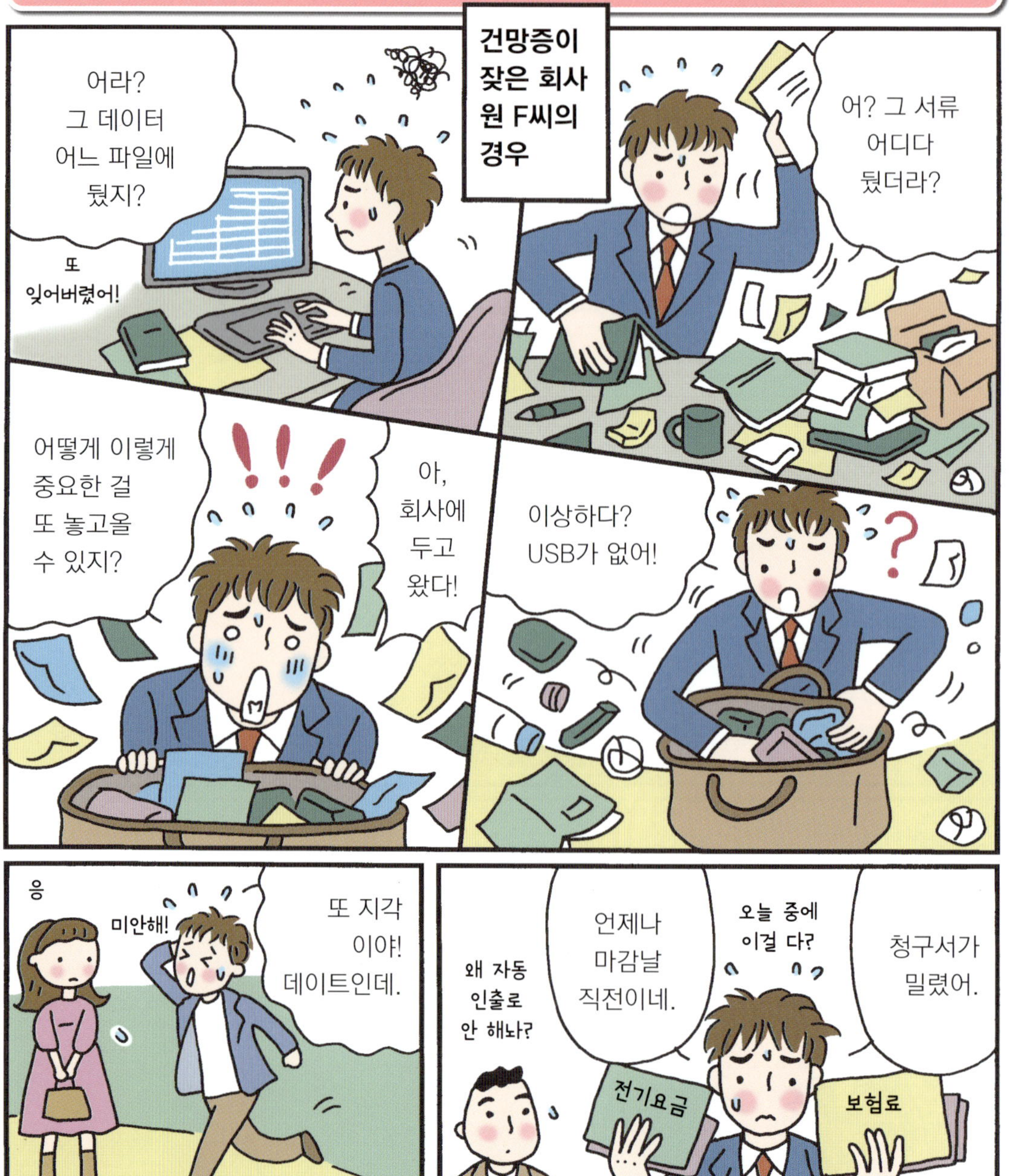

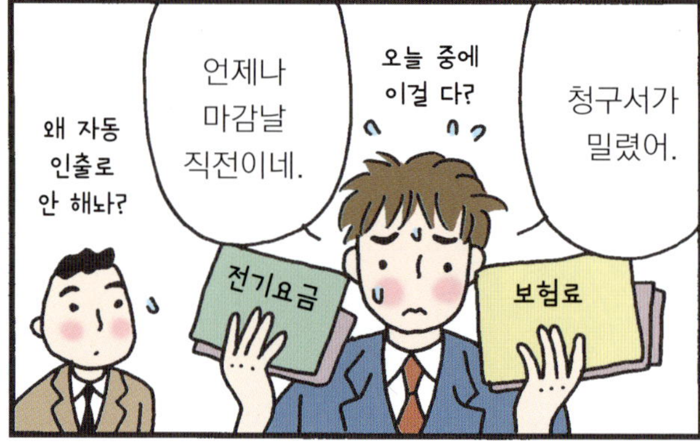

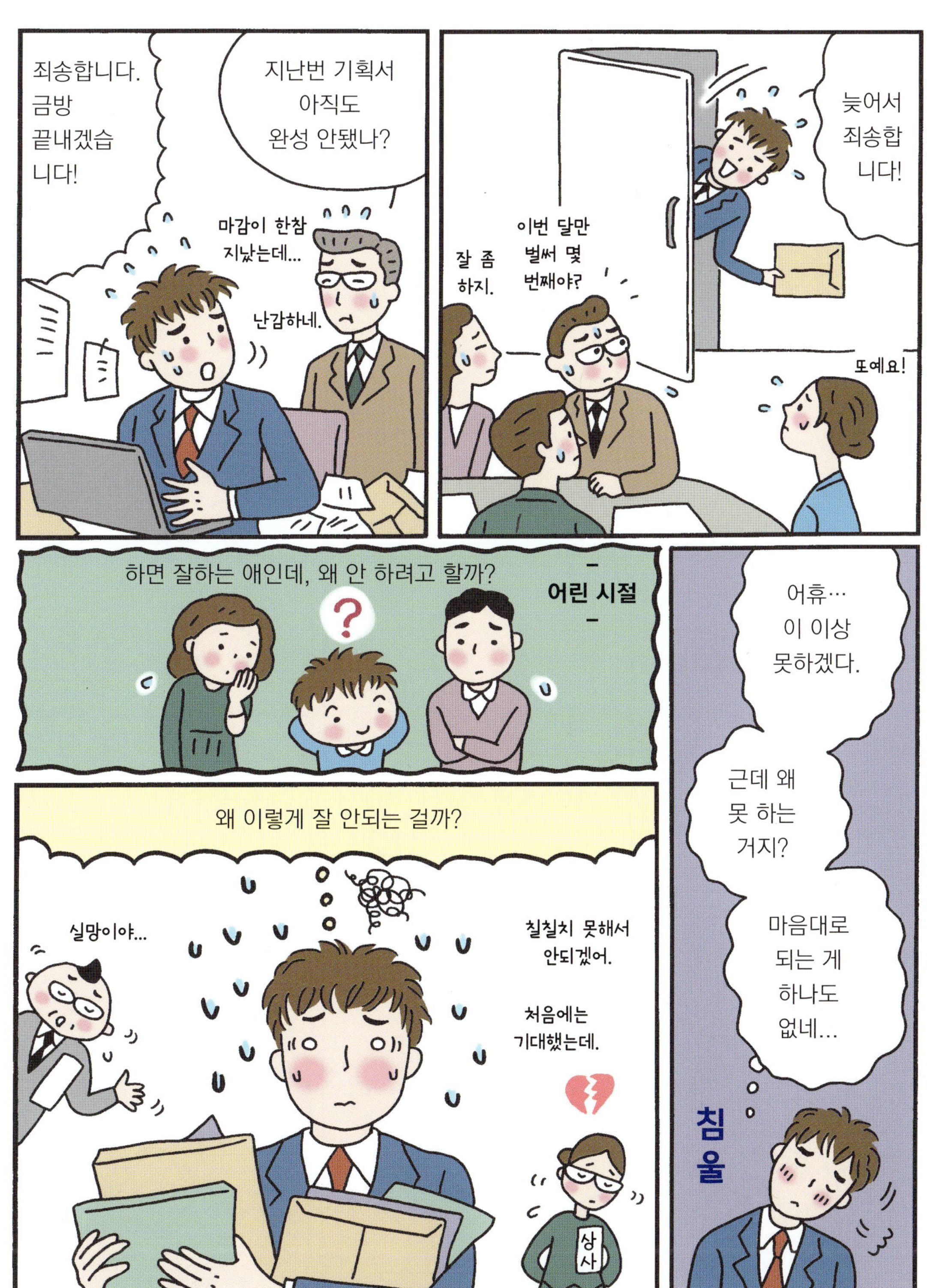
죄송합니다. 금방 끝내겠습니다!
지난번 기획서 아직도 완성 안됐나?
마감이 한참 지났는데...
난감하네.
늦어서 죄송합니다!
잘 좀 하지.
이번 달만 벌써 몇 번째야?
또예요!
어린 시절
하면 잘하는 애인데, 왜 안 하려고 할까?
?
어휴... 이 이상 못하겠다.
근데 왜 못 하는 거지?
마음대로 되는 게 하나도 없네...
침울
왜 이렇게 잘 안되는 걸까?
실망이야...
칠칠치 못해서 안되겠어.
처음에는 기대했는데.
상사

ADHD 부주의형 ②

물건을 어디 뒀는지 자주 잊어버리는 G양

왜 없어지는 거지?
어제 산 매니큐어는 어디 뒀지?

의료 보험증 어디에 넣었지?
이 가방에 넣은 것 같은데.

열쇠 어디다 뒀지?
뭐지?

또 스마트폰이 안 보여.

화장지 사는 것도 깜빡했어!

소금 사는 거 깜빡했다!
텅 비었네!

오늘이야말로 정말 버려야지!
아, 또 깜빡했어!
또 잊어버리고 그냥 내린다.

깜빡했어! 오늘은 꼭 버려야지!
또 잊어버리고 그냥 내린다.

차에 쓰레기가 많네. 내릴 때 버려야겠다.
그러나 깜빡한 채 그냥 차에서 내리고 만다.

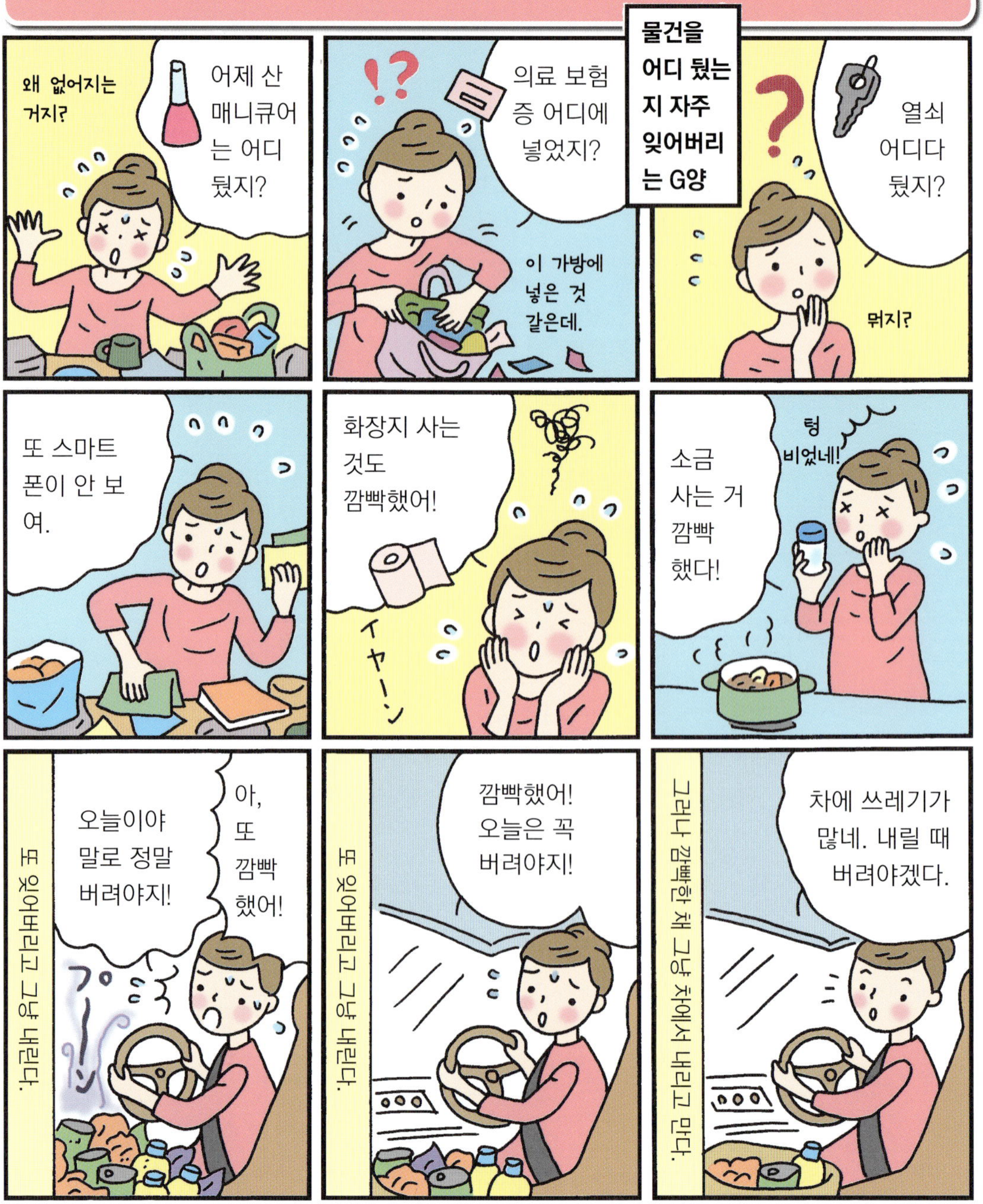

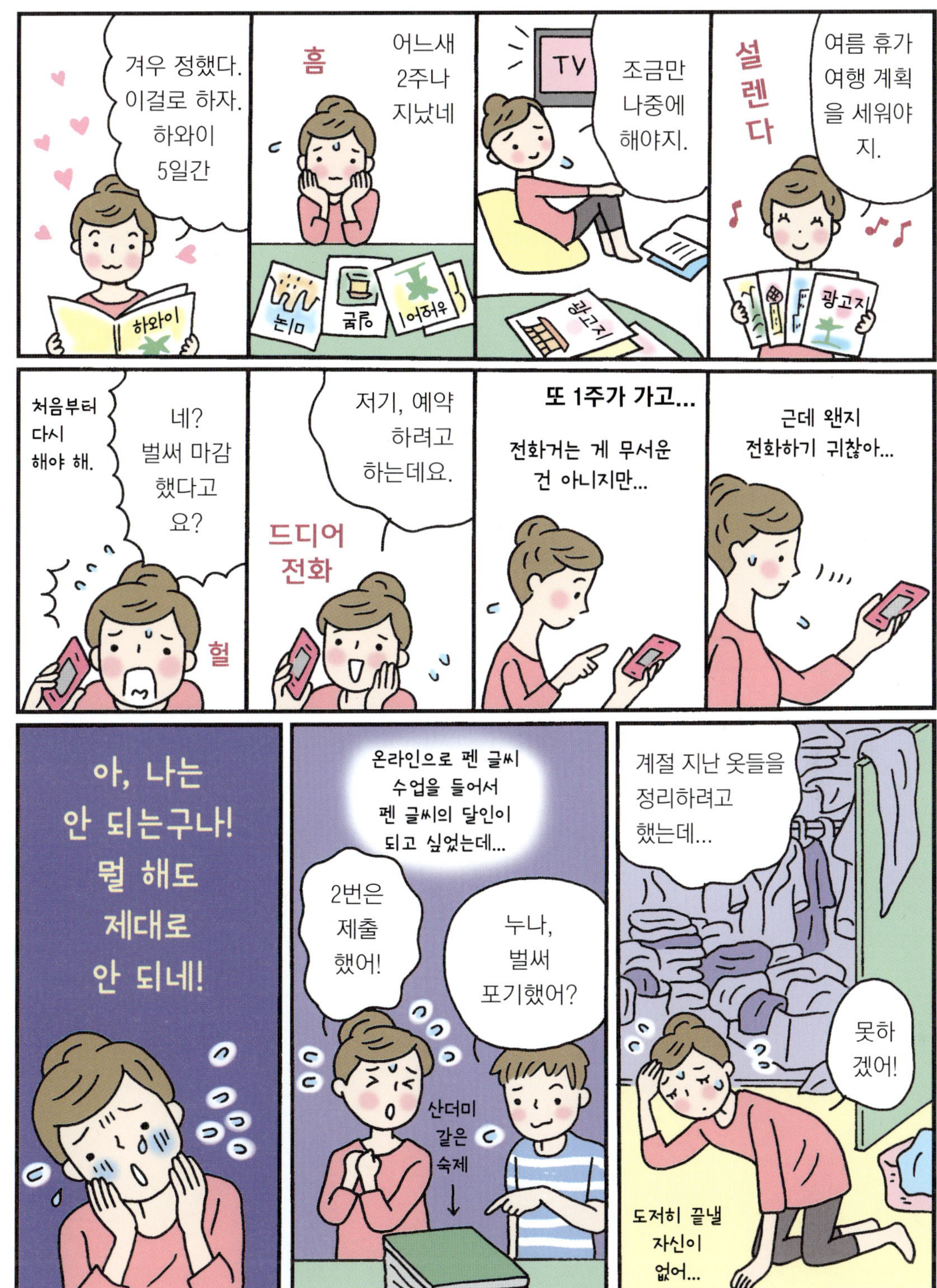
겨우 정했다.
이걸로 하자.
하와이
5일간
하와이
흠
어느새
2주나
지났네
논ㅁ
굼ㅎ
ㅇㅓㅎㅜ
TV
조금만
나중에
해야지.
광고지
설렌다
여름 휴가
여행 계획
을 세워야
지.
광고지
처음부터
다시
해야 해.
네?
벌써 마감
했다고
요?
헐
드디어
전화
저기, 예약
하려고
하는데요.
또 1주가 가고...
전화거는 게 무서운
건 아니지만...
근데 왠지
전화하기 귀찮아...
아, 나는
안 되는구나!
뭘 해도
제대로
안 되네!
온라인으로 펜 글씨
수업을 들어서
펜 글씨의 달인이
되고 싶었는데...
2번은
제출
했어!
누나,
벌써
포기했어?
산더미
같은
숙제
계절 지난 옷들을
정리하려고
했는데...
못하
겠어!
도저히 끝낼
자신이
없어...

ADHD 혼합형(混合型)

변덕꾸러기
마음이 변하기 쉬운 H군의 경우
가만히 좀 계세요.
침착성이 없음
안절부절
허둥지둥
이러면 곤란해요!
이쪽 프로젝트가 더 재미있겠다.
미완성
포기
NEW
취미가 많음
파이팅!
멋진 개집을 만들어 줄게!
다음은 목공예 도전이야.
한 회사에서 오래 일할 수 없음
회사 그만 두었어!
저 상사는 못 참겠어.
아내
에엣, 여보 또 그만두었어?
조각도 재미있겠다!
미완성 무언가
미완성 의자
미완성 대발
아이고, 다 중간에 포기하네.
미완성 개집

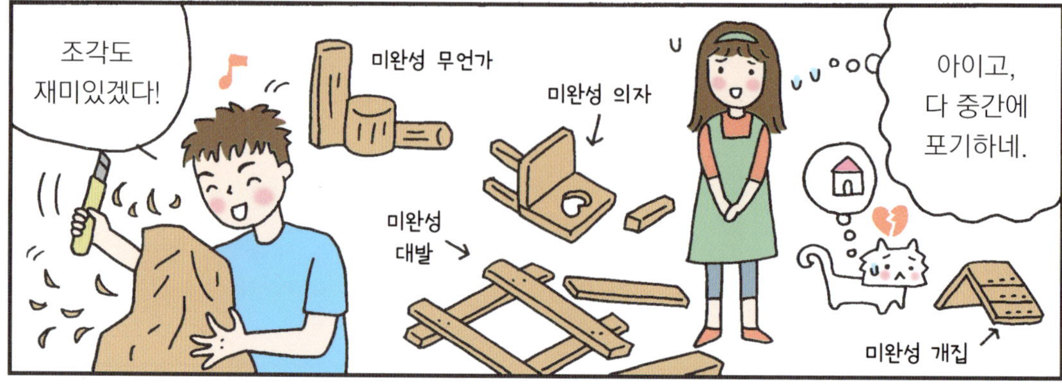

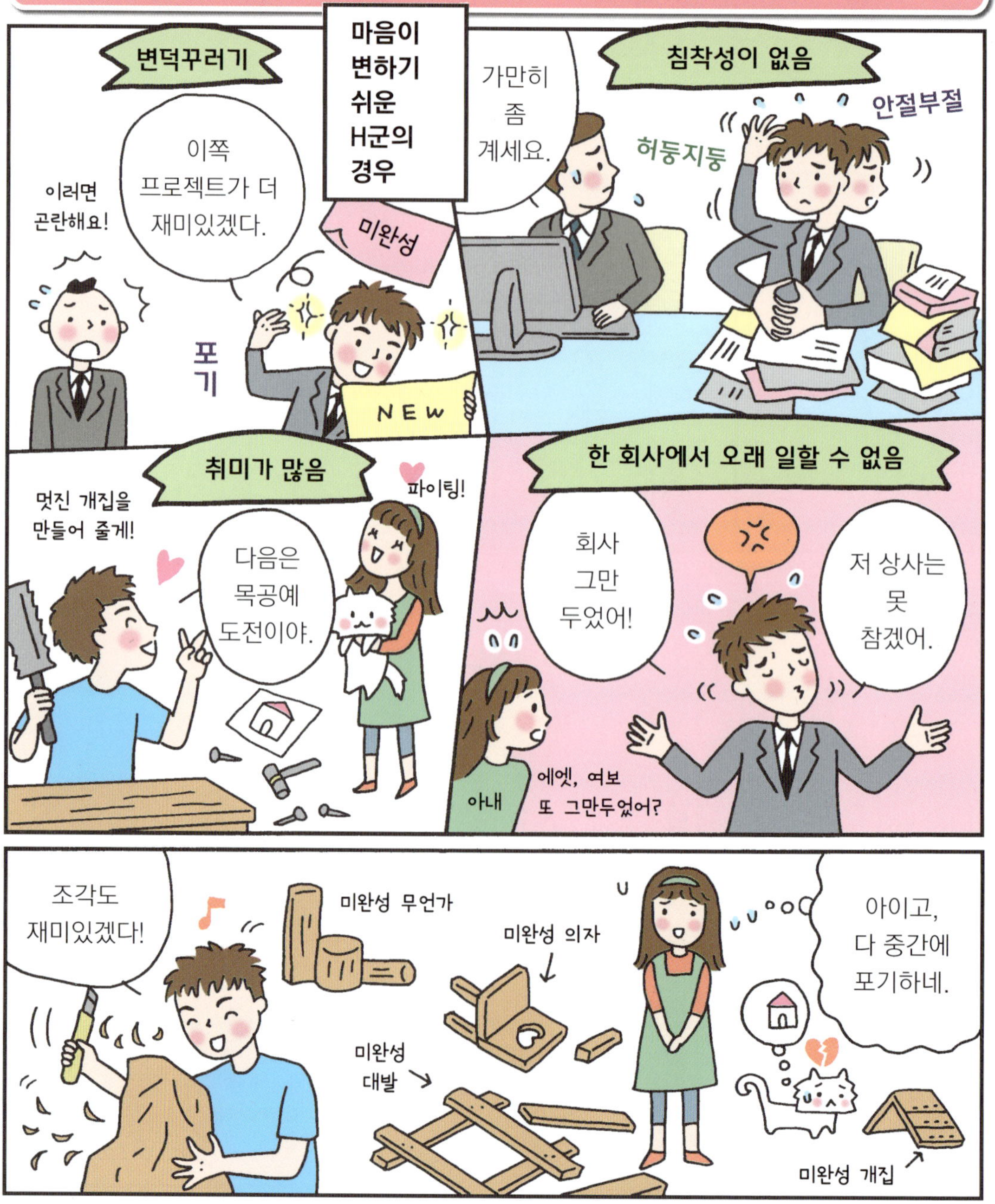

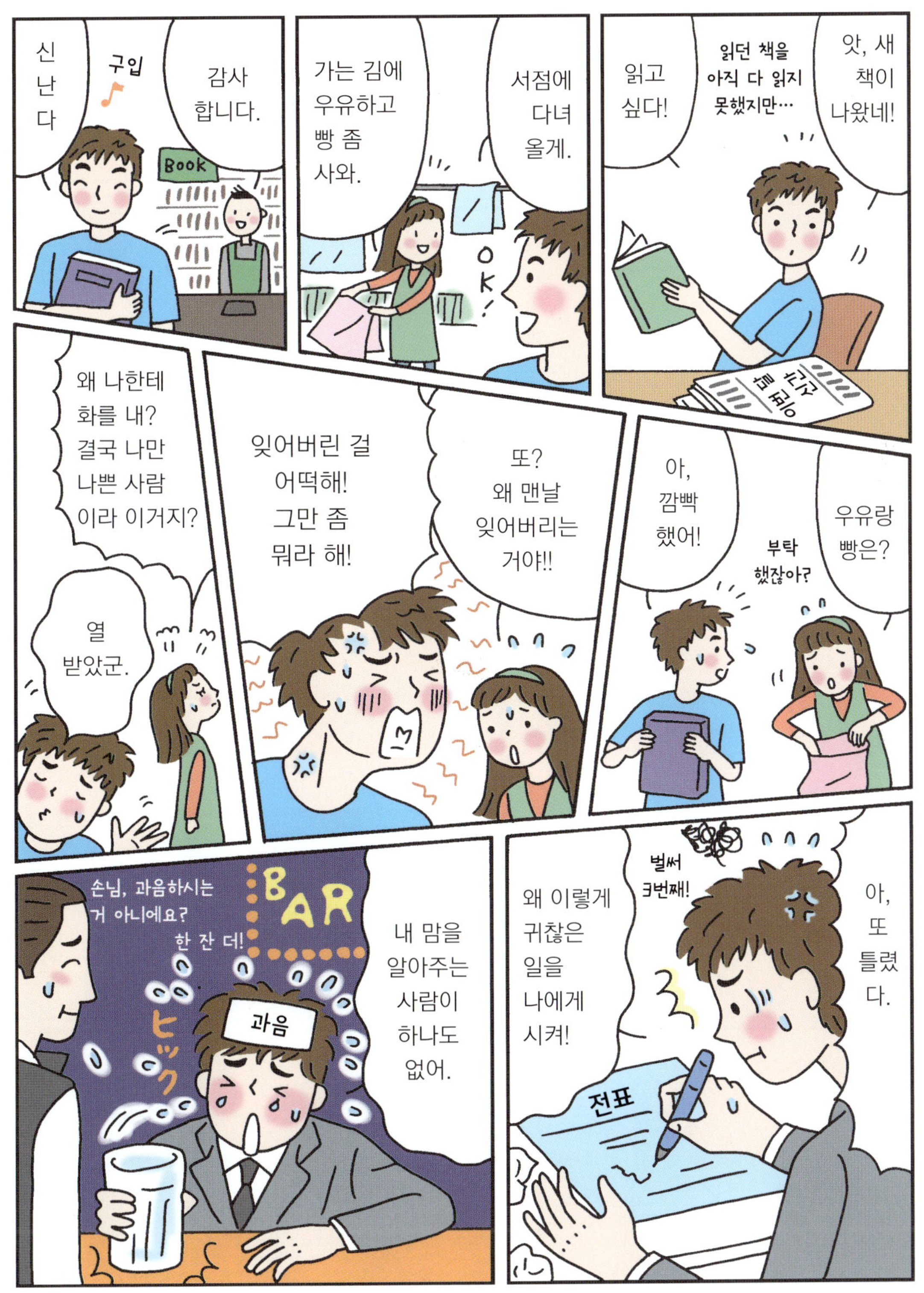

신난다
구입
감사합니다.
BOOK
가는 김에 우유하고 빵 좀 사와.
OK!
서점에 다녀올게.
읽고 싶다!
읽던 책을 아직 다 읽지 못했지만…
앗, 새 책이 나왔네!
왜 나한테 화를 내? 결국 나만 나쁜 사람이라 이거지?
열 받았군.
잊어버린 걸 어떡해! 그만 좀 뭐라 해!
또? 왜 맨날 잊어버리는 거야!!
아, 깜빡했어!
부탁했잖아?
우유랑 빵은?
손님, 과음하시는 거 아니에요?
BAR
한 잔 더!
과음
ヒック
내 맘을 알아주는 사람이 하나도 없어.
벌써 3번째!
왜 이렇게 귀찮은 일을 나에게 시켜!
아, 또 틀렸다.
전표

ADHD
다동·충동형(多動·衝動型) ①

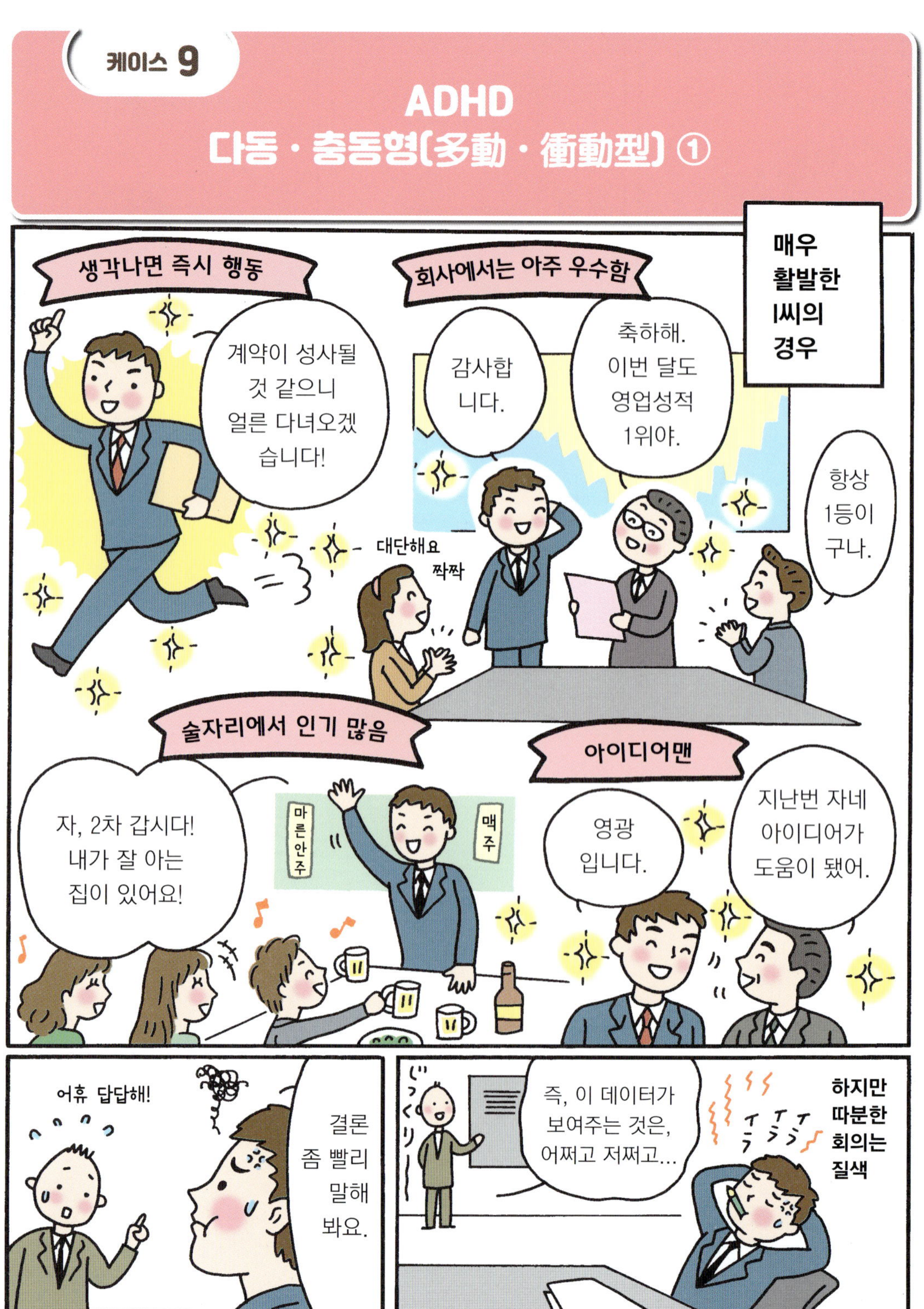

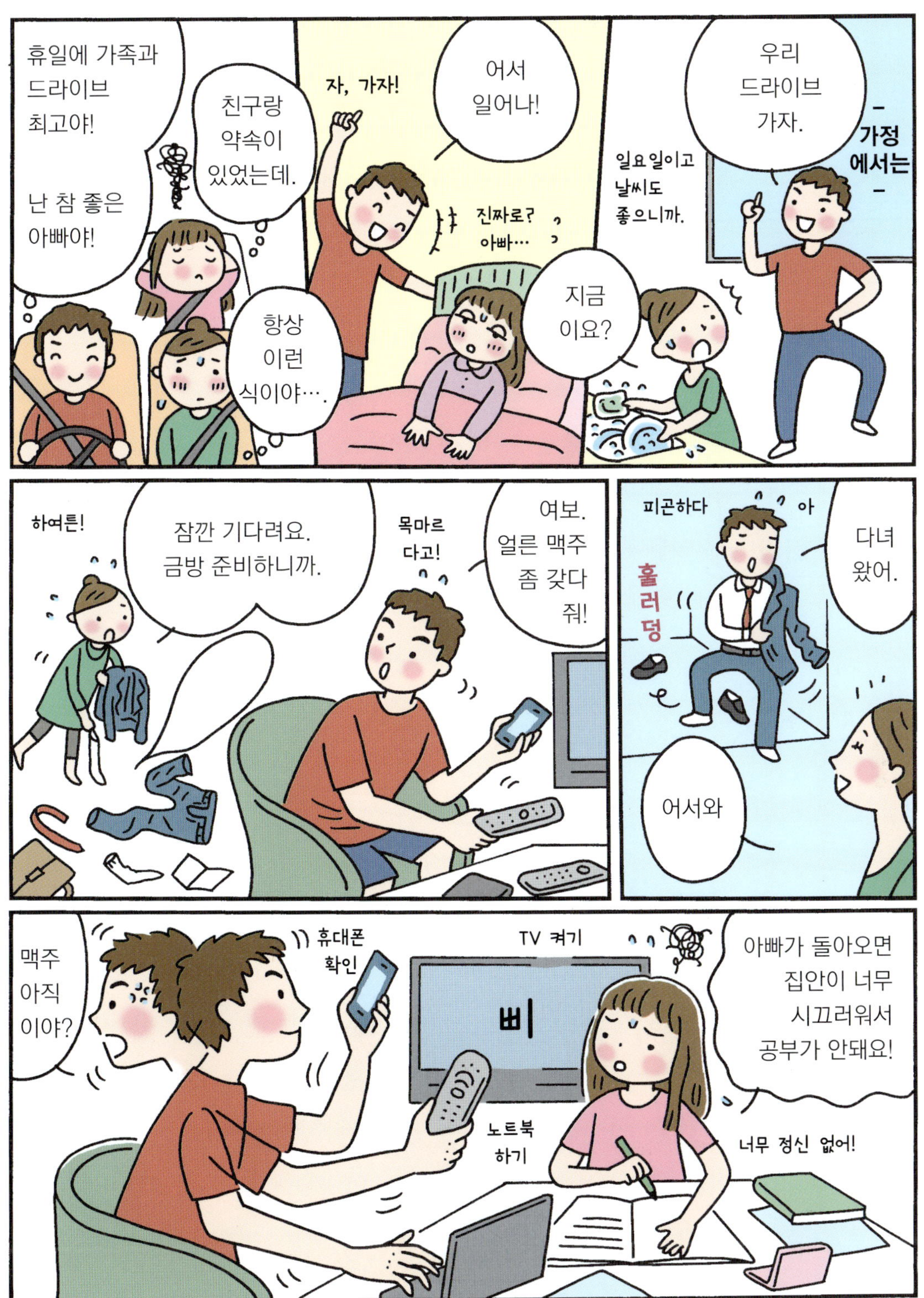
휴일에 가족과 드라이브 최고야!
난 참 좋은 아빠야!
친구랑 약속이 있었는데.
항상 이런 식이야….
자, 가자!
진짜로? 아빠…
어서 일어나!
지금 이요?
우리 드라이브 가자.
일요일이고 날씨도 좋으니까.
- 가정에서는 -
하여튼!
잠깐 기다려요. 금방 준비하니까.
목마르다고!
여보. 얼른 맥주 좀 갖다 줘!
피곤하다
훌러덩
아
다녀왔어.
어서와
맥주 아직이야?
휴대폰 확인
TV 켜기
삐
노트북 하기
아빠가 돌아오면 집안이 너무 시끄러워서 공부가 안돼요!
너무 정신 없어!

ADHD
다동·충동형(多動·衝動型) ②

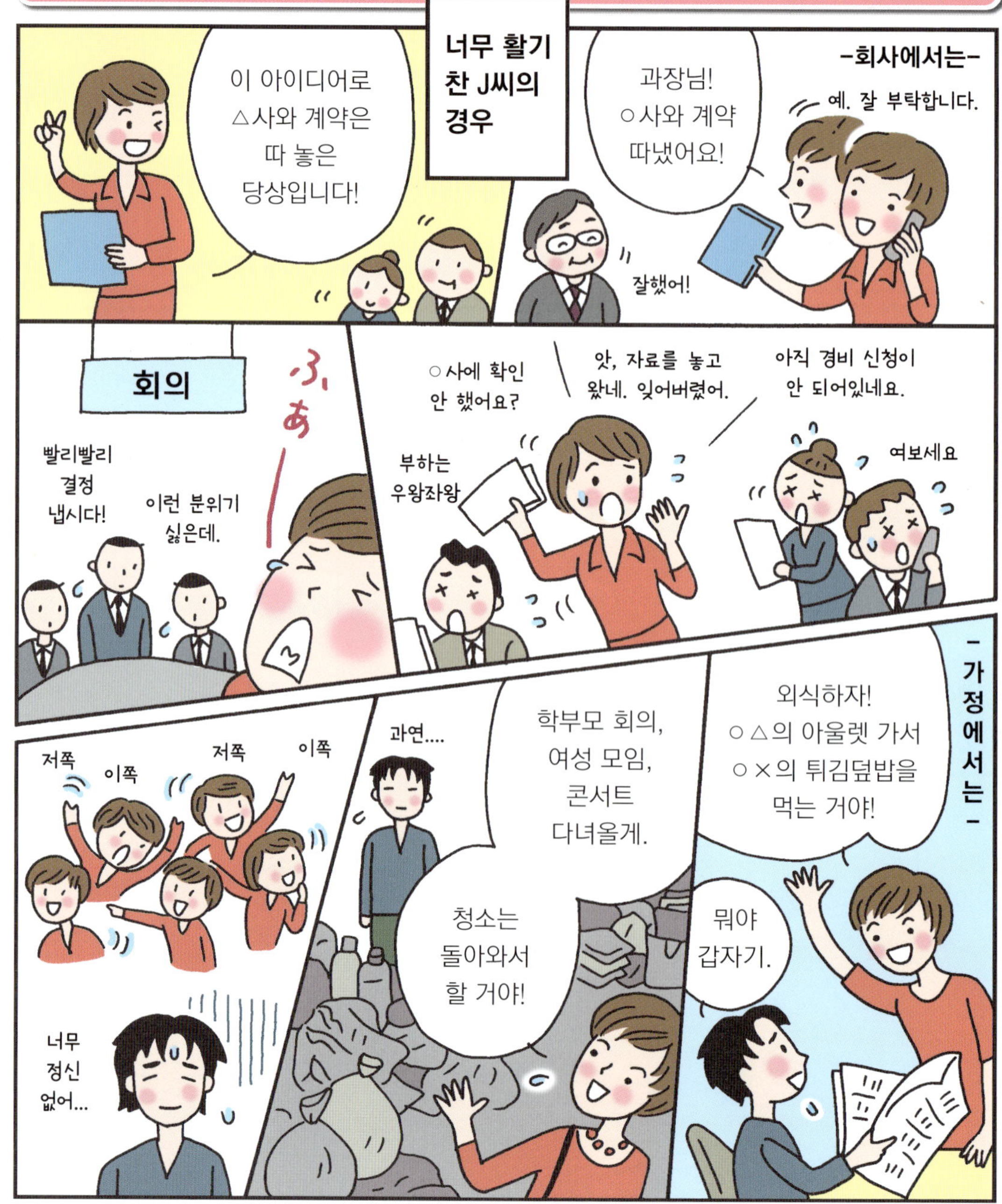

알아두고 싶은
성인의 발달장애의
올바른 지식

발달장애란 어떤 상태를 말하는가?

'발달장애'라고 한마디로 표현해도, 그 특성과 양상은 사람마다 조금씩 다르다.
또한 어른이 된 후에야 자신이 발달장애가 있음을 알게 되는 경우도 적지 않다.

능력의 불균형으로 인하여 주변 사람들의 이해를 얻기 어렵다

발달장애는 타고난 뇌 기능의 발달 과정에서 생기는 장애다.

발달장애의 아이는 대인관계와 주의력 등의 발달이 느린 한편, 학력에는 문제가 없었거나 때로는 뛰어난 면이 있는 등 발달에 불균형이 있다. 이처럼 능력 간의 불균형 때문에 주변에서는 "성격의 문제"나 "부모의 양육 방식 때문"으로 오해받기 쉽다. 그러나 이는 타고난 뇌 기능의 차이에서 비롯된 특징으로, 외부에서는 그 본질을 이해하기 어려운 경우가 많다.

대표적인 발달장애에는 'ASD (자폐스펙트럼장애)', 'ADHD (주의력결핍 · 과잉행동장애)', 'LD (특성학습장애)' 등이 있다.

● ASD (자폐 스펙트럼 장애)

자폐증이나 아스퍼거 증후군은 미국정신의학회 진단기준 DSM-5(2013)에 따라 **자폐 스펙트럼 장애(ASD)**로 통합되었다.

주요 특징은 다음과 같다.

- **사회성의 어려움**: 타인과의 관계 맺기가 독특하거나 서투름
- **의사소통의 장애**: 언어적·비언어적 소통이 자연스럽지 않음
- **행동의 경직성**: 반복적 행동, 변화에 대한 저항
- **감각 과민**: 소리, 빛, 촉감 등에 예민하게 반응

자폐 스펙트럼 장애는 증상의 정도에 따라 폭이 넓다. 언어 발달 지체가 거의 없고 사회적응이 양호한 사람부터, 언어 표현이 어려워 일상생활 전반에 큰 어려움을 겪는 사람까지 다양하다. 이 책에서는 **비교적 경미한 어려움을 지닌 성인 ASD**를 중심으로 다루고 있다.

● ADHD (주의력결핍 · 과잉행동장애)

ADHD는 부주의(집중력 지속에 어려움), 과잉행동(차분히 있지 못함), 충동성(즉흥적으로 행동하여 기다리지 못함)이라는 세 가지 핵심 특징이 있다.

● LD (특정학습장애)

특정학습장애는 전반적인 지능은 정상임에도 불구하고 특정 학습 영역에서 현저한 어려움을 보이는 상태이다.

예를 들어,

- 읽기(독서장애)
- 쓰기(서면표현장애)
- 계산 · 추론(산술장애) 등의 능력에서 현저한 차이를 보인다.

초등 저학년의 경우 약 **1년 정도**, 고학년 이상에서는 **2년 이상의 학습 지체**가 있을 때 특정학습장애로 진단된다.

중요한 발달장애

● ASD (자폐 스펙트럼증)

언어·인지능력은 많이 지체되지 않지만,
사회성이나 의사소통, 사회적 상상력에 자폐적 증상이 보인다.

■사회성의 장애
남과 관계를 잘 맺을 수 없다, 대인관계에서 충돌을 일으키기 쉽다 등

■의사소통의 장애
일방적이고 요령이 없는 이야기를 한다, 어른스러운 말투, 농담을 그대로 받아들인다, 표정이 적다 등

■사회적 상상력의 장애
남의 감정을 이해할 수 없다, 경험해 본 적이 없는 것을 상상할 수 없다, 고집이 세다 등

● ADHD (주의력결핍·과잉행동장애)

부주의, 과잉행동, 충동성이 보인다.

■부주의
단순한 실수를 많이 하다, 항상 잊은 물건을 찾고 있다, 정리정돈이 서툴다, 마음이 흐트러지기 쉽다.

■과잉행동
가만히 있지 못한다, 침착성이 없다, 수업이나 식사 중에도 곧 자리를 일어선다.
손발을 항상 바쁘게 움직인다, 의자 위에서 몸을 움직인다, 조용히 하기 힘들다 등

■충동성
순서를 기다릴 수 없다, 성격이 급하다, 수다가 많다, 친구에게 장난치다 등

● LD (학습장애)

읽기, 쓰기, 계산, 추론, 운동 등 어느 특정한 분야의 습득에 시간이 많이 걸린다.

■읽기장애　　**■쓰기장애**　　**■산수장애**

이런 경우
성인 발달장애
일 수 있다

□ 어린 시절부터 "조금 이상하다"는 소리를 들은 경우가 많고 친구와 잘 사귀지 못했다.
□ 의사소통이 서툴고 상대방을 당황하게 만들거나 화나게 만들 때가 많았다.
□ 희의의 내용을 이해하지 못하거나, 엉뚱한 대답을 자주 한다.
□ 같은 실수를 여러 번 반복하다.
□ 팀으로 일하는 것이 서툴다.
□ 차례대로 작업하지 못하고 일을 순조롭게 진행하지 못한다.
□ 계획성이 없고 중간에서 좌절하기 쉽다.
□ "나는 남들과 다르다"는 느낌을 자주 받는다.
□ 사는 것이 힘들게 느껴지거나, 우울감이 자주 찾아온다.

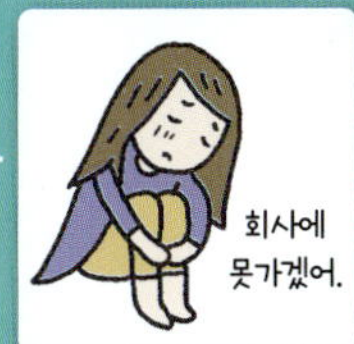

성인에게 나타나는 발달장애는 어떻게 알게 되는가?

자녀가 의료기관에서 발달장애 검사를 받을 때, 부모 자신도 발달장애가 있다는 것을 알게 되는 사례가 적지 않다.

성인이 되어서야 발달장애의 특징이 있다는 것을 알게 된다.

발달장애는 흔히 아동에게만 나타난다는 인식이 있지만, 최근에는 성인 발달장애가 주목을 받게 되었다. 많은 경우 어린 시절에는 발달장애임을 알지 못하다가 성인이 되어서야 드러나는 경우가 많다.

* 발달장애가 있는 아이의 부모가 병원을 찾았다가 자신에게도 발달장애의 특징이 있다는 것을 알게 된 아버지나 어머니
* 같은 실수를 반복하거나 들은 내용을 금방 잊어버려 주변 사람들에게 어이없다는 소리를 듣는 사람

* 대학을 졸업하고 원하던 회사에 취직했지만, 동료나 상사와의 관계에서 어려움을 겪고 모두와 어울리기 힘들어하는 사람. 회식 자리에 가는 것도 힘들어하며, 출근 자체를 거부하고 싶어 한다.
* 결혼 후에도 계속해서 전일제 근무를 하고 있는 여성. 항상 가사와 육아에 쫓기며, 집안 정리나 물건 관리에 어려움을 겪고 물건을 자주 잃어버린다.

일을 시작한 후 발달장애의 특징이 드러난다

어린 시절에는 높은 지적 능력으로 문제를 넘겼던 사람도 성인이 되어 일을 시작하면서 그로 인해 어려움을 겪게 될 수 있다. 조용한 성격의 경우 어린 시절에는 별다른 문제가 드러나지 않지만, 성인이 된 후에 어려움을 겪게 되는 경우가 많다. 이로 인해 원래 가지고 있던 발달장애의 어려움이 드러난다. 또한, ADHD와 ASD는 단독으로 나타날 수도 있고, 동시에 발생할 수도 있다. 이 책에서는 성인에게 나타나는 발달장애와 그에 대한 대처 방안을 ASD와 ADHD를 중심으로 전하게 된다.

즉, "어른이 되어 처음 마주한 발달장애"를 이해하고, 스스로의 삶 속에서 조화롭게 대처하는 길을 안내한다.

어렸을 때는 알지 못했던 발달장애를
어른이 된 후 알게 될 수도 있다.

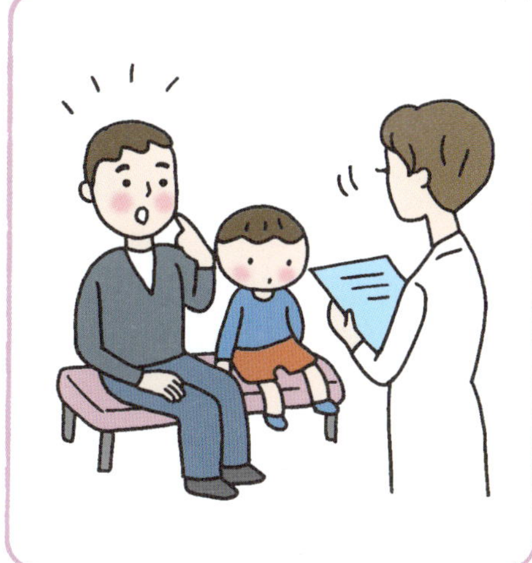

아이 검사 받으러 갔다가 "아버님도 발달장애의 특징이 있습니다."라는 의사의 지적을 받게 된다.

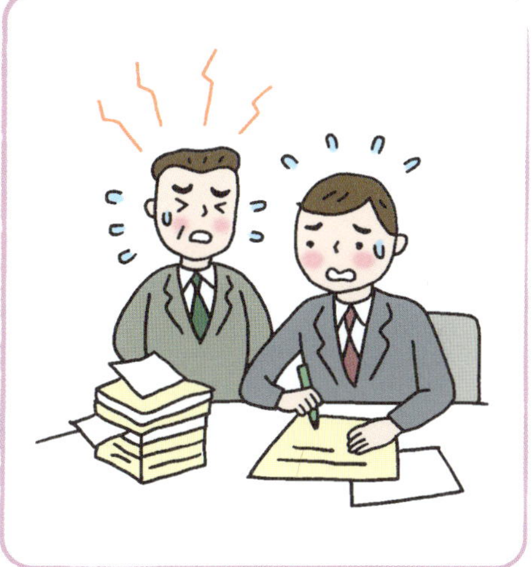

실수가 잦고, 들은 말을 금방 잊어버리는 등 일 처리가 원활하지 못하다.

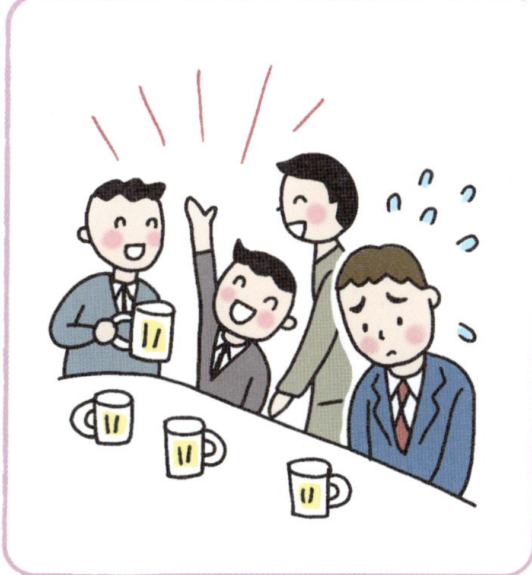

회사에서 동료들과 잘 어울리지 못한다.

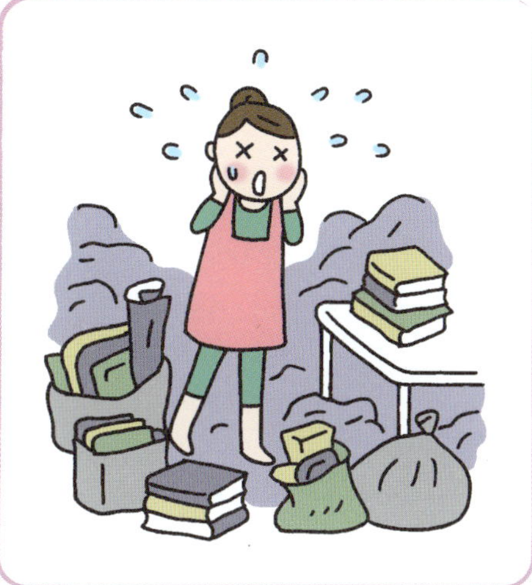

전일제로 일하면서 집안일에 늘 쫓기고, 정리 정돈이 쉽지 않다.

성인 발달장애와 아동 발달장애의 차이

발달장애의 본질적인 특성은 아이나 어른 모두 동일하다. 그러나 성인이 되면 사회적 기대와 역할의 수준이 높아지기 때문에, 같은 특성이더라도 문제가 훨씬 크게 드러나고 부담이 커지는 경우가 많다.

아동기 ADHD의 증상이 성인기까지 남아있는 경우는 3명 중 1명

ADHD는 사춘기가 되면 산만함이 점차 눈에 띄지 않게 된다. 어렸을 때 ADHD를 겪었던 사람들 중 약 3분의 1은 사춘기까지 증상이 호전되고, 또 다른 3분의 1은 증상이 남아 있지만 크게 눈에 띄지 않는다. 그러나 나머지 3분의 1은 성인이 되어서도 여전히 증상이 지속되어 일상생활에 지장이 있다고 한다. 개인차는 있지만, 성인이 되면 과잉행동은 줄어드는 반면 부주의함이 두드러지는 경향이 있다.

2차 장애에 대한 대응도 필요

발달장애가 드러나지 않은 채 성장한 사람들은 오랫동안 과도하게 적응하려 애쓰면서 우울증이나 불안감을 겪는 경우가 많다. 또한 가족과의 갈등으로 힘들어하는 경우도 있다. 발달장애가 늦게 발견되면, 2차 장애로 이어질 가능성도 높아진다.

사회에 나가면 갈등도 많아진다

어린 시절에는 가정이나 학교라는 보호막이 있고, 부모나 선생님의 지원을 받을 수 있다. 그러나 성인이 되면 모든 결정을 스스로 내리고 행동해야 한다. 특히 일하면서 인간관계를 형성하는 것이 필수적인데, 자폐 스펙트럼 장애(ASD)를 가진 사람들은 이러한 부분에서 어려움을 겪을 수 있다. 이로 인해 갈등이 더 늘어날 수 있다. 성인이 되면 주위에서 도움을 받기 어려워지고, 어른이라면 당연히 할 수 있을 것이라는 기대를 받게 된다. 그 때문에 변명의 여지가 줄어들고, 어린 시절부터 겪었던 어려움이 성인이 되어 더 커질 수 있다. 더구나 성인이 되어 실수를 하면 그 대가가 크기 때문에, 상황은 더욱 어려워질 수 있다.

어른이 되면 아무도 도와주지 않고 지켜주지도 않는다

아동의 경우

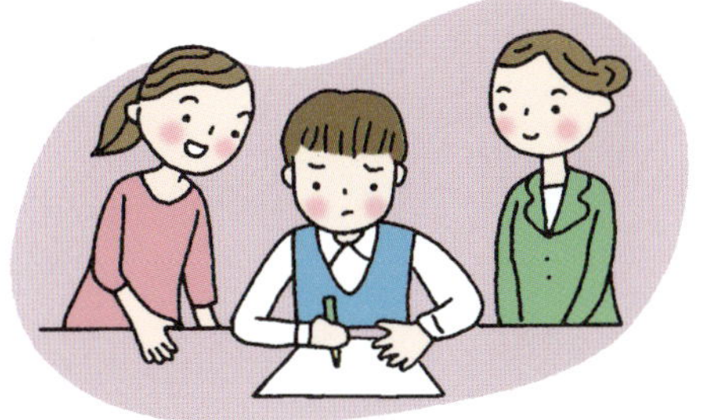

- 학업 부진, 학교 생활 문제
- 가정 지도 어려움

학교 및 가정에서 지탱해주고 지켜 준다.

어른의 경우

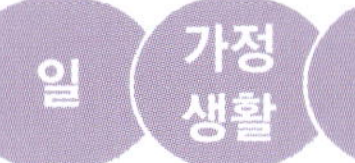

모두 본인 책임

- 지켜주는 부모나 교사 부재
- 학교 및 가정의 보호 부재

스스로 책임을 져야만 한다

지시 받기 ➡ 스스로 계획하고 조절할 수 있는가?

격려 ➡ 자립한 어른이라면 보통 얻을 수 없다(외부 제어 X)

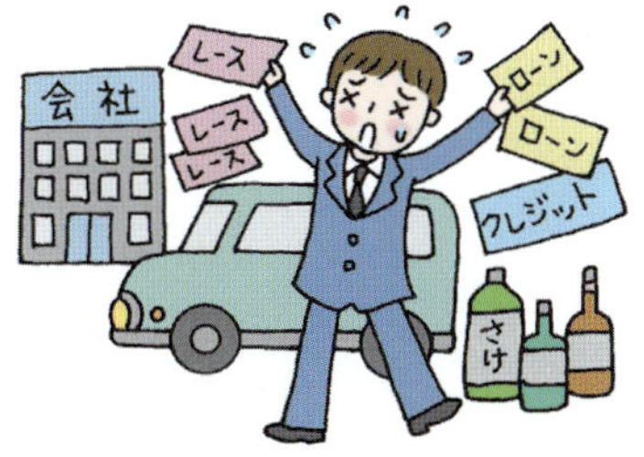

어른이 되면

어린 시절에 비해 행사할 수 있는 힘이 커진다

자동차 운전, 돈 관리 등

⬇

실패할 위험과 책임질 일도 커진다

- 더 많은 사람과 복잡한 협력 관계를 가질 필요가 있다.
- 해야 할 일이 미리 정해져 있지 않아 문제가 생긴다.

- 오랫동안 발달장애를 알아채지 못하고 2차 장애로 고민할 수도 있다.

ASD의 특징

남과 관계를 맺는 방식이 독특하고, 의사소통이 서툴러 오해를 받기 쉽다.

중심적인 증상은 타인과 관계를 맺는 방식의 특이성이다

ASD는 독특한 방식으로 타인과 관계를 맺는다. 타인과 사귈 의욕이나 사회성이 없는 사람부터, 관계를 맺고 싶어도 일방적이거나 상대방의 사정을 고려하지 않는 경우가 많다. 적절한 관계 형성에 어려움을 겪는다.

상호적인 소통에 서투르다

말을 걸면 대답하고 인사를 받으면 함께 인사한다. 상대방이 미소지으면 눈 인사를 한다… 이렇게 상대방의 말이나 몸짓, 표정에 대해 적절히 반응하고, 그것을 다시 상대방이 받아주는 것이 상호 소통이다. 이것을 반복함으로써 의사소통은 수월해진다.

보통 사람은 상호 소통을 자연스럽게 할 수 있으나 ASD는 이것이 서툴다. 일방적으로 말하거나, 상대방의 말을 듣기만 해서 대화가 이어지지 않기 때문에 어느새 고립되어 버리는 경우가 있다.

임기응변에 약하다

그 상황을 적절하게 읽거나 임기응변으로 잘 대응할 수 없는 사람이 많다.

상사나 손님에게 존댓말이 아닌 반말을 쓰거나, 때로는 생각나는 대로 내뱉어 상대방을 화나게 만들기도 한다. 하지만 무엇이 잘못이었는지 알아차리지 못한다. 갑작스러운 변화에 약한 것도 ASD의 특징이다. 어른이 되어도 그러한 성향이 남아 있어 예상 밖의 사태가 발생하면 혼란에 빠지기도 하고, 갑작스러운 출장에 대응하지 못하기도 한다. 이러한 일들이 쌓이며 회사에 다니기 힘들어지고 일자리를 자주 옮기는 사람도 적지 않다.

ASD의 특징

상호 소통이 서툴고 대화를 주고받기 어렵다

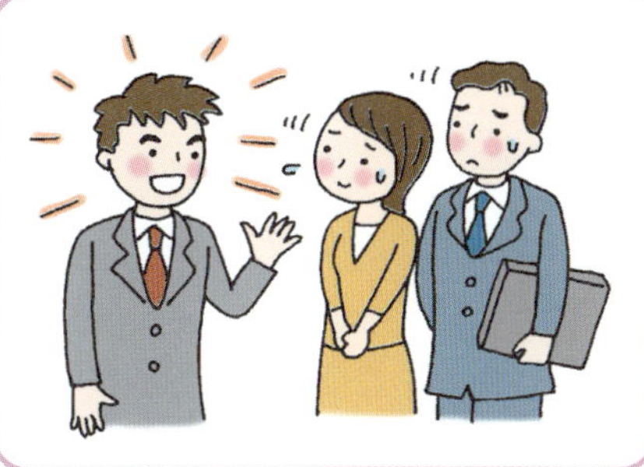

- 일방적으로 자기 얘기만 하는 경우
  (적극기이형)
- 상대방의 말을 듣기만 하는 경우(수동군)
- 필요 없는 말을 하거나, 머리에 떠오른 것을
  그대로 말해 버리는 경우

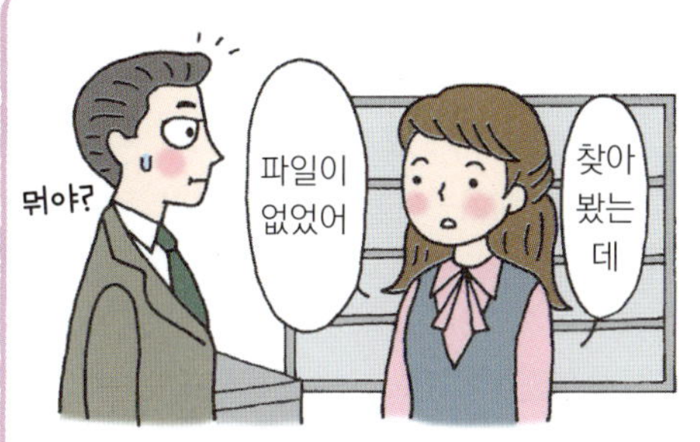

상황 파악이나 상대의 감정을 이해하기 어렵다

- 존댓말을 사용하지 않는 경우
- 생각하는 대로 바로 내뱉는 경우

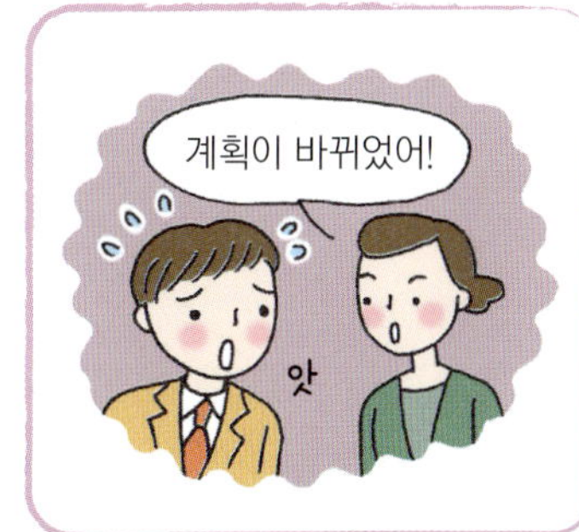

변화나 예측 불가능한 상황에 취약하다

- 갑작스러운 회의 등 일정의 변경에 대응할 수 없다.
- 자기 일이 끝나면 다음에 무엇을 해야 할지 모른다.
- 퇴근 후 회식 등의 예상치 못한 초대나 약속을 자주 거절한다.

ASD의 긍정적인 점

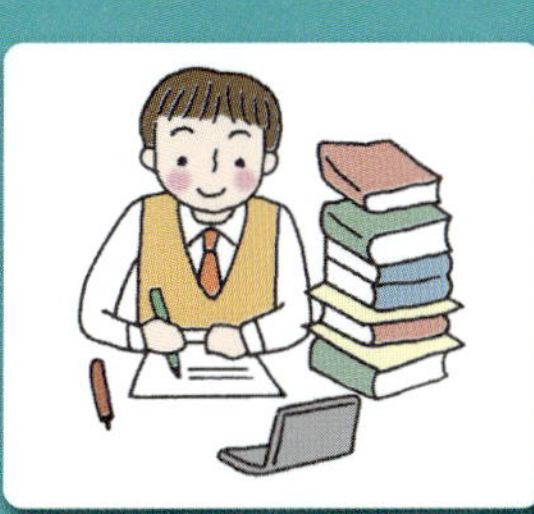

- 기존의 틀에 얽매이지 않고 창의적이고 자유로운 발상을 한다.
- 자신의 생각을 실천으로 옮기는 추진력이 있다.
- 단조로운 반복 작업도 끝까지 성실히 수행한다.
- 관심 있는 분야에서는 탁월한 기억력과 집중력을 발휘한다.
- 예술적·감성적 측면에서 독특한 감수성을 지니기도 한다.
- 맡은 일에 진지하게 몰입하고 책임감 있게 임한다.

ASD인 사람이 타인과 관계를 맺는 방식

ASD는 '고립형', '수동형', '적극기이형', '형식적인 과장형' 유형으로 분류되며 각각 전혀 다른 특징이 있다.

타인과 관계를 맺는 것이 서툴다

ASD는 타인과 서로 관계를 맺는 능력이나 의욕이 결여된 것이 중심 증상이다. 상대방의 사회적인 신호를 이해하지 못하거나, 혼란스러워하거나, 감정을 폭발시키는 등 사회적, 감정적으로 적절치 못한 행동을 하곤 한다.

다음 네 가지 유형을 살펴보자.

● 고립형

어린아이에게 많은 유형으로 마치 타인이 존재하지 않는 듯 행동하고 상대가 먼저 다가가도 응하지 않는 모습을 보이는 유형. 홀로 있기를 좋아하고 자기가 필요할 때만 타인과 관계를 맺는다. 다른 유형으로 바뀔 수도 있다.

● 수동형

타인이 다가오면 그것에 응할 수도 있지만 스스로 먼저 관계를 맺으려 하지는 않는다. 타인의 말에 잘 따르는 순종적인 경향이 있다. 자기 마음이나 생각을 드러내는 데에 서툴다.

● 적극기이형

적극적으로 타인과 관계를 맺으려 하지만 자기 관심사를 일방적으로 말하려 하거나 자기 요구가 있을 때만 다가가는 등 자기중심적으로 보일 수 있다. 상대방의 감정이나 그 자리의 분위기 등에 대해 개의치 않는 경우가 많다. 타인과 적극적으로 관계를 맺기 때문에 실은 사회적인 방식을 제대로 이해하지 못하다는 것이 드러나지 않는 경우도 많다.

● 형식적인 과장형

청년기부터 성인에게 자주 보이는 유형. 비교적 능력이 높은 사람에게 나타난다. 상당히 노력해서 사람과 사귀는 법을 배우고, 그것을 잘 지키고, 과도하게 예의 바르게 행동하려고 한다. 때와 장소에 맞춰서 행동을 잘 바꿀 줄 모르고 어색한 느낌을 주곤 한다.

이 책에서는 주로 수동형과 적극기이형에 대해 다루고자 한다.

ASD의 적극기이형과 수동형

적극기이형

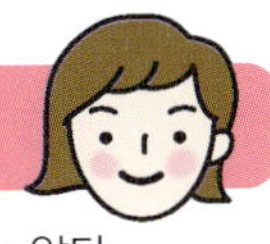

- 타인과 관계 맺기가 서툴지는 않다.
- 적극적인 태도
- 감정표현이 장황하다.
- 화내기 쉽다.
- 자기중심적으로 보인다.
- 강인하다.
- 떠오른 말을 다 한다.
- 다른 사람과의 거리감이 가깝다.
- 충동적이다.

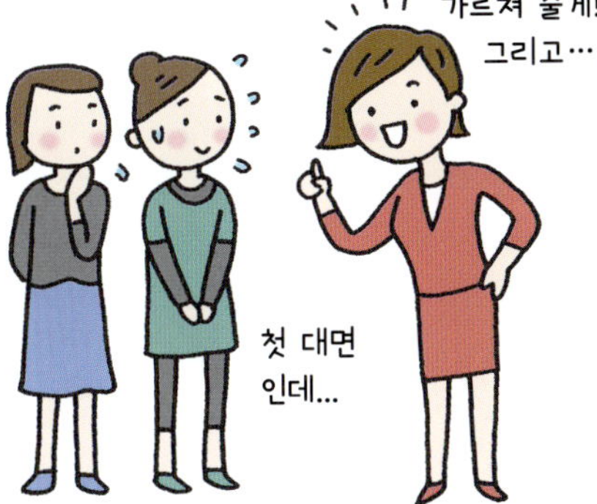

수동형

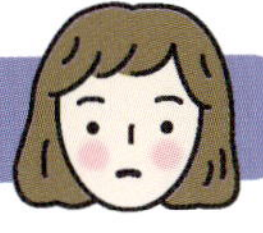

- 수동적
- 고민하고 있으나 눈에 띄지 않는다.
- 표정의 변화가 적다.
- 타인과 관계를 맺기 어렵다.
- NO라고 말할 수 없다.
  남의 말에 지나치게 쉽게 따른다.
- 자기의 솔직한 심정을 말할 수 없다.
- 밖으로 나가기 싫은 편이다.
- 타인과의 거리감이 멀다.
- 타인과 어울리기 힘들다.

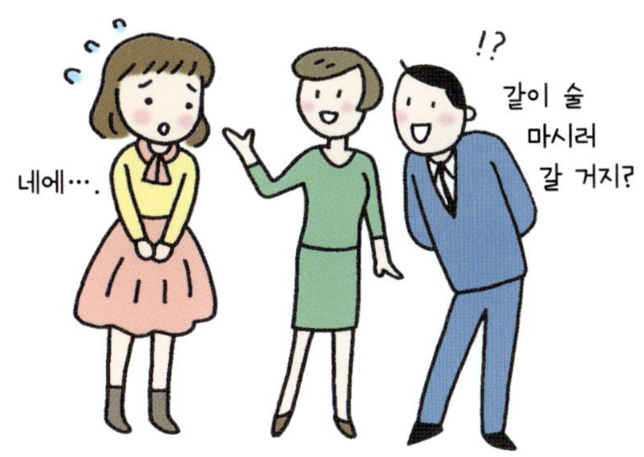

공통점

- 상대방의 마음을 헤아리기 어렵다.
- 거짓말을 못 한다.
- 상대방의 말을 그대로 받아들인다.
- 흥미가 있는 것에는 열중한다.
- 과집중
- 규칙, 룰을 고집한다.
- 예정 변경에 약하다.
- 감각이 예민하다.

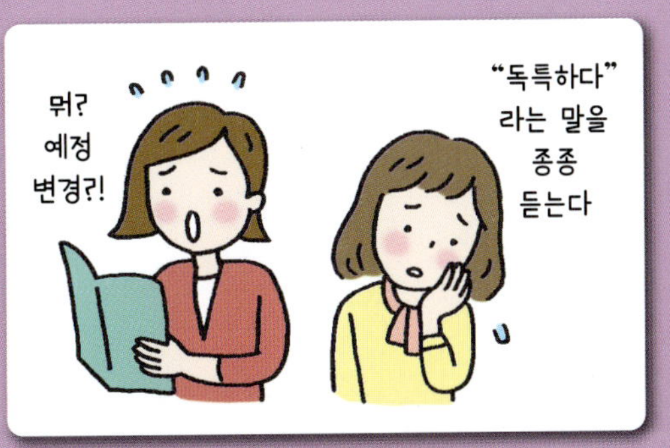

ASD의 진단

이전에는 '광범성 발달장애(Pervasive Developmental Disorder, PDD)'로 분류되던 아스퍼거 증후군은 'DSM-5'에서는 '자폐 스펙트럼 장애(Autism Spectrum Disorder, ASD)'로 통합되었다.

'DSM-5'에 의한 ASD의 진단기준

ASD의 진단기준으로 미국정신의학회가 2013년에 정한 'DSM-5'가 있다. 참고로 '길버그 등에 의한 아스퍼거 증후군의 진단기준'을 아래에 넣었다. 진단에 대해서는 본인뿐만 아니라 가족에서도 유년기부터 현재까지의 모습이나 평상시의 모습을 가능한 한 자세하게 청취한다. 보통 여러 차례 진찰을 거쳐서 진단하게 된다.

아스퍼거 증후군의 진단 기준(Gillberg & Gillberg, 1989)

1 사회적 상호작용의 중대한 결함
(다음 중 적어도 2개)
친구와 서로 소통하는 능력이 결여
친구와 서로 사귀려 하는 의욕이 결여
사회적 신호에 대한 이해가 결여
사회적·감정적으로 적절하지 못한 행동

2 흥미·관심의 폭이 좁다
(적어도 다음 중 하나)
새로운 활동 거부
반복적인 활동 고집
고정적이고 무목적 경향

3 반복적·규칙적인 행동 양식
(다음 중 적어도 하나)
자기에 대해, 일상생활에서
남에 대해

4 말과 언어의 특징
(다음 중 적어도 3개)
발달의 지연
표면적으로는 잘 발달한 표출언어
형식적이고 사소한 일에 고집하는 언어표현
기이한 음률, 독특한 억양
표면적·암시적인 뜻을 착각하는 등의 이해력 문제

5 비언어적 의사소통의 문제
(다음 중 적어도 하나)
적은 빈도의 몸짓 사용
거칠거나 어색한 신체언어(바디랭귀지)
적은 표정 변화
적절하지 않은 표현
어색하고 서먹한 시선

6 운동협응이 서툴다
신경발달검사 결과가 나쁘다

ASD··· Autism Spectrum Disorder
자폐스펙트럼증/자폐증스펙트럼장애

A 사회적 의사소통 및 대인적 상호반응에서의 지속적인 결함

(1) 상호 대인적·정서적 관계의 결여로 예를 들면 대인적으로 이상한 접근이나 통상적인 대화 소통을 못한다는 것부터 흥미·정동 또는 감정을 공유하는 일이 적거나, 사회적 상호반응을 시작하거나 대응할 수 없다.

(2) 대인적 상호반응으로 비언어적 의사소통행동을 하는 데에 결함이 있다. 예컨대 요령이 나쁜 언어적, 비언어적 의사소통부터 눈짓이나 몸짓의 이상, 또는 몸짓의 이해와 그 사용의 결함, 얼굴의 표정이나 비언어적 의사소통의 완전한 결함에 이른다.

(3) 인간관계를 발달시키고 유지하며 그것을 이해하는 것에 대한 결함으로, 예를 들면 여러 가지 사회적 상황에 맞는 행동을 조절하는 것에 대한 어려움부터 상상의 놀이를 타자와 함께하거나 친구를 만드는 어려움, 또는 동료에 대한 흥미의 결여에 이른다.

B 행동, 흥미 또는 활동의 한정된 반복적인 양식으로 현재 또는 병력에 따라 다음 중 적어도 두 가지에 해당한다.

(1) 상동적(常同的) 또는 반복적인 신체의 운동, 물건의 사용, 또는 회화(장난감을 한 줄로 늘어놓거나 물건을 때리거나 하는 등의 단조로운 상동운동, 반향언어, 독특한 말투)

(2) 동일성에 대한 고집, 습관에 대한 완강한 고집, 또는 언어적, 비언어적인 의식적 행동양식(예: 작은 변화에 대한 극도의 고통, 이행하는 것에 대한 어려움, 유연성이 결여한 사고방식, 의식과 같은 인사의 습관, 매일 똑같은 길로 다니거나, 똑같은 음식에 대한 요구)

(3) 강도 또한 대상에 대해 이상한 만큼 아주 극한적으로 집작하는 흥미(예: 일반적이지 않는 대상에 대한 강한 애착 또는 몰두, 과도하게 극한적인, 또는 고집스러운 흥미)

(4) 감각 자극에 대한 과민함 또는 둔감함, 또는 환경의 감각적 측면에 대한 남다른 흥미(예: 고통이나 체온에 무관심, 특정한 소리 또는 촉감에 거꾸로 반응, 대상을 과도하게 냄새를 맡거나 만짐, 빛 또는 움직임을 보는 것에 열중)

C 증상은 발달 초기에 존재하고 있어야 한다(하지만 사회적 요구가 능력의 한계를 넘기까지 증상은 완전히 밝혀지지 않을 수도 있고, 이후 학습한 대응방식에 의해 감추어질 수도 있다).

D 그 증상은 사회적, 직업적 또는 기타 중요한 영역에서 현재의 기능에 임상적으로 의미 있는 장애를 일으키고 있다.

E 이들의 장애는 지적능력장애(지적발달증) 또는 전반적 발달 지연으로는 잘 설명되지 않다. 지적능력장애와 지폐스펙트럼증은 가끔 동시에 일어나고, 자폐스펙트럼증과 지적능력장애가 병존한다고 진단을 내리기 위해서는 사회적 의사소통이 전반적인 발달 수준에서 기대되는 것보다 낮아야 한다.

출처: DSM-5 정신질환의 진단·통계 매뉴얼

성장발달력(生育歷)에 열쇠가 있다

어린 시절에 두드러졌던 ASD (자폐 스펙트럼 장애)의 특징은 성장하면서 완화될 수 있으며, 본인의 노력에 따라 주변에서 알아차리지 못할 정도로 숨길 수도 있다.

연령에 따라 특징은 변화한다

ASD와 같은 발달장애를 가진 아동은 성장하면서 어렸을 때 보이던 특징이 점차 완화되는 경우가 많다.

예를 들어, 유치원 시절에 처음 검진을 받고 치료를 시작했던 아이가 대학생이 되어 오랜만에 다시 검진을 받을 때 이전과는 크게 달라진 모습을 보이는 경우가 있다. 어린시절 뚜렷하게 나타났던 여러 특징들이 성인이 되면서 거의 눈에 띄지 않게 되는 경우도 있다.

성인 발달장애를 진단할 때는 현재의 모습뿐만 아니라 유아기, 초등학생, 중학생 시절 각각 어떤 모습이었는지, 성장발달력을 상세히 되돌아보는 것이 중요하다. 이를 통해 발달장애의 특징이 있었는지를 확인할 수 있다.

ADHD나 ASD를 가진 사람들은 흔히 어린 시절을 잘 기억하지 못하는 경우가 많다. 이러한 과거의 모습을 파악하기 위해 모자수첩(母子手帖), 육아일기, 유치원이나 보육원 선생님의 기록, 학교 성적표 등이 유용할 수 있다. 부모의 기억도 도움이 될 수 있지만, 아이를 키우며 겪었던 어려움을 잊어버린 부모들도 많다. 때로는 "별로 문제는 없었습니다."라고 말하는 부모도 있으며, 가족 내에 비슷한 특성을 가진 사람이 있어 그것을 당연하게 여기고 신경 쓰지 않았던 경우도 있다.

본인의 적응 노력으로 언뜻 보기에 문제없이 보이는 사람도 있다

성인이 된 후의 모습만으로 ASD의 특징을 쉽게 알아볼 수 있는 경우도 있지만, 매우 알아보기 힘든 경우도 많다. 이는 본인이 오랫동안 주변에 적응하기 위해 노력해 온 결과로, 언뜻 보기엔 아무 문제도 없어 보일 수 있다. 특히 가정 이외의 장소에서는 직장인으로서의 역할을 어느 정도 잘 수행하는 경우도 많다.

이러한 상황에서는 가정에서의 모습이 진단에 있어 매우 유용한 정보를 제공할 수 있다.

ASD의 성장발달력(生育曆)

신생아기

- 시선이 잘 맞지 않는다.
- 잘 웃지 않는다.
- 뒤를 쫓아오거나 관심을 보이지 않는다.
- 불러도 대답하지 않는다.

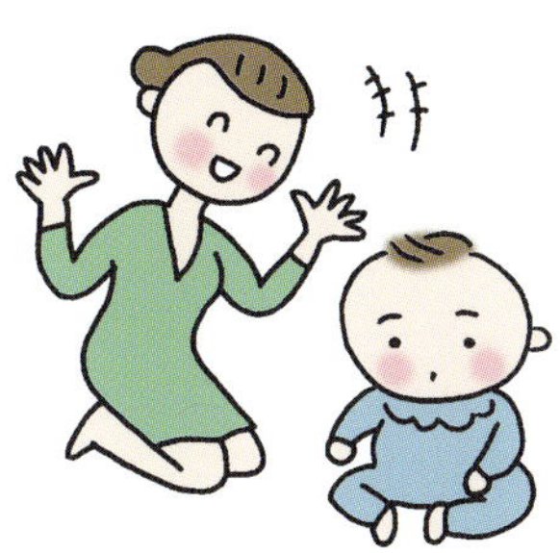

유아기

- 언어 발달이 늦다.
- 집단생활에 적응하지 못한다.
- 다른 아이에 대한 관심이 적다.
- 친구가 생기지 않는다.
- 공황을 일으킨다.
- 같은 놀이만을 계속 반복한다.
- 과잉행동(다동, 多動)
- 고집이 세다.
- 편식이 심하다.
- 빛, 소리, 촉감 등에 감각 과민

학동기

- 친구와 갈등이 잦다.
- 불안감이 강하다.
- 새로운 것에 대한 불안감이 강하다.
- 행사에 참여하지 못한다.
- 집단생활에서 어려움을 겪는다.

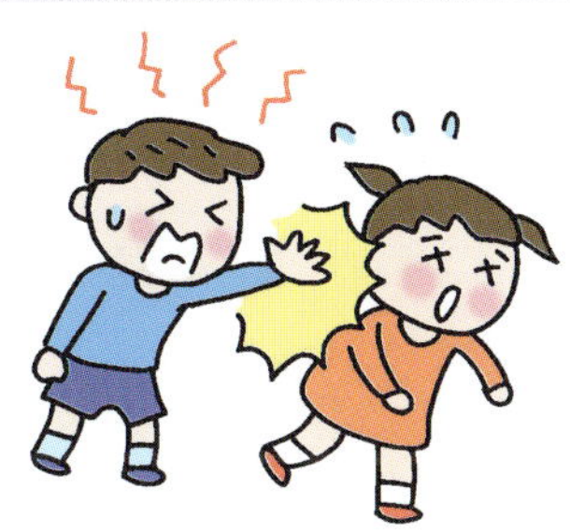

특징적인 증상이 눈에 띄는 시기

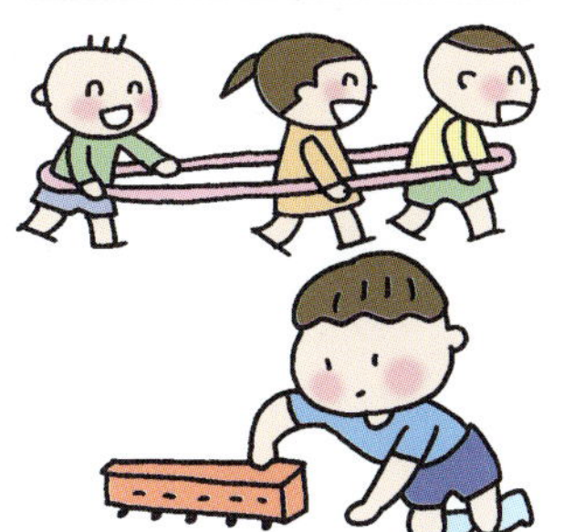

ASD로 진단될 정도가 아닌 사람

대인관계가 어렵고, 고집이 세다 등 ASD와 유사한 특징을 보이지만, 진단받을
정도로 증상이 심하지 않은 사람들도 많다.

증상은 있지만, 그럭저럭 생활할 수 있는 경우

어렸을 적에는 ASD와 같은 증상이 보이기도 했으나 지금은 ASD로 진단할 만큼 증상이 심하지 않은 성인도 있다.

DSM-5의 진단 기준 D에서 말하는 발달장애로 인하여 일상생활과 사회생활에서의 어려움이 그렇게 뚜렷하게 나타나지 않는 사람이다.

ASD는 스펙트럼(연속체)으로 표현되는 것에서 알 수 있듯이, 증상의 강약이 짙고 옅은 다양한 그라데이션처럼 나타난다. 대인관계가 어렵고, 의사소통이 서툴며, 고집도 어느 정도 센 편이라는 등 유사한 특징을 가지고 있으면서도, 일상생활에서 큰 문제없이 지내는 사람들이다.

이런 경우, 의학적으로는 ASD로 진단되지 않지만, 때로는 ASD를 가진 사람을 대하는 방식으로 대응하는 것이 본인이나 주변 사람들의 정신 건강에 도움이 될 수 있다.

예를 들어, 가정생활에서 ASD의 특징이 두드러지는 경우가 그렇다. 고집이 세고 가족의 생활에 영향을 주거나, 말투가 무뚝뚝해 가족과의 의사소통이 잘되지 않는 경우이다.

부모가 발달장애 특징을 가진 경우, 육아에 영향이 있을 수도

아이에게 발달장애가 있다면, 가정 환경을 조정하는 것이 매우 중요하다.

그러나 부모 중 한 명, 혹은 양쪽 모두가 발달장애의 특징을 가지고 있다면, 그들이 아이의 치료와 발달에 방해가 될 수 있다. 부모가 아이의 마음을 이해하지 못하고 과도한 요구를 하거나, 아이에게 맞지 않는 방식으로 의사소통을 시도하는 경우가 있다.

부모가 ASD의 특징을 가지고 있다면, 아이에게 적절한 대응을 하지 못할 수 있다.

ASD로 진단되지는 않지만 특징을 가진 사람들

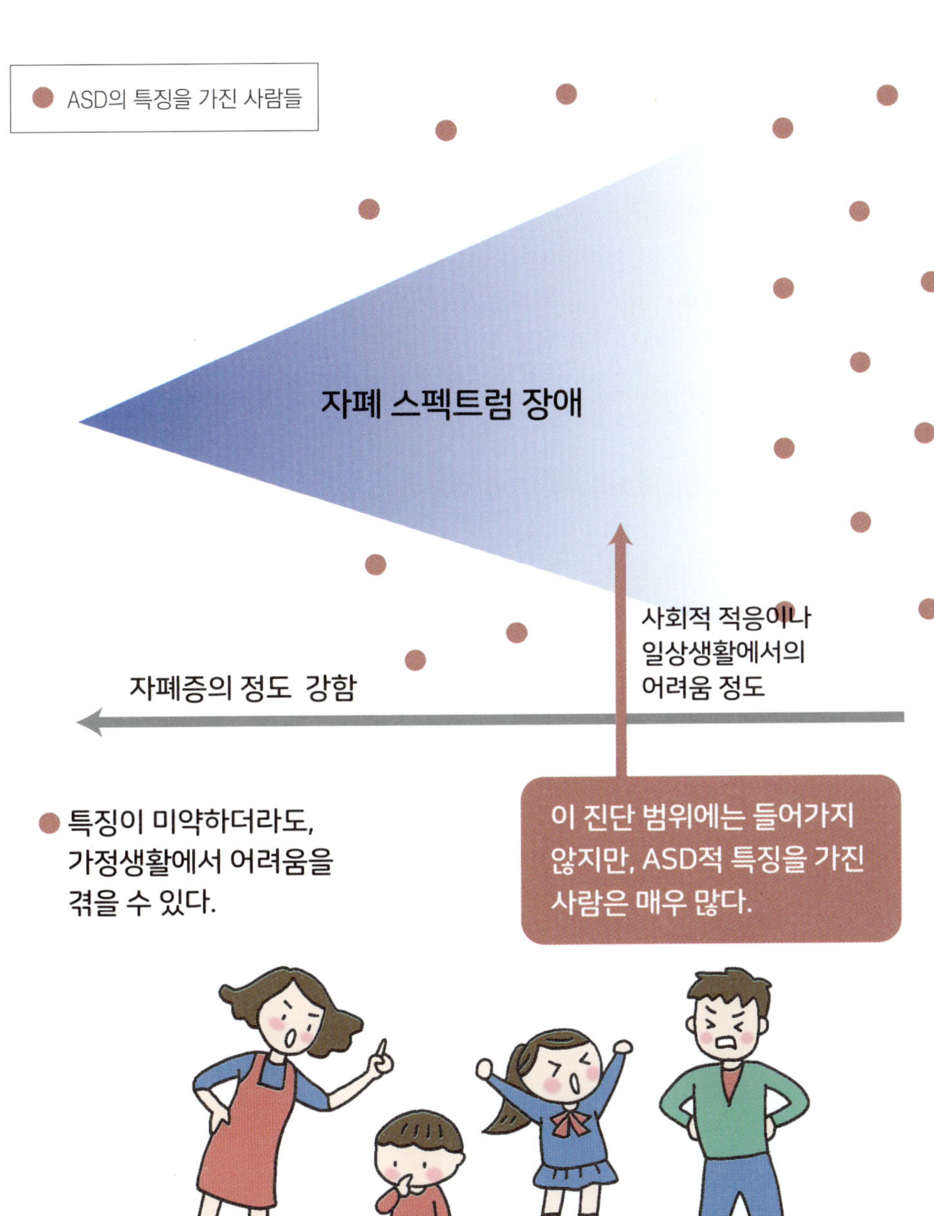

ADHD의 특징

성인기의 ADHD는 아직 널리 알려져 있지 않아 주변으로부터 이해 받기 어려운 경우가 많다. 특히 여성의 경우에는 육아와 가사에 어려움을 겪는 경우가 적지 않다.

'게으르다'는 오해를 받기도 한다

ADHD는 보통 초등학교 고학년 무렵까지는 증상이 나타나면서 주위가 알게 되지만 부주의형(주의력결핍형)의 경우 증상이 간과된 채 어른이 되는 경우가 적지 않다. 특히 여성에게서 자주 발견된다.

과잉행동은 아이가 나이를 먹으면서 점차 진정되는데 다리 떨기와 같은 미세한 움직임이나 수다와 같이 말이 많은 형태가 될 수도 있다.

충동성은 '즉각적인 보상'을 원하거나 깊이 생각하지 않고 큰 결정을 내리는 식으로 나타나기도 한다. 성인의 경우 교통사고를 당하거나 돈 문제(고액의 가드 빚 등), 도박, 이성관계에 몰두하기 쉬운 것 등 리스크가 많은 삶을 살 수도 있다.

가정생활에도 심각한 영향을 미친다

직장에서는 그나마 대응할 수 있지만, 가정 내에서 문제를 일으키는 여성이 많다. ADHD인 여성은 가사를 매일 반복하는 것에 서투르다. 스스로 잘할 수 없는데 자녀에게 나날이의 생활습관을 가르치는 것은 더욱 힘들다. 꾸준히 반복해서 가르치는 것은 인내심과 시간과 힘이 필요하다.

또한 인내심이 부족해 아이에게 금방 화를 내는 등 육아에 어려움을 겪는 사람도 있다.

육아가 잘 안 되니까 "나는 나쁜 엄마야."라고 자책하며 자신감을 잃어버리고 아이의 장래에 불안감을 가지게 되는 사람도 있다. 정리정돈이나 청소, 식사 준비도 부담으로 느낀다.

가사와 육아라는 역할을 잘 수행하지 못하면 부부관계에도 악영향을 미치게 된다. 배우자가 이를 잘 이해해 주면 서로 협력하여 극복할 수 있다.

ADHD에 의해 발생하는 문제

| 충동성 | 과잉행동 | 부주의 |

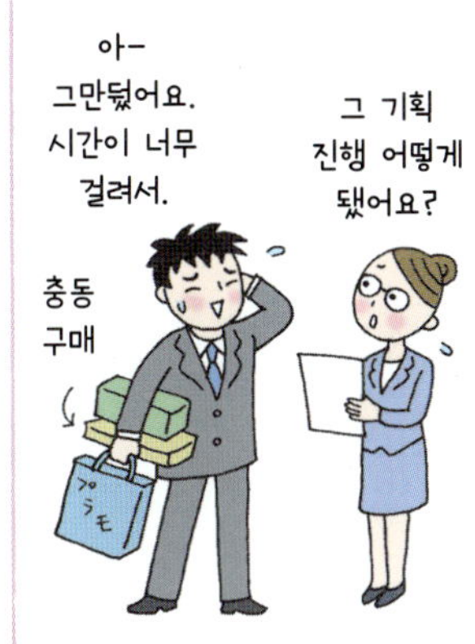

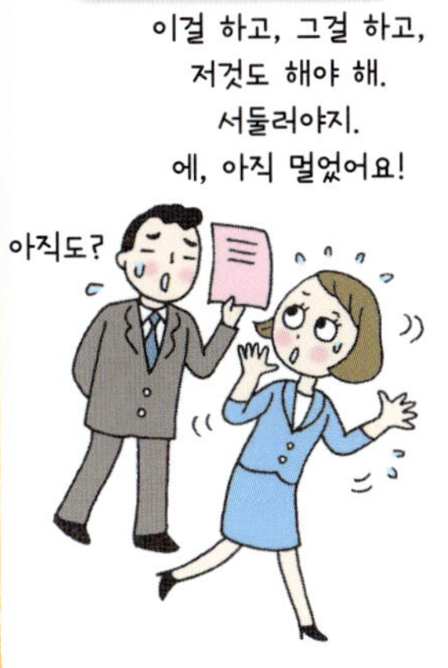

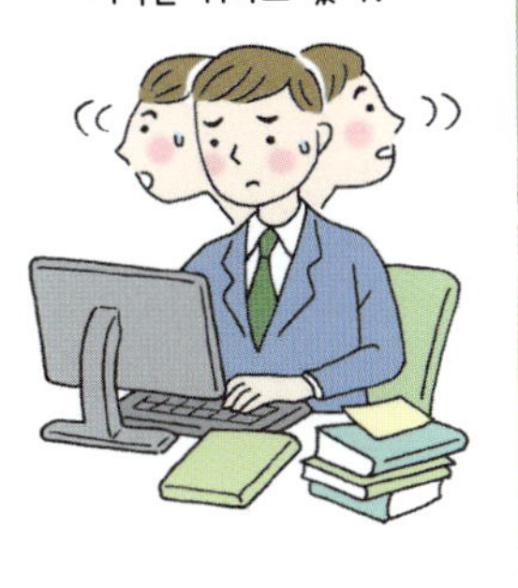

충동성　과잉행동　부주의

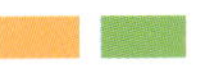 정신이 산만하고 집중할 수 없다.

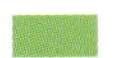 해야 할 일을 뒤로 미루고 일에 손대지 못한다.

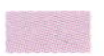 정해진 방식, 절차를 따르는 것이 서툴다.

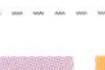 약속이나 책무를 이행하지 못한다.

 지루함을 참지 못한다.

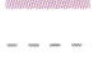 계획이나 준비를 하지 못한다.

 성격이 급하고 스트레스나 욕구 불만을 참지 못한다.

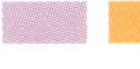 조급하다. 수다가 많다.

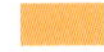 기다리지 못하고 충동적이다.

 즉시 보수를 받고 싶어 한다.

 잘 생각하지 않고 중대한 결단을 한다.

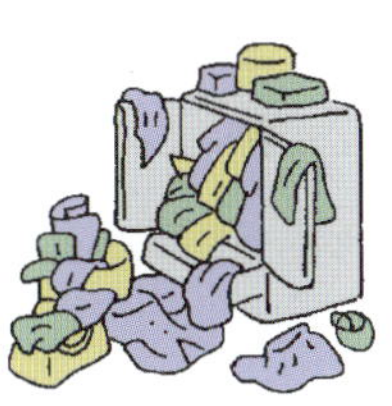

ADHD의 3가지 유형

주의력이 부족하거나, 가만히 있지 못하거나, 충동을 억제하지 못하는 것이 특징인 ADHD에는 '부주의형', '과잉행동·충동형', '혼합형'의 세 가지 타입이 있다. 성인의 ADHD에서는 이 세 가지 타입이 서로 복합적으로 나타나는 경우도 있다.

● 부주의 우세형

이 유형은 멍하니 있거나 단순한 실수를 많이 하고 정리와 청소를 좀처럼 시작할 수 없거나 제대로 할 수 없다. 쇼핑에 갔어도 필요한 물건을 사는 것을 깜빡하거나, 중요한 세금이나 보험의 입금이 연체되는 경우도 있다.

요령이 없는 편이며, 보통 사람이면 지극히 쉬운 루틴 작업이나 일상적인 집안일을 잘 하지 못한다. 서류 관리도 서툴러서 필요할 때에 찾지 못하고 여기저기 찾는다. 집안도 가사도 돈 관리도 규칙성이 없고 계획성이 없는 경우가 많다.

이 유형의 사람이 ASD의 특징을 가지고 있으면 언뜻 보기에 같은 부주의의 증상이 있어도 무언가에 몰두하고 지나치게 집중하기 때문에 다른 작업이 진척되지 않을 때도 많다.

● 과잉행동·충동성 우세형

침착성이 없고 쉽게 짜증 내는 한편 단조로운 회의나 작업 때에는 졸기도 한다. 다른 사람과 페이스가 맞지 않는 것에 쉽게 화를 낼 수도 있다.

현재의 즐거움을 추구하기 때문에 계획적으로 돈을 쓰거나 집이나 여행 등을 위해 저금하거나 하는 것을 못한다. 끈질기게 노력하는 것을 힘들어하고 결과를 내는 것에 조급하기 때문에 그 사람이 본래 가지고 있는 힘을 충분히 발휘하지 못한다.

또 상대방의 페이스나 생각을 존중할 수 없어서 팀워크를 깨기도 한다. 그 사람의 본래 능력에 비해 낮은 평가를 받고 승진에 영향을 미칠 수도 있다. 그러나 반사적인 빠른 행동이나 새로운 것에 빨리 대응하는 것이 능력으로 인정되는 직장도 있다.

● 혼합형(부주의 + 과잉·충동 혼합형)

부주의와 충동성이 동시에 나타나는 타입으로, 성인 ADHD에서 가장 흔한 형태이다. 일의 우선순위를 정하지 못해 계획적으로 움직이기 어렵고, 감정 조절이 잘 되지 않아 스트레스가 쉽게 쌓인다. 또한 집중력 저하와 함께 실수를 반복하기 쉽고, 감정 기복이 심해 대인관계에서 오해를 사기도 한다. 이러한 혼합형은 ADHD의 전형적인 형태로, ASD(자폐 스펙트럼)와 동반되는 경우도 드물지 않다.

ADHD의 3가지 유형

부주의 우세형, 과잉행동 · 충동성 우세형, 혼합형이 있다.

부주의 우세형

- 부주의한 실수가 잦다.
- 항상 무언가 찾고 있다.
- 정리정돈이 서툴다.
- 금방 산만해진다.

책상 위는 늘 서류와 물건들로 어질러져 있고, 해야 할 일을 잊어버리거나 마감 기한을 놓친다. 겉으로는 조용해 보이지만, 속으로는 늘 마음이 분주하다.

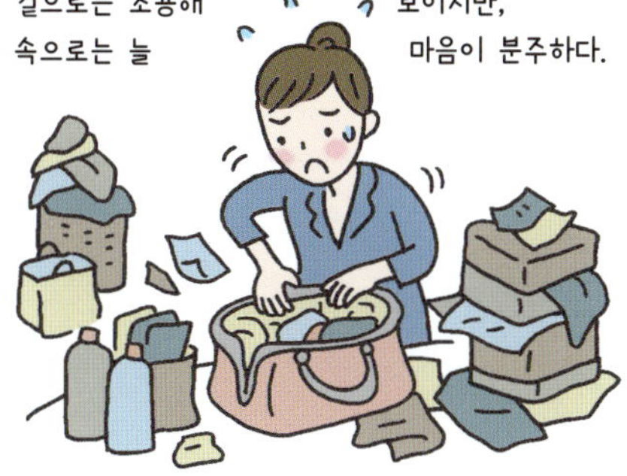

과잉행동·충동성 우세형

- 항상 침착성이 없다.
- 순서를 기다릴 수 없다.
- 수다쟁이
- 성급한 성격

회의 중에도 자리에서 일어나거나, 이야기 중간에 끼어들어 말한다. 자신의 차례를 기다리지 못하고, 충동적으로 행동하는 모습이 자주 보인다.

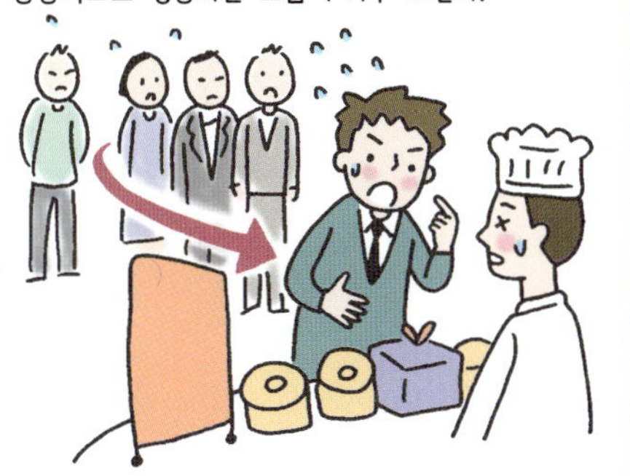

둘 다 보이는 혼합형

양쪽의 특징을 가진 혼합형도 있다.

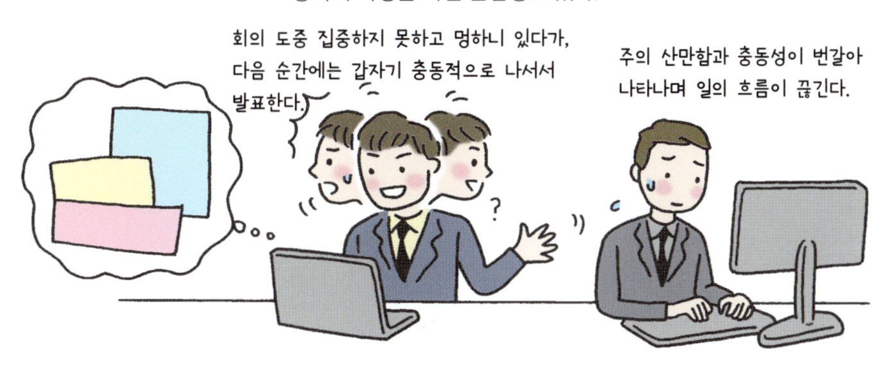

ADHD의 진단

ADHD의 진단기준으로는 미국정신의학회의 'DSM-5' 등이 쓰인다.

이전 것에 비해 성인의 증상이 늘어난 진단기준

다음 페이지에 'DSM-5'의 진단기준을 게재했다. 부주의의 9항목, 과잉행동 및 충동성의 9항목 중 17세 이상의 경우 5개 이상의 증상이 해당해야 한다. 이전의 진단기준인 DSM-Ⅳ-TR과 비교하면 성인에게 자주 보이는 증상의 항목이 늘어났다.

그 밖에도 욕구 불만을 참기 힘들거나 쉽게 화를 내는 등 기분의 불안정함도 보인다.

그것으로 인해 학업이나 직업에서 제대로 성취하기 힘든 경우도 있다.

성인의 경우 가정 바깥에서는 크게 문제가 되지 않을 정도라도 함께 생활하는 가족들이 꽤 힘들어하는 사례도 있다.

또 대외적인 모습으로는 문제가 없어도 자식과의 관계에서는 많은 문제가 생기는 경우도 있다.

진단할 때 주의해야 할 점

본인의 자각증상의 유무뿐만 아니라 함께 사는 가족들이나 동료들이 어떻게 보고 있는가도 정확한 진단을 내리기 위한 중요한 점이다.

본인 스스로는 전혀 어려움을 느끼지 않는 경우도 자주 있다.

ADHD의 진단에서 빠뜨릴 수 없는 것은 아주 비슷한 증상을 보이는 다른 상태와 구별하는 것이다. 진단 항목에서 들은 내용은 크게 말하면 뇌 전두엽의 활동을 보여주는 것으로 실은 ADHD 이외

질환에서도 자주 나타나는 것이다(진단기준 E).

그 척도로 열거된 것이,

- 대인관계는 어떤가?
- 의사소통의 문제는?
- 불안이나 긴장이 극도로 강하지 않는가?
- 기력이 아주 쇠퇴하지 않는가?

등의 체크 항목이다.

ADHD… Attention-Deficit/Hyperactivity Disorder
(주의결핍 · 과잉행동증/주의결핍 과잉행동 장애)

A (1) 및/또는 (2)로 특징지어지는 부주의 및/또는 과잉행동 · 충동성의 지속적인 양식으로 기능 혹은 발달의 장애가 되는 것

(1), (2) 모두 이하의 증상 중 6개(또는 그 이상)가 적어도 6개월 지속된 적이 있었고, 그 정도가 발달의 수준과 상응하지 않아 사회적 및 학업적/직업적 활동에 직접 악영향을 미칠 정도이다.

주: 이들의 증상은 단순한 반항적 행동, 도전, 적대감의 표현이 아니고, 과제와 지시를 이해할 수 없는 것도 아니다.

청년기 후기 및 성인(17세 이상)에서는 적어도 5개 이상의 증상이 필요하다.

(1) 부주의

(a) 학업, 직업, 또는 다른 활동 중에 종종 꼼꼼히 주의할 수 없다. 또는 부주의한 잘못을 저지른다(예: 세부를 보지 못하거나 간과하고 만다, 작업이 꼼꼼하지 못하다).

(b) 과제 또는 놀이 활동 중에 종종 주의를 지속하기 힘들다(예: 강의, 대화 또는 장시간의 독서에 계속 집중하기 힘들다).

(c) 직접 말을 걸어도 종종 안 듣고 있는 것처럼 보인다(예: 분명하게 주의를 끄는 것이 없는 상황에 서조차 마음이 어딘가 딴 데에 가버린 듯 보인다).

(d) 종종 지시에 따를 수 없고 학업, 일, 직장에서의 의무를 다할 수 없다(예: 과제를 시작하면서도 곧 집중할 수 없게 된다, 또 쉽게 탈선한다).

(e) 과제나 활동을 차례대로 하는 것이 종종 힘들다(예: 일련의 과제를 수행하는 것이 힘들다, 자료나 소지품을 정리해 두는 것이 어렵다, 작업이 난잡하고 정리되어 있지 않다. 시간 관리를 못한다, 마감날을 지키지 못한다).

(f) 정신적 노력의 지속이 필요한 과제(예: 학업이나 숙제, 청년기 후기 및 성인으로는 보고서 작성, 서류에 빠짐없이 기재하는 것, 긴 문장을 다시 보는 것)에 종사하는 것을 종종 피한다, 싫어한다, 또는 마지못해서 한다.

(g) 과제나 활동에 필요한 물건(예: 학교 교재, 연필, 책, 도구, 지갑, 열쇠, 서류, 안경, 휴대폰)을 자주 잃어버린다.

(h) 종종 외적인 자극(청년기 후기 및 성인으로는 상관없는 생각도 포함된다)에 의해 곧 정신이 흐트러진다.

(i) 종종 매일의 활동(예: 일을 보는 것, 심부름하는 것, 청년기 후기 및 성인으로는 전화를 다시 거는 것, 요금 지불, 모임의 약속을 지키는 것)을 잊어버리기 쉽다.

(2) 과잉행동 및 충동성

(a) 종종 손발을 안절부절못하고 움직이거나 두드리거나 하고, 또 의자 위에서 머뭇머뭇한다.

(b) 자리에 앉아 있어야 할 장면에서 자주 자리를 떠난다(예: 교실, 직장, 기타 작업 장소에서, 또는 거기에 머무는 것을 요구되는 다른 장면에서 자기 자리를 떠난다).

(c) 부적절한 상황에서 종종 뛰어다니거나 높은 곳에 올라간다(주: 청년 또는 성인으로는 침착성이 없는 모습만으로 그칠 수도 있다).

(d) 조용히 놀거나 여가활동을 하는 것이 종종 힘들다.

(e) 종종 가만히 있지 못하거나 혹은 마치 엔진으로 움직이듯 행동한다(예: 레스토랑이나 회의에 장시간 머물 수 없거나, 또는 불쾌감을 느낀다. 다른 사람들에게는 침착성이 없거나 같이 있기가 불편하게 느껴질지도 모른다).

(f) 종종 수다가 너무 많다.

(g) 종종 질문이 끝나기 전에 먼저 대답하기 시작한다(예: 다른 사람들의 말을 끊고 얘기하거나, 대화에서 자기 순서를 기다릴 수 없다).

(h) 종종 자기 순서를 기다리기 힘들다(예: 줄을 서 있을 때).

(i) 종종 남을 방해한다(예: 회화, 게임 또는 활동에 간섭하거나, 상대방에게 허락을 구하지 않고 남의 것을 쓰는 경우도 있다. 타인이 하는 일에 말참견하거나 빼앗아 본인이 해버리기도 한다).

B 부주의 또는 과잉행동 · 충동성의 증상 중 몇 가지가 12살 이전부터 존재했다.

C 부주의 또는 과잉행동 · 충동성의 증상 중 몇 가지가 2개 이상의 상황(예: 가정, 학교, 직장, 친구나 친척과 함께 있을 때, 기타 활동 중)에서 존재한다.

D 이들의 증상이 사회적, 학업적 또는 직업적 기능을 손상하고 있거나, 또는 그 질을 악화시키고 있다는 명확한 증거가 있다.

E 그 증상은 조현병, 또는 다른 정신병성 장애의 경과 중에만 일어나는 것이 아니고, 다른 정신질환(예: 기분장애, 불안장애, 해리장애, 인격장애, 물질사용장애 등)에서는 잘 설명되지 않는다.

출처: 정신질환의 진단 · 통계 매뉴얼(의학서원)

ASD와 ADHD는 어떻게 다른가?

언뜻 보기엔 똑같은 증상이라도 ASD와 ADHD는 원인이 다르다. 다만, 병합한다는 것도 인정되므로 완전히 선을 그을 수는 없다.

준비를 제대로 못 하는 것과 부주의, 같은 지각이라도 원인이 다르다

ASD와 ADHD의 둘은 중심이 되는 증상이 다르다. ASD는 남과의 관계에 주된 증상이 나타나고, ADHD는 집중력이나 행동, 충동의 제어 등의 문제가 중심이 된다. 비슷해 보이는 증상이라도 잘 살펴보면 차이가 있다. 그 차이를 알면 좋은 대책을 세우기 쉽다.

● 과집중(過集中)과 부주의
– "같은 지각도 원인이 다르다"

똑같이 지각한다고 해도 ASD의 경우 아침 채비의 순서가 잘못된 것이 한 원인이다. 아침 채비의 순서를 써서 일정표로 만들면 놀랄 만큼 순조롭게 이루어지기도 한다. 또 하나의 일이 마음에 걸리면 그것만 하므로, 시간을 빼앗겨서 다른 일을 못하게 될 경우도 많다.

ADHD인 사람은 이것을 조금 하고, 저것을 조금 하는 식으로 주의력이 이동하기 일쑤다. 그래서 좀처럼 채비를 마칠 수 없어서 지각하고 만다.

한번 마음을 먹으면 그것을 열심히 할 수 있으나 그것에만 몰두하기 쉬운 ASD과 달리, 하겠다고 정한 일을 좀처럼 계속할 수 없는 것이 ADHD이다. ASD는 한 가지에 너무 깊게 몰두해 다른 일을 놓치고, ADHD는 주의가 분산되어 한 가지를 끝까지 지속하지 못한다.

● 변화에 대한 반응
– "변화에 약한 ASD vs. 끈기 없는 ADHD"

ASD가 변화에 약하고 새로운 것을 싫어하는 것과 반대로 ADHD인 사람은 같은 일을 계속하는 것을 싫어한다. 새로운 것으로 달려가며 가슴이 설레고 처음 하는 일이라도 잘 대처할 수도 있다.

ASD인 사람이 보면 끈기가 없는 ADHD는 무슨 일이든 대충대충 하고 칠칠치 못하게 보이기도 한다. ADHD인 사람이 보면 ASD는 고집이 세고 융통성이 없어 보인다. 다만 ADHD와 ASD의 병합이 'DSM-5'에서는 인정되고 있다. 엄격하게 구별할 수 있는 것은 아니다.

ADHD와 ASD의 차이

ASD와 ADHD는 비슷해 보이는 데도 있고 병존하는 예도 많다.

구분	ADHD	ASD
다동	**있을 수 있음** 침착성이 없다. 산만하다.	**있을 수 있음** 그 자리의 상황이나 규칙을 이해하지 못할 때 움직인다.
부주의	**문제가 있음** 마음이 흐트러지기 쉽다. 한 가지 일에 집중하는 시간이 짧다.	**편차가 있음** 좋아하는 일에는 집중하지만, 관심이 없는 일에는 집중할 수 없다.
충동성	**있을 수 있음** 기다릴 수 없다.	**가끔 있음** 상황을 읽을 수 없으므로 갑자기 생각나서 움직이고 있는 것처럼 보일 때도 있다.
말투	**문제없음** 수다쟁이거나 말이 빠르고 자기중심으로 말할 때도 있으나 대화를 주고받기에는 부자연스러움이 없다.	**문제가 있을 수 있음** 어려운 말을 쓰거나 부자연스러운 말을 할 때도 있다. 상대방을 무시한 일방적인 대화. 또는 말의 뜻을 그대로 받아들여 비유나 유머가 통하지 않는다.
대인관계	**크게 문제없음** 주의의 반감을 사는 행동 때문에 문제를 일으키기 쉬우나 기본적으로 대인관계를 이해할 수 있으므로 타인과 적절한 관계를 구축할 수 있다.	**문제가 있음** 매우 괴이하고, 일방적이고, 장황하고 무신경한 방식으로 타인과 관계한다. 타자가 시키는 대로 움직인다. 자기 마음을 잘 표현하지 못한 타입도 있다. 바깥에서 과잉 적응하면서 부자연스럽게 보이지 않을 수도 있다.
고집	**없음** 사물에 대한 극단적인 집착이나 고집은 없다.	**있음** 흥미의 폭이 좁고 깊다. 흥미를 느낀 것의 정보와 사실을 모으기 위해 방대한 시간을 소비한다.
감각	**문제없음** 극단적으로 민감한 감각은 없다.	**있을 수 있음** 너무 과민한 감각 또는 둔감함. 청각, 시각, 촉각 등에서 과민함이나 둔감함이 보인다.
그 외		서투름(발달성 협응성 운동장애)이 자주 나타난다.

ASD나 ADHD와 착각하기 쉬운 정신질환

같아 보이는 증상이라도 ASD나 ADHD 이외의 정신질환일 수 있고 병발한 경우도 있다.

■ 특정학습장애(LD)

특정학습장애는 전반적인 지적 수준이 표준적임에도 불구하고 산수나 글쓰기, 읽기 등 특정 학습에 극단적으로 어려움을 겪을 경우를 말한다. 구체적인 내용은 아래와 같다.

- **읽기장애** – 읽는 것이 힘들다. 내용을 이해하기 어렵다.
- **쓰기장애** – 읽을 수 있어도 글자를 쓰는 것이 힘들다. 작업 보고서와 같이 간단한 문장도 잘 쓰지 못할 수 있다.
- **수학장애** – 간단한 계산에도 어려움을 겪는다. 수량 등의 개념을 이해하기 힘들어하기도 한다.

이러한 사람은 성인이 된 후에 여러 업무에서 난관에 부딪칠 수 있다.

글읽기가 전반적으로 서툰 타입, 귀로 들은 것을 이해하기 힘든 타입, 글을 쓰거나 작문하는 것이 극도로 힘든 타입의 특정 학습장애 등 인지에 약점을 가지고 있으면 본인이 아무리 노력해도 성과가 나타나기 어렵다. 또한 학생 시절에 공부를 못했던 것이 힘든 기억으로 남는 사람도 있다.

ASD, ADHD와 어떤 특정 학습장애가 병발하는 사례도 있다.

■ 우울상태, 우울증

발달장애인 사람은 스트레스에 취약한 경향이 있어 우울 상태나 우울증에 걸릴 수도 있다.

ASD나 ADHD인 사람 중에는 노력했음에도 불구하고 자신의 노력에 비해 합당한 결과가 안 나오는 사람도 있다.

결과가 안 나오는 것에 초조해하고 힘들어 하다가 우울증으로 발전하는 사람도 많다.

■ 불안증

불안증이란 그 사람이 놓인 상황과 어울리지 않는 강한 불안감에 보이는 상태를 말한다.

또 불쾌함과 피로감, 짜증, 성급함, 침착성의 결여, 판단력 저하 등도 나타난다.

ASD인 사람은 특히 불안감이 강한 사람도 있다.

LD

ADHD인 아이의 30%는 LD를 가지고 있다고 하고 약 90%의 아이는 학습상의 문제를 안고 있다. 예를 들면 계산 문제를 잘 풀 수 없다고 해도 ADHD인 아이의 경우는 집중력이 지속하지 않는 것이 원인이지만, LD인 아이는 수학이나 산수의 개념 자체를 이해하지 못하고 있는 것이 주된 원인이다.

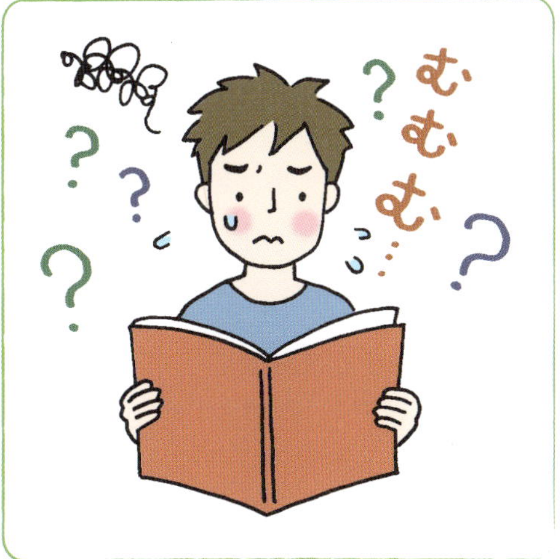

산수나 글쓰기, 읽기 등 특정 학습을 극단적으로 힘들어 한다.

우울증, 우울 상태

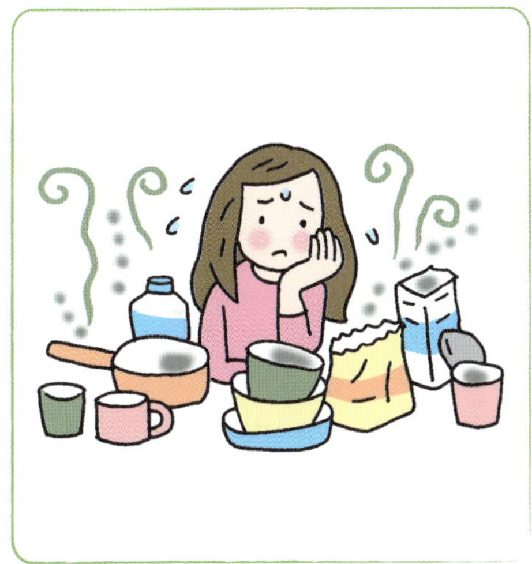

식사 준비나 정리 등 그 전에는 할 수 있었던 것을 못하게 된다.

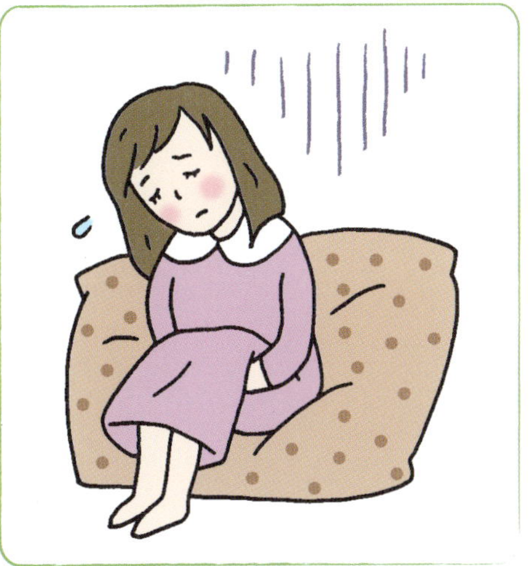

마음이 항상 침울한 상태가 계속되며 수면과 식사에도 영향이 나타난다.

■ **양극성장애(조울증)**

양극성장애는 우울증 상태와 조증 상태가 번갈아 주기적으로 나타나는 병이다. 일단 증상이 개선되어도 내버려 두면 대부분 사람이 몇 년 이내에 다시 재발한다.

이럴 경우, '조증'의 경우에는,
- 부주의, 정신이 흩어지기 쉬움, 침착성이 없음, 기분이 바뀌기 쉬움
- 에너지 레벨이 높음
- 활동적이고 산만
- 입에서 쏟아져 나오듯 말이 빠름

등 ADHD와 비슷한 증상이 나타난다. 그 결과 돈, 인간관계 등에서 문제를 일으킬 수 있다.

양극성장애와 ADHD의 차이는 주기성의 유무이다. 또 ADHD인 사람의 기분 변화는 오래가지 못하고 몇 시간이나 며칠 정도이다.

또 ADHD는 기분 변화의 폭이 크지 않다. ASD는 어딘가에 몰두하면 먹고 자는 것도 잊어버리고 며칠동안 그것만을 계속할 때도 있다. 그러고 나서 며칠씩 자리에 눕게 되며 양극성장애로 오해받기도 한다. 또 이 두 질환은 병합할 때도 있다.

■ **경계성 인격장애(보더라인 퍼스널리티 장애 Borderline Personality Disorder)**

경계성 인격장애는 불안정한 자아-타자의 이미지를 가지고 감정과 사고를 제어하기 힘든 정신질환이다.

ADHD인 사람은 집중하기 위해 강한 자극을 찾고 경계성 인격장애는 사람을 갈구하고, 사람에게 상처를 받고, 그 고통을 치유하기 위해 강한 자극을 찾는다.

또 ASD의 대인관계가 경계성 인격장애와 비슷하게 보일 때도 있다.

■ **강박증**

손 씻기, 열쇠 확인, 가스 밸브 확인 등을 필요 이상으로 몇 번이나 반복하는 등의 강박 행동이나 강박사고를 가진 장애를 강박증이라고 한다.

강박 행동이 너무 강하면 그것에 시간을 빼앗기는 나머지 일상생활이 지장이 될 수 있고 ADHD처럼 보일 때도 있다. 또 ASD가 환경 적응에 실패하면 강박 증상이 출현할 수도 있다.

■ **조현병**

조현병에서는 환각이나 망상이 나타난다. 증상이 일어날 시기는 중학생 이후가 많고 고등학생이나 대학생 시절, 또는 성인이 된 후에도 일어난다.

발병 전과 비교해서 전체적으로 행동과 사고에 일관성이 없고 일상생활에 지장이 생긴다.

"정리정돈을 할 수 없다"는 증상이 극단적으로 나타난 경우, 조현병과 같은 정신질환일 수도 있다.

불안증

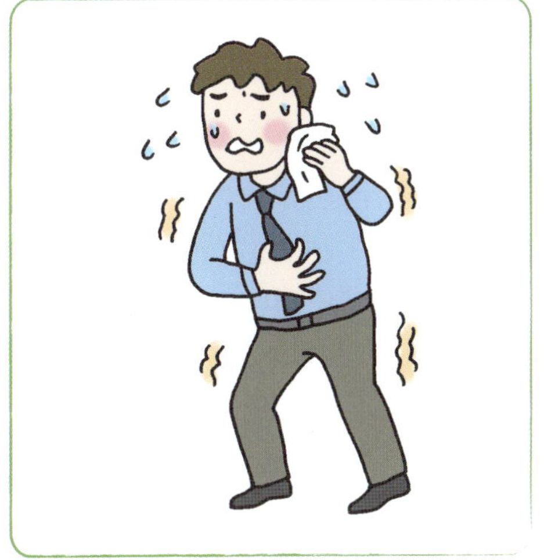

침착성이 없고 긴장감이 강하며 두근거림,
발한이 일어남

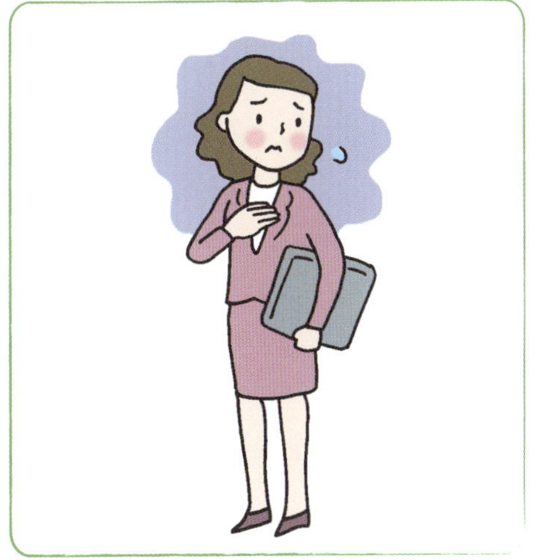

충동성과 부주의는 보이지 않음

양극성장애

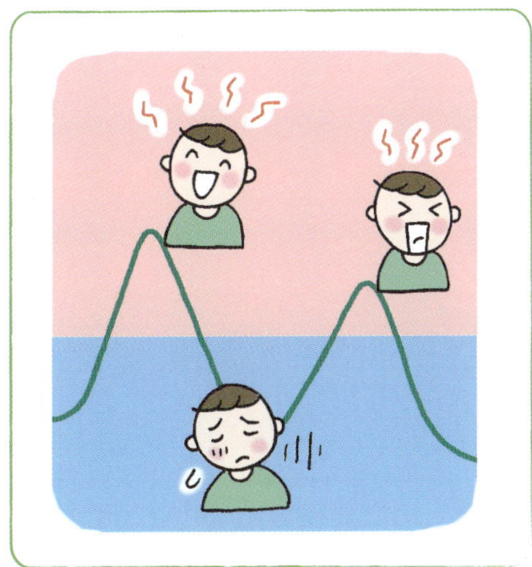

주기성이 있음

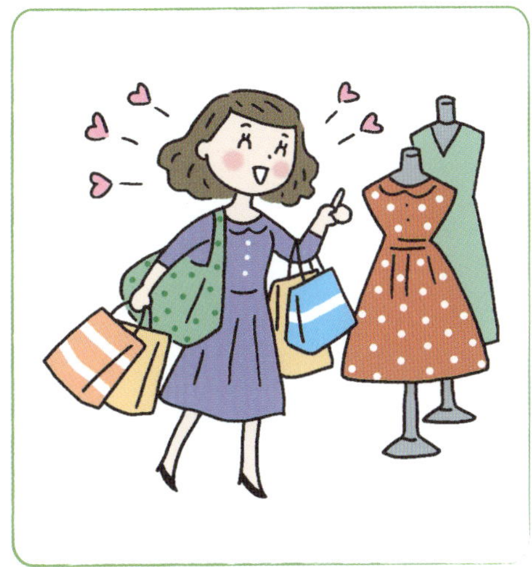

과감해지고 충동 구매로 낭비하는 등
극단적인 행동을 보임

자폐증 스펙트럼 지수

이하는 캠브리지대학교의 심리학자인 사이먼 바론-코헨(Simon Baron-Cohen)과 동료 연구원이 2001년에 발표한 논문을 기초로 해 작성하고 와카바야시 아키오(若林明雄), 도조 요시쿠니(東條吉邦) 등이 일본어 번역하고 표준화한 〈자폐 스펙트럼 지수〉이다. 이것을 사용하면 어느 정도 자폐증 스펙트럼의 경향을 측정할 수 있다. 해당하는 사항에 동그라미를 쳐보세요.

① 그렇다
② 약간 그런 편이다
③ 약간 그렇지 않은 편이다
④ 전혀 그렇지 않다

		①	②	③	④
1	무언가 할 때는 혼자보다 다른 사람과 함께하는 것이 좋다.				
2	같은 방식을 몇 번 반복해서 사용하는 것이 좋다.				
3	무언가를 상상할 때 영상(이미지)이 쉽게 떠오른다.				
4	다른 일이 전혀 마음에 안 걸릴(눈에 안 들어갈) 정도로 무언가에 몰두할 때가 많다.				
5	다른 사람이 못 알아듣은 작은 소리를 알아들을 때가 많다.				
6	자동차 번호나 시각표 숫자와 같은 일련의 숫자나 별로 의미가 없는 정보에 주목하는(고집하는) 때가 많다.				
7	스스로 예의 바르게 말한 게 같았어도 싹수도 없다고 주변 사람한테 지적받곤 하다.				
8	소설 등의 이야기를 읽었을 때 주인공이 어떤 사람인지(겉모습 등을) 쉽게 상상할 수 있다.				
9	날짜에 대한 고집이 세다.				
10	파티나 모임 자리에서 여러 사람의 회화에 쉽게 따라갈 수 있다.				
11	자기가 놓여 있는 사회적인 상황(자기 입장)을 금방 알 수 있다.				
12	다른 사람이 알아차리지 못한 것을 재빨리 알아차리는 경우가 많다.				
13	파티 등보다 도서관으로 가는 것이 좋다.				
14	간단한 이야기(줄거리)를 금방 만들 수 있다.				
15	물건보다 인간에게 매력을 느낀다.				
16	그것을 하지 못하면 아주 공황에 빠질 정도로 무언가에 강한 흥미를 느낄 때가 있다.				
17	다른 사람과 잡담과 같은 사교적인 이야기를 즐길 수 있다.				
18	자기가 말하고 있는 도중에는 되도록 남이 말참견하지 못하게 한다.				
19	숫자에 관한 고집이 있다.				
20	소설 등을 읽거나 TV에서 드라마 등을 보고 있을 때, 등장인물의 의도를 잘 이해하지 못할 때가 있다.				
21	소설 같은 허구를 읽는 것은 그다지 좋아하지 않는다.				
22	새 친구를 만들기 힘들다.				
23	언제나 사물 중에 어떤 패턴(유형이나 규칙성 등) 같은 것이 있음을 알아차린다.				
24	박물관에 가기보다 극장에 가는 것이 좋다.				
25	자기 일과가 방해되더라도 혼란에 빠지지 않는다.				
26	대화를 어떻게 진행하면 좋을지 알 수 없게 될 때가 있다.				
27	누군가와 이야기를 할 때, 상대방의 말의 '언외(言外)의 뜻(숨은 의미)'을 쉽게 이해할 수 있다.				
28	세부보다 전체상에 주의할 때가 많다.				
29	전화번호를 외우기 서투르다.				
30	상황(방의 모양과 물건 등)이나 인간의 외형(옷이나 머리 모양) 등이 보통과 조금 달라도 금방 알아차리지 못하다.				
31	자기 말을 듣고 있는 상대가 심심할 때 어떻게 이야기하면 좋을지 알고 있다.				
32	동시에 두 가지 이상의 일을 하는 것은 간단하다.				
33	전화에서 이야기할 때 자기가 이야기할 타이밍을 못 잡을 때가 있다.				
34	자기가 나서서 적극적으로 무언가 하는 것은 재미있다.				
35	농담을 알아들을 수 없을 때가 많다.				
36	상대 얼굴을 보면 그 사람이 생각하거나 느끼고 있는 것을 눈치챌 수 있다.				
37	방해되어서 하던 일이 중단되더라도 곧 그때까지 했던 일을 할 수 있다.				
38	다른 사람과 잡담과 같은 사교적인 회화를 잘 할 수 있다.				
39	똑같은 일을 몇 번이나 반복한다는 주변 사람들의 말을 자주 듣게 된다.				
40	어렸을 적에 친구와 함께 자주 'ㅇㅇ놀이'를 해서 놀았다.				
41	특정 종류의 것(자동차, 새, 식물 등)에 대한 정보를 모으는 것을 좋아한다.				
42	어떤 일(것)을 다른 사람이 어떻게 느낄지 상상하는 것이 서툴다.				
43	내가 하는 일은 무슨 일이든 신중하게 계획하는 것을 좋아한다.				
44	사교적인 장면(상황)이 즐겁다.				
45	다른 사람의 생각(의도)을 이해하는 것이 서툴다.				
46	새로운 장면(상황)에 불안감을 느낀다.				
47	첫 대면의 사람과 만나는 것이 즐겁다.				
48	사교적이다.				
49	남의 생일을 외우는 것이 서툴다.				
50	어린아이와 'ㅇㅇ놀이'를 하는 것을 좋아한다.				

● 채점 방법

색칠한 항목은 ①이나 ②에 ○을 그린 경우 1점, 다른 항목은 ③이나 ④에 ○동그라미를 친 경우, 1점으로 집계한다. 채점 결과가 33점 이상의 경우 ASD일 가능성이 크다고 한다.

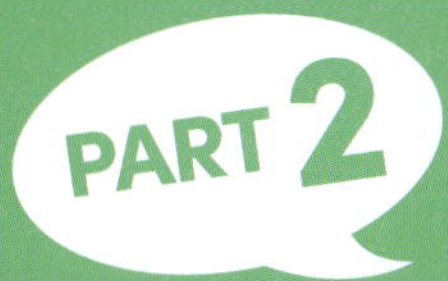

ASD
〈흔한 장면별 해결법〉

사람과 잘 어울리지 못한다.

본인에게 악의가 전혀 없음에도 불구하고 종종 타인과 갈등을 빚는 경우가 많다.
자존감에 큰 타격을 주며, 결국 자신을 잃고 타인과의 관계 형성을 포기하는
사람들도 있다.

아무리 그런 의도가 없어도 사람과의 트러블로 이어진다

ASD의 가장 큰 어려움은 사람과의 관계가 잘 되지 않는다는 점이다. 남과 친해지기 어렵고, 친구가 생기지 않으며, 상대방과의 커뮤니케이션이 원활하지 않아 트러블이 생기기 쉽다.

상담을 많이 받는 것은,
■ 다른 사람과 친밀한 관계를 구축할 수 없다.

■ 친구를 만들 수 없다.
■ 의사소통이 잘되지 않는다.
■ 나에게는 그런 뜻이 아닌데 남과 쉽게 마찰을 빚고 고립된다.
■ 주변 사람에게 받아들여지지 않는다.
라는 것이다.

사람 사귀는 일을 포기하고 혼자 사는 사람도

일에 관한 교제는 어떻게 할 수 있으나 술자리가 힘들다, 낮의 휴식시간을 잘 지낼 수 없다는 사람부터 직장에서는 열심히 노력해서 그럭저럭 하고 있으나 가정생활에서 배우자와의 관계가 잘되지 않는다, 자식과 항상 갈등을 일으키고 있다는 등 가정의 문제가 더 많은 사람도 있다.
또 결혼하지 않고 동거하는 부모와 관계가 안 좋은 사람이나, 반대로 나를 받아들여 주는 부모 이외의 인간관계가 거의 없는 사람도 있다.

남과 잘 사귀고 싶지만 잘하지 못한 사람, 어떻게 해야 할지 모르는 사람, 열심히 남과 사귀려고 노력하고 있으나 잘 어울리지 못하고 문제를 일으키기 쉽다 거나, 서먹서먹한 일이 많아서 완전히 자신을 잃어버린 사람도 있다. 그 중에는 사람과 사귀기를 아예 포기하고 완전히 혼자 집안에 박혀 사는 사람도 있다. 그런 사람에게는 혼자 사는 것은 가장 마음 편하고 안정된 생활방식이다.

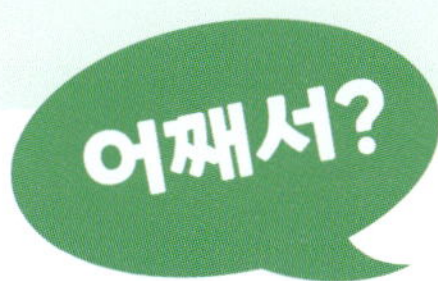

왜 사람 사귀기가 잘 안되는가?

사람 관계에서 트러블이 일어나기 쉬운 ASD

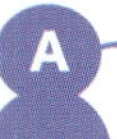
A 친구를 사귈 때에 고생한다. 신경을 많이 써도 잘되지 않는다.

B 친구가 없어도 괜찮다. 친구는 별로 원하지 않는다.

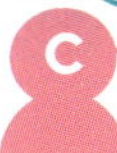
C 주변 사람들이 당신에게 어떻게 해주기를 원하는지 몰라서 가끔 고생하다.

D '그런 짓을 해서는 안 돼.'라거나 '왜 지금 웃어?' '왜 그렇게 화를 내?'
'그런 것에 왜 울어?'라는 소리를 듣게 된다.

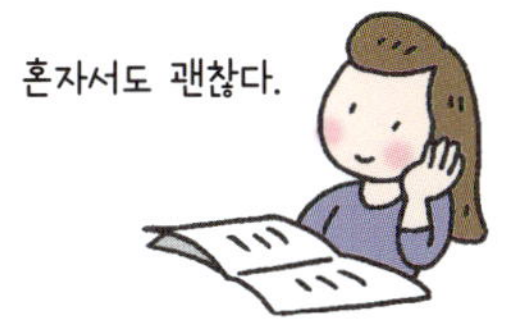

쉬는 시간

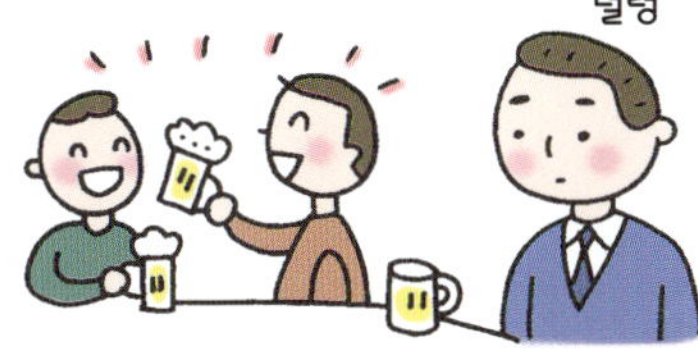

직장
술자리

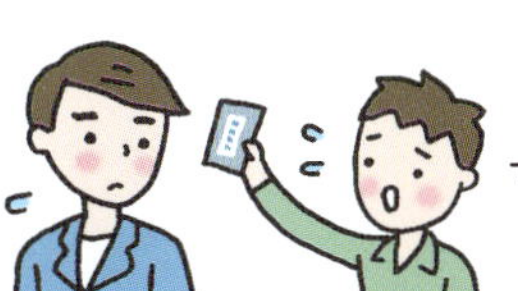

관계가 이어지지 않는다.

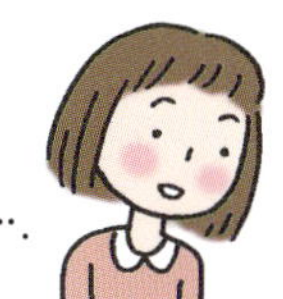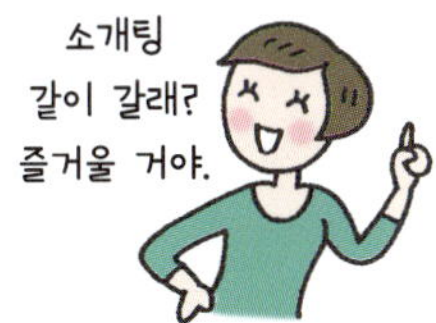

상대에게 맞추기만 함

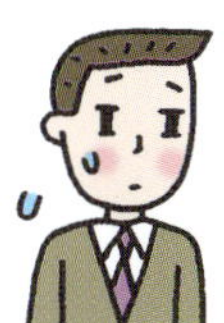
배우자와 싸움, 어색하다

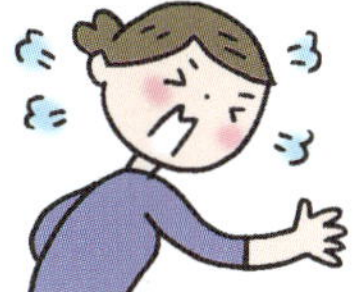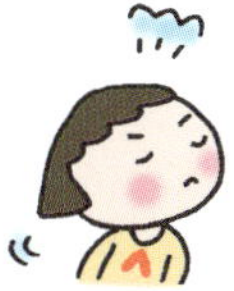

자식과 갈등

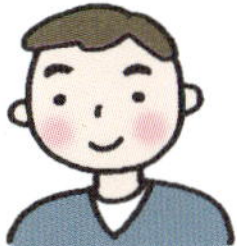

혼자 있는 것에
가장 만족하는 사람도

의사소통이 잘되지 않는다

많은 말을 하지만 대화의 케치볼을 잘하지 못한다.
말투가 너무 거칠어서 주변 사람들이 떠나버리기도 한다.

일방적으로 말하고 주고 받는 대화가 잘 안 된다

ASD 중에는 유아기의 언어 발달이 지연되지 않았고 오히려 말을 잘하거나 수다를 많이 떨거나 하는 예시도 있다. 그런데도 의사소통이 잘되지 않는 원인 중 하나는 자기가 말하고 싶은 것만 말하고 상대의 말을 안 듣는 데에 있다. 대화의 캐치볼을 할 수 없는 것이다.

생각한 것을 그대로 말해버린다

적극기이형의 사람은 생각한 것을 바로바로 말해버리기 쉽기 때문에 듣는 입장에서는 상당히 불쾌감을 느끼기도 한다. 일본인의 경우, 특히 생각한 것을 그대로 말하지 않고 빗대어 말하거나 완곡하게 전하는 경우가 많다. 다 말하지 않아도 알 수 있는 경우도 많다. 말의 저의를 눈치 챌 때도 있다. 대화에서는 오히려 진심을 이야기하지 않는 경우도 있다. 이로 인하여 의사소통이 수월해질 때도 있다.

수동적인 사람들은 반대로 생각한 것을 말로 표현하기 어려워한다. 말하고 싶은 일이 있어도 말하지 못하거나, 자신에게 강압적인 언행에 대해 싫다고 생각하면서도 자기 의사를 말하지 못한다. 자신의 느낌이나 생각을 전하지 못하고 참고 있는 것이다.

비언어적 의사소통이 서툴다

말 이외에 시선, 몸의 방향이나 다른 사람과의 물리적 거리 두는 법 등 이런 세세한 것들도 원활한 의사소통과 관련된다.

ASD는 TPO(시간, 장소, 기회)에 걸맞은 의상이나 옷차림에 신경을 쓰지 않는 경향이 있어 남과의 거리감이 독특한 경우가 많다.

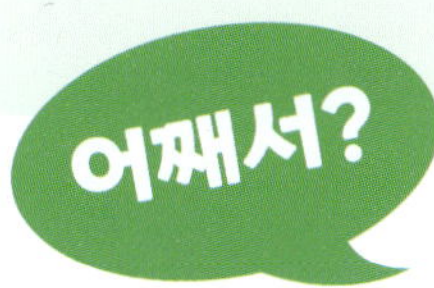

왜 제대로 의사소통을 못하는가?

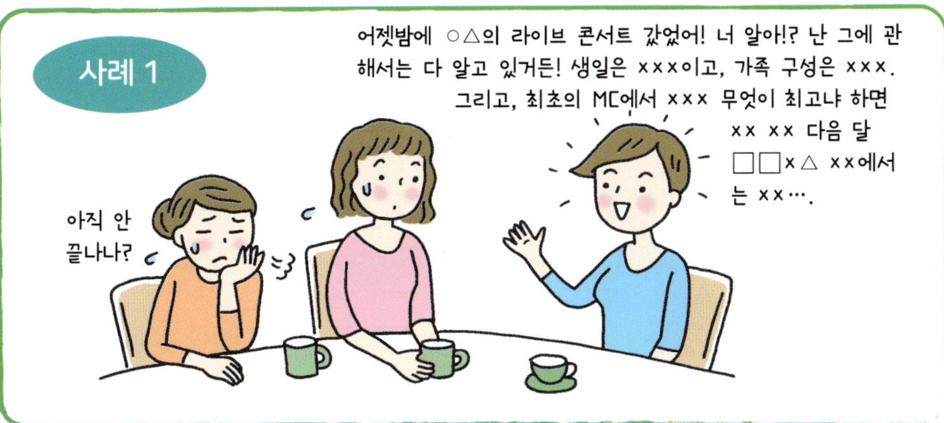

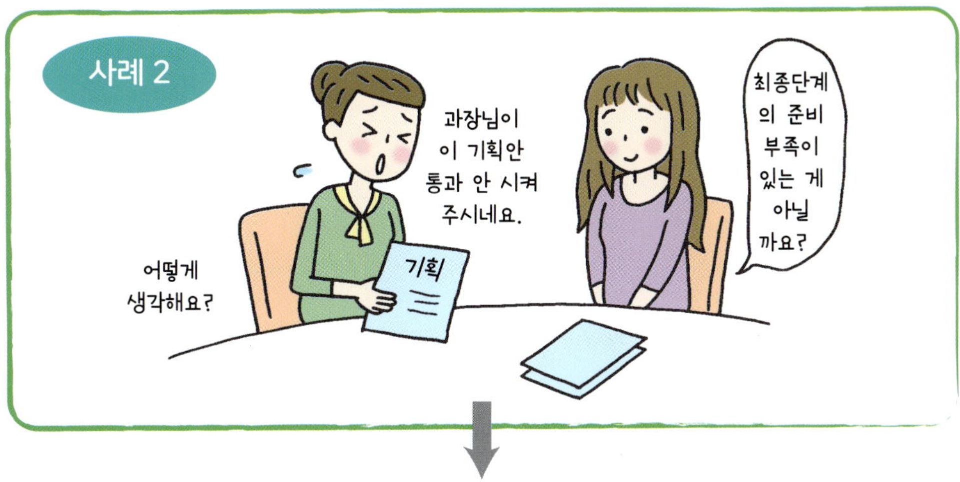

그래서 아래와 같은 말의 캐치볼이 서툽니다.

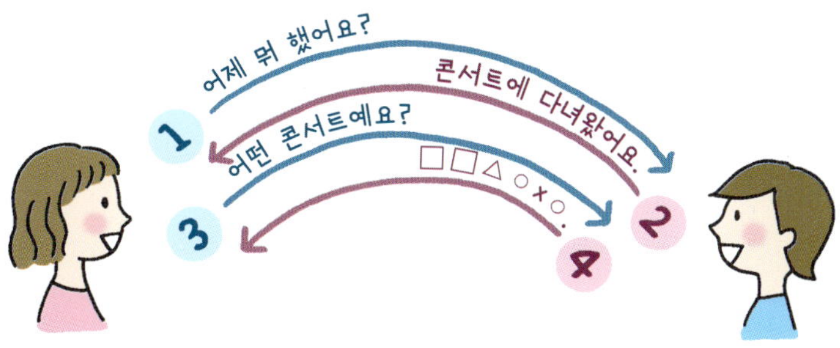

왜 일을 잘할 수 없는가?

열의가 있어도 일의 기본적인 규칙을 모르고 실패하기 일쑤.
관심이 있는 일에 대해서는 능력을 발휘할 수도 있다.

'보고·연락·상담(報·連·相)'을 잘하지 못해 협조성이 없다고 오해받기 쉽다

● '보고·연락·상담(報·連·相)'이 서툴다

ASD는 상사와 동료 등 직장 사람들에게 보고하거나 업무에 필요한 것을 연락해서 상담하는 것을 잘하지 못할 때가 많다.

지시를 이해하지 못하고 상대방이 무엇을 요구하고 있는지 알지 못하거나, 상대방이 어떻게 느낄지 헤아리지 못하는 것도 하나의 원인이다.

그래서 주변 사람들에게는 제멋대로 행동하거나 협조성이 부족하다는 인상을 줄 수 있다.

● 세부 사항에 집착해 전체를 보지 못한다.

모두가 함께 하는 프로젝트에서도 전체적인 흐름이나 목적을 보지 못하고, 작은 세부 사항에만 얽매여 일을 진행하지 못하거나 마감을 지키지 못하는 경우가 있다.

● 여러 가지 일을 동시에 처리하는 것이 어렵다

여러 가지 일을 동시 진행하는 것이 힘들고 하나의 일을 하면 그것에만 매몰되어 다른 일에 대한 주의가 허술해진다. 결과적으로 효율이 떨어지고 일정이 꼬이는 일이 생긴다.

● 흥미 없는 일에는 집중할 수 없다

ASD는 흥미를 느낄 수 있는 것에는 매우 몰두하지만 관심이 없는 일에는 전혀 집중할 수 없는 사람도 있다. 그래서 엄청난 능력을 발휘할 수 있을 때와 그렇지 못할 때에 결과물의 질이 일정하지 않을 때가 있다. 그리고 때로는 일부로 그렇게 하는 것처럼 오해받는 경우도 있다.

● 관리직과 리더 역할이 어렵다.

직장에서 관리직으로 승진하면서 어려움을 호소하는 경우가 많다. 예전에는 주어진 일만 하면 되었지만, 이제는 부하 직원의 업무를 살피고 지시하며, 리더십을 발휘해야 하는 상황이 많아지면서 부담과 스트레스를 크게 느끼게 된다.

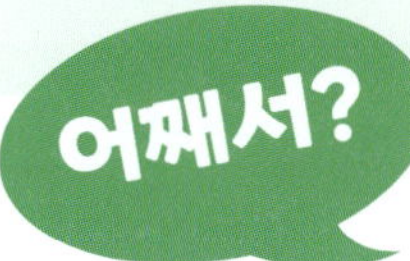 어째서? 왜 일을 잘할 수 없는가?

대인관계 직장 특유의 의사소통이 잘 안 된다

상사	동료	부하

상사에 따라 성장도 하고
고생도 함

어울리지 못함

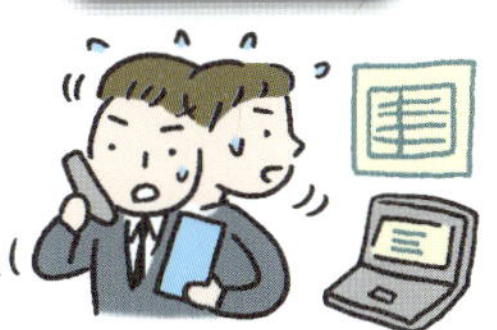

관리에 어려움을 느끼다

업무가 지체되는 주된 원인

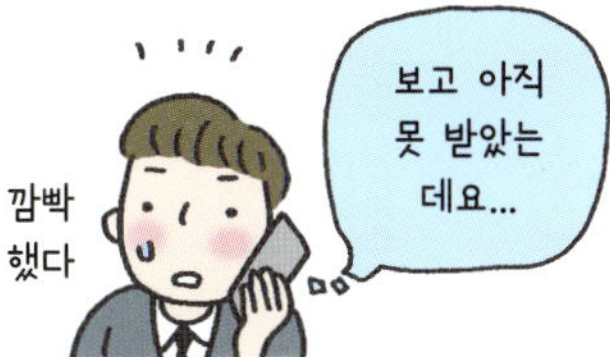

보고·연락·상담(報·連·相)을
잘하지 못한다

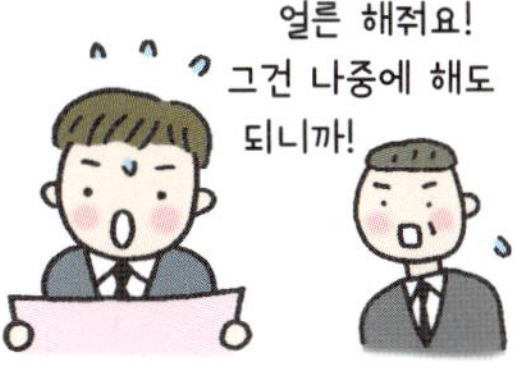

마감을 지킬 수 없음
우선순위를 정할 수 없음

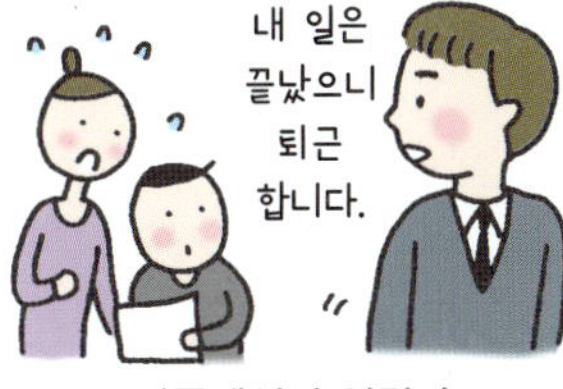

팀플레이가 어렵다.

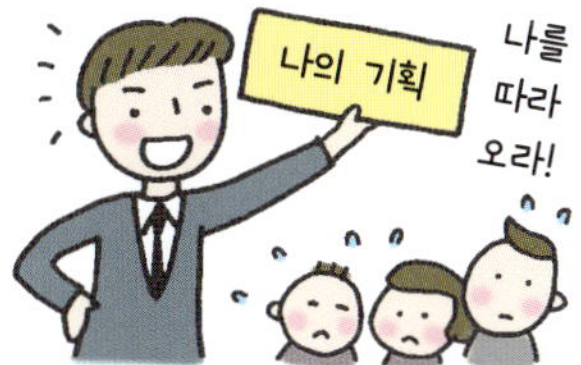

주도권을 잡고 싶어 하다

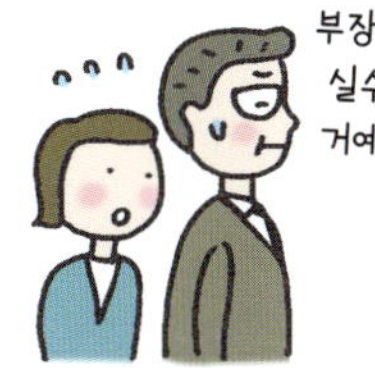

분위기를 못 읽는다

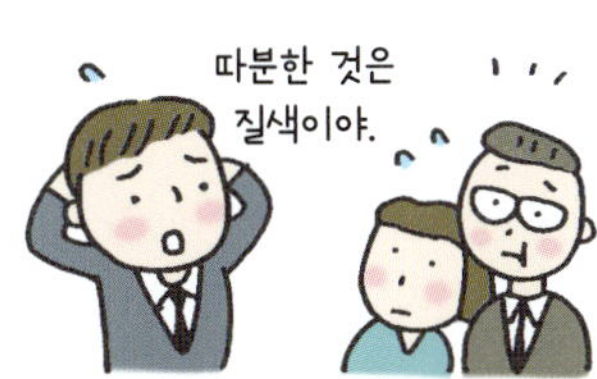

좋아하는 일만 한다

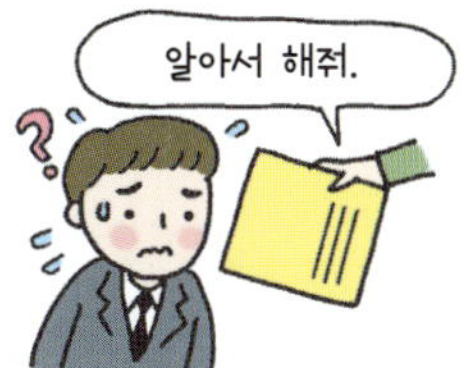

'알아서 해줘'의 의미를
이해하지 못함

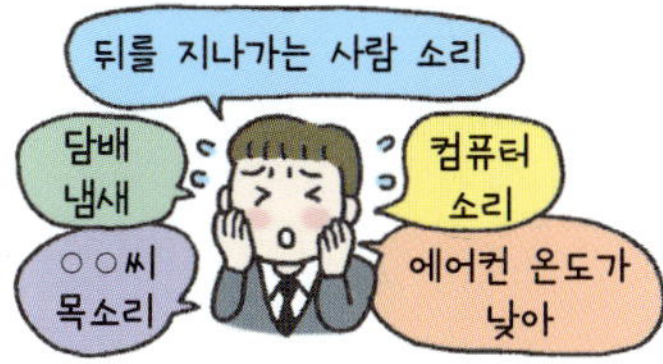

감각이 과민해서 집중할 수
없음

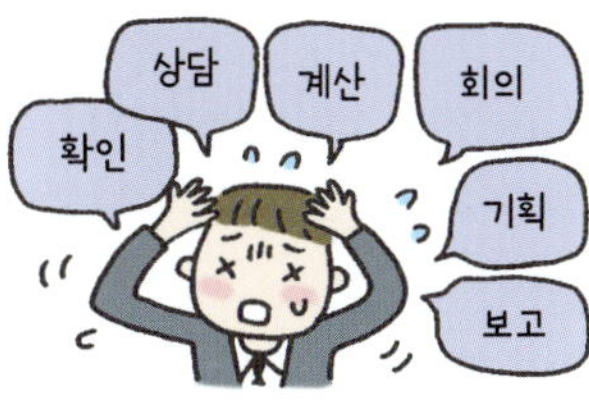

동시에 여럿 일을
할 수 없음

직장에서 고립되거나, 자꾸 문제를 일으킨다

ASD 성인은 '눈치가 없다', '분위기를 읽지 못한다'는 말을 듣는 경우가 많다.
본인은 전혀 그런 의도가 없는데도 무심코 상대를 화나게 하거나,
의사소통의 오해로 인해 불필요한 갈등을 일으키는 일이 자주 있다.

주위의 분위기를 읽지 못하고 때로는 감정을 폭발시키기도 한다

● 분위기를 읽지 못하고 의사소통이 서툴다.

직장에서 떠오른 생각을 그대로 말해버리고 눈치가 없다는 소리를 듣게 되거나, 말투가 너무 직설적이어서 상대방에게 불쾌감을 줄 수도 있다. 비록 그것이 바른 말이라 할지라도 다듬지 않고 말해 버려서 주변 사람들과 갈등을 빚거나 쓸데없는 싸움으로 발전하는 일도 자주 일어난다.

상사나 거래처에게도 강한 어조로 자기 의견을 말해버리는 사람도 있다. 그렇게 말하고 싶은 심정은 이해할 수 있지만, 너무 직설적이기 때문에 주위 사람들도 '말이 지나치다'라고 여기게 된다.

● 감정을 폭발시킨다.

갑자기 큰소리로 말하거나 울음을 터뜨리는 등, 주변 사람들을 놀라게 할 때가 있다. 평소에는 참고 지내지만, 자신의 감정을 억누르지 못해 폭발하듯 표현하는 것이다. 이러한 행동은 단순한 성격 문제가 아니라 당황하거나 혼란스러워 패닉 상태에 빠진 결과인 경우가 많다. 이때는 스스로도 물러설 수 없게 되고, 나중에 후회하거나 부끄러워질 뿐 아니라 주변 사람들에게 '함께 일하기 힘든 사람'이라는 인상을 남긴다. 그로 인해 신뢰를 잃거나 인간관계가 멀어질 수도 있다.

● 고립되기 쉽다

회의 중 모두의 의견이 간신히 모아졌을 때, 그 타이밍에 갑자기 '하지만…' 하며 의견을 뒤집는 말을 해 주변의 반감을 사는 경우가 있다. 또 세세한 부분이 마음에 걸려 끝까지 고집을 부리면 사람들을 지치게 만들기도 한다. 이 때문에 '같이 일하기 불편한 사람'으로 여겨져 점점 일의 중심에서 멀어지는 경우가 많다.

● 주변 사람과 어울리지 못한다.

타인의 기분이나 상황을 살피지 못해 '눈치 없는 사람', '자기 일만 하는 사람'이라는 평가를 받기 쉽다. 그 결과, 함께 일하거나 대화하는 것 자체를 꺼리는 분위기가 생기기도 한다.

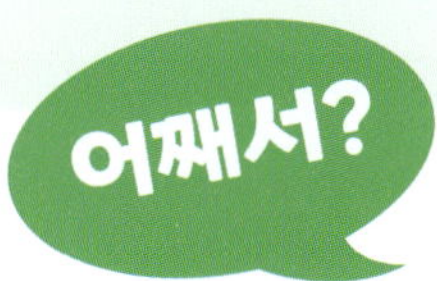

왜 직장에서 고립되고 문제를 많이 일으키는가?

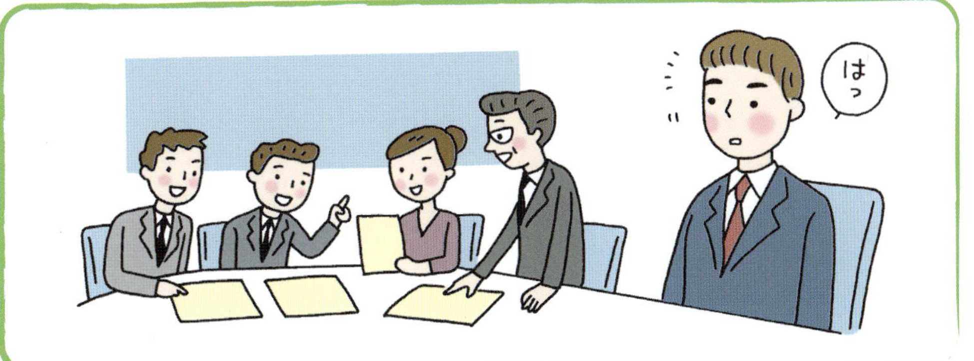

주위 사람들에게 신경 쓰지 않기 때문에 어느 순간 나 혼자 고립되어 있다.

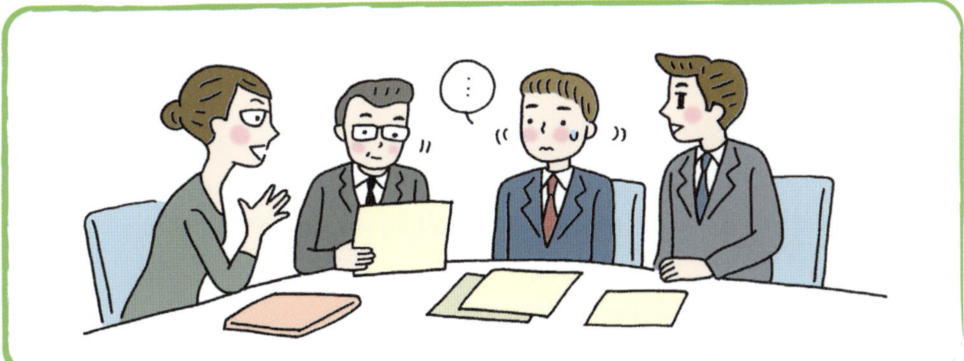

분위기를 읽을 수 없다.

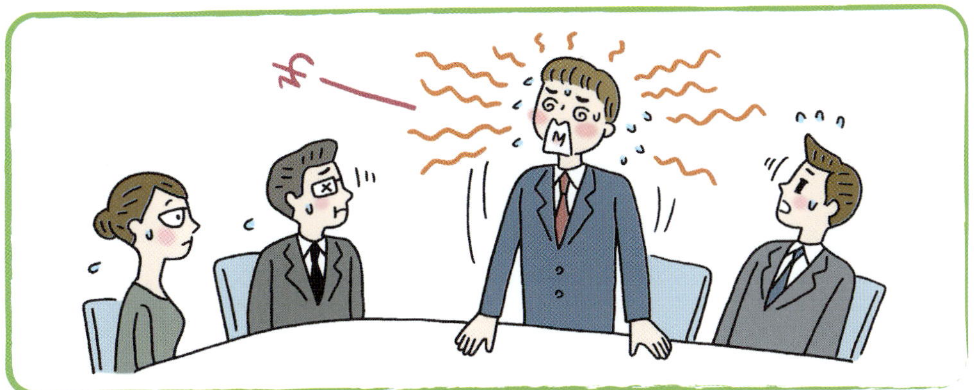

감정의 폭발, 패닉 상태

한 가지 일을 오래 계속하지 못한다

일의 내용에 따라 잘하는 분야와 못하는 분야가 있을 뿐만 아니라 직장내 의사 소통이 잘 안 되어 일자리를 자주 바꾸게 될 수도 있다.

사람을 상대로 하는 일에 약하다

한 직장에서 꾸준히 근무하지 못하는 사람이 있다. 일하는 방식이 확실하게 정해진 단순 작업은 문제 없으나 접객이나 전화대응 등 임기응변으로 대응해야 하는 일에서는 요구된 업무를 제대로 할 수 없는 사람도 많은 것 같다.

실수를 반복하거나 하나하나 말해주지 않으면 지시에 따를 수 없어서 주변 사람들을 지치게 하며 인간관계가 악화되고 직장에 있기 힘들어질 수도 있다.

전체적으로 사람과 관계하는 일이 물건을 다루는 일보다 힘든 경우가 많다. 일 자체는 할 수 있으나 쉬는 시간을 함께 보낼 수 없거나, 잡담을 나눌 수 없거나, 아무렇지도 않은 한 마디로 상대방의 심기를 불편하게 만들거나, 언어 이외의 의사소통으로 주변 사람들에게 위화감을 주는 등 점점 소외되고 작업 일정표에서 제외되면서 결국 그만둘 수밖에 없게 되기도 한다.

조언해주는 사람이 있으면 일이 잘 풀릴 수도 있다

새로운 직장을 다니면 일의 내용도 주변 사람들과의 관계도 달라진다. 이런 환경 변화에 약해서 정신적으로도 육체적으로도 타격을 입을 수 있다. 이번에는 잘 해보자고 노력하지만 잘 안 되는 이유를 막론하고 어떻게 해야 할지 이해하지 못한 채 직장에서 잘 안 되는 경험을 되풀이하다가 점점 자신을 잃게 된다.

반대로 스스로를 뒤돌아보지 않고 남의 탓으로 돌리는 공격적인 사람도 있다. 무슨 일에 조심해야 할지, 왜 잘 안 되는지 등을 조언해주는 사람이 있으면 훨씬 일이 잘 풀릴 가능성도 있다.

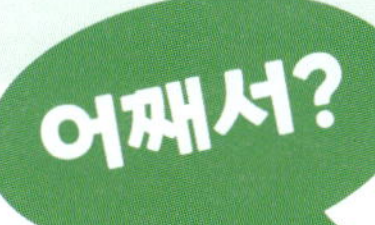

왜 한 가지 일을 오래 계속하지 못하는가?

What?

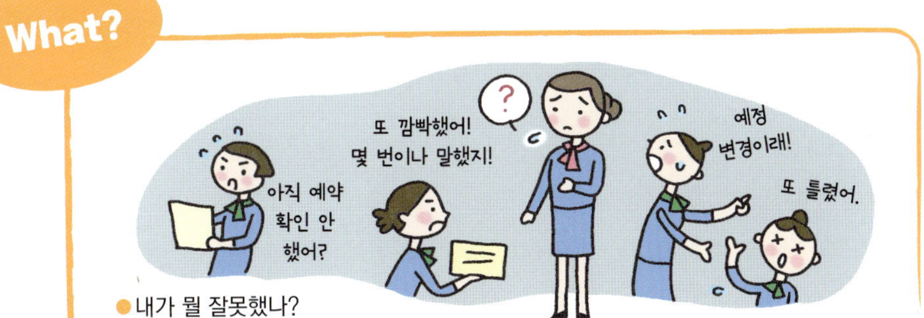

- 내가 뭘 잘못했나?

Why?

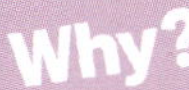

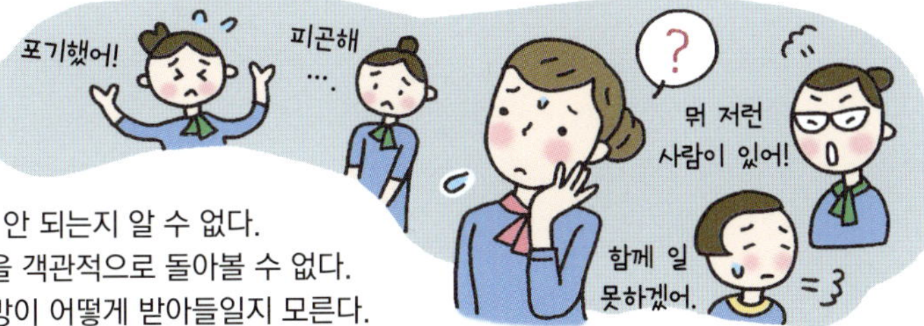

- 왜 잘 안 되는지 알 수 없다.
- 자신을 객관적으로 돌아볼 수 없다.
- 상대방이 어떻게 받아들일지 모른다.

How?

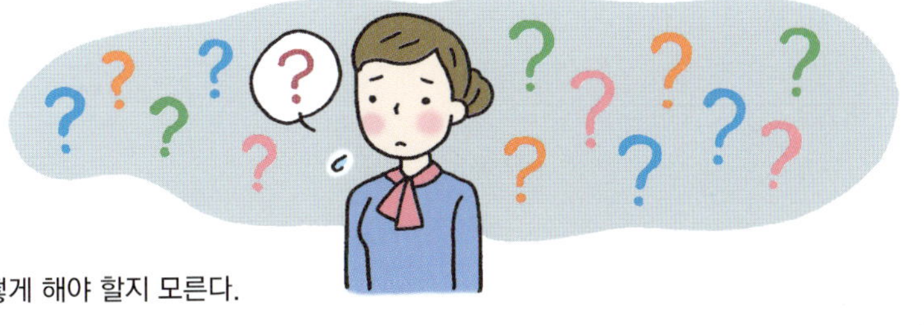

- 어떻게 해야 할지 모른다.

직장이 바뀔 때마다 스트레스를 받는다

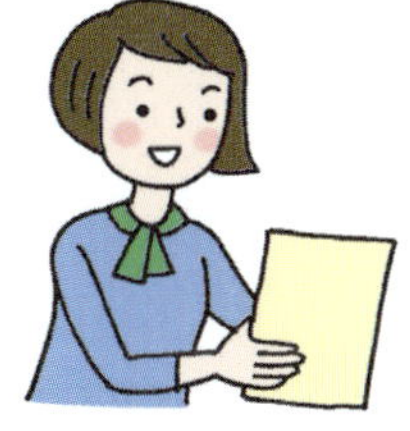

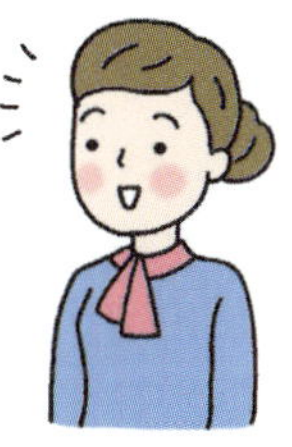

오해받기 쉽다

상식이나 암묵적으로 모두가 공유하는 내용이 통하지 않을 뿐 아니라, 상대방의 입장을 배려하는 것도 잘 못해서 제멋대로다, 무례하다고 오해받는 경우가 많다.

암묵적으로 모두가 공유하는 것을 이해할 수 없고 처지를 바꿔서 생각하는 것이 서투르다

자신의 의도와는 달리 제멋대로다, 무례하다고 여겨지는 등 ASD는 자주 오해를 받곤 한다.

'보통 이렇게 하잖아.' '보통 이렇게 안 해' 등등 행동은 상식으로 어느 정도 조정되는 법이다.

그러나 ASD에는 이와 같은 상식이나 암묵적 공통 이해가 반드시 통하지는 않는다. 그래서 행동이 상대방을 오해하게 만드는 것이다.

또 자기가 당한 일에게는 민감하지만 똑같은 일을 자기가 남에게 했음에도 깨닫지 못한 경우도 많다.

'자기가 받은 일에는 쉽게 상처받는데, 똑같은 일을 남에게 하는 것에는 신경을 안 쓰는 것'에 대해 보통 사람은 이상하게 생각한다.

하지만 ASD에게는 역지사지라는 것이 매우 어려운 일이다.

이러한 특징도 오해받기 쉬운 이유 중 하나이다.

객관적으로 분석할 수 없어 자기 자신도 오해하기 쉽다

또 자신도 주변 사람들을 오해하거나 피해의식으로 받아들일 수 있다.

이 잘되지 않을 때 그 원인을 자신의 어려움보다는 동료나 상사의 이해 부족으로 돌리며, 피해 의식에 빠져 버리는 경우도 있다.

엄마가 ○○했으니까 이렇게 됐다, 가족이 이해해 주지 않으니까, 아이가 이러니까, 그래서 나는 ~ 할 수 없다고 단정해 버리기도 한다.

상황을 객관적이고 냉정하게 분석하지 못한 사람도 많으므로 잘 안 될 때에도 그 이유를 제대로 파악할 수 없는 경우가 많다.

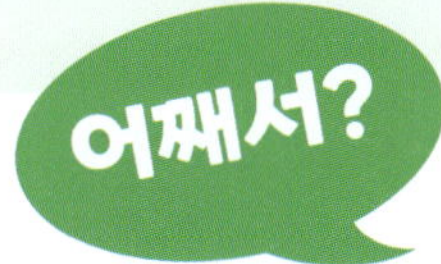

왜 오해받기 쉬운가?

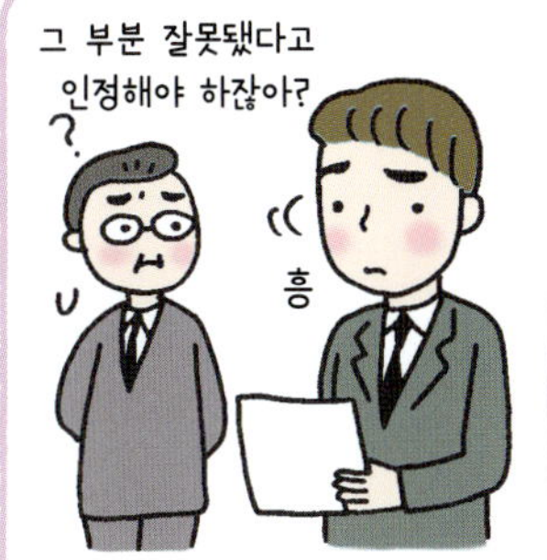

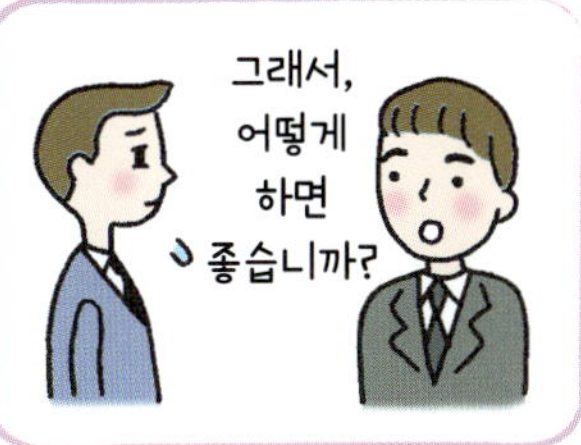

암묵적 공통 이해가 통하지 않는다

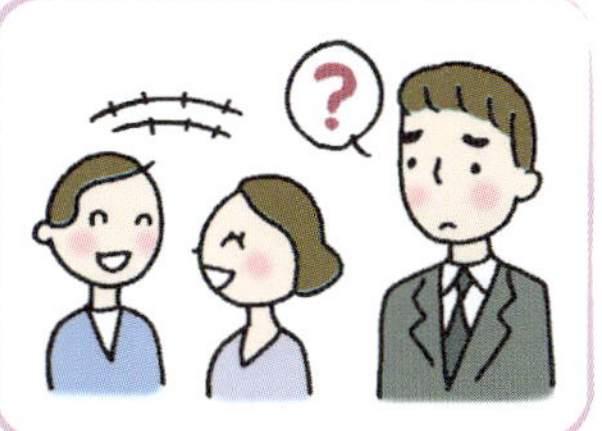

공통인식이 통하지 않는다

상식이 통하지 않는다

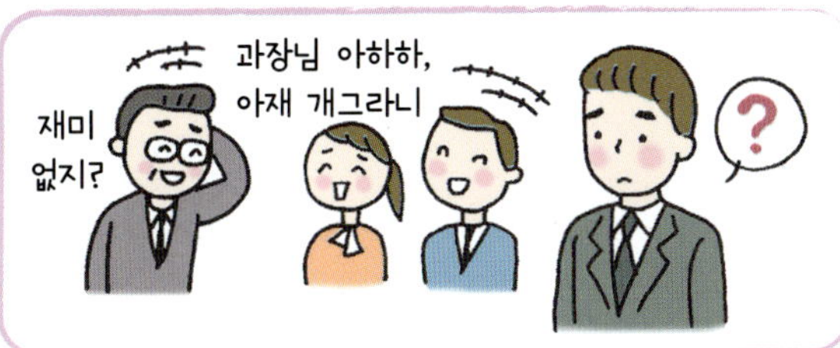

농담이 통하지 않는다

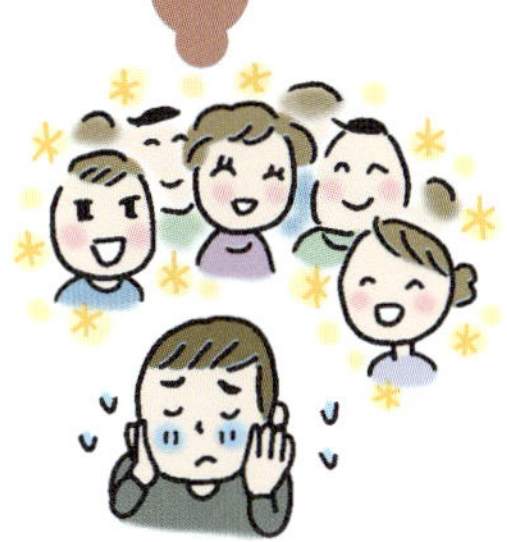

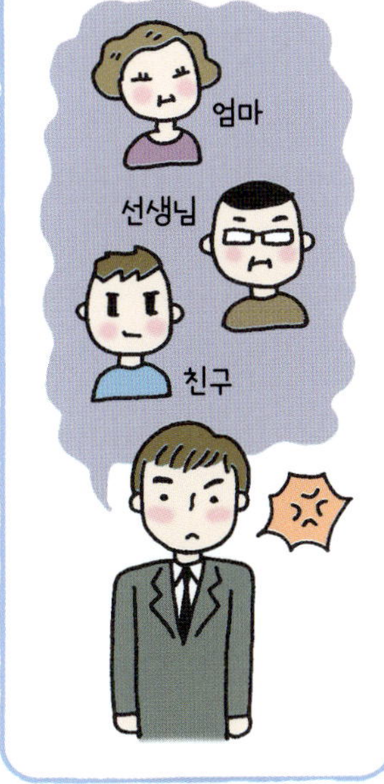

'○○때문에'라고
단정짓는다

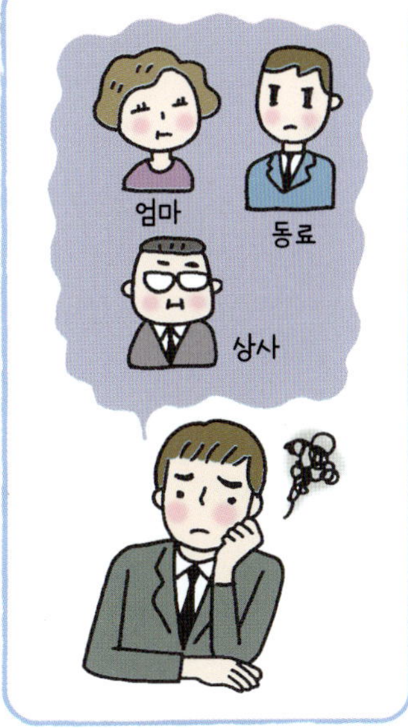

'○○이 이해해주지 않아서
잘 안 돼'라고 단정짓는다

흥미를 느끼는 것만 하고 싶어한다

흥미가 있는 일에는 깊은 관심과 집중력을 발휘하지만 가족한테는 제멋대로라고
비난받기도 한다.

좁고 깊은 관심사. 물건을 수집하는 것을 좋아한다

ASD는 자기 흥미가 있는 것에 열심히 힘을 기울
이고 몰두하는 경향이 있다.
예컨대, 일이 취미인 것처럼 그것에만 집중하는
사람, 물건을 수집하는 것에 열중하는 사람도 있
다. 그럴 경우, 흥미가 있는 것을 다른 사람이 놀
랄 정도의 양을 모으곤 한다.
자기가 좋아하는 것에 돈을 많이 쓰기 때문에 생활
에 필요한 돈이 모자라거나, 돈을 효율적으로 사용
하지 않아서 가족이 생활고에 시달리기도 한다.

자기를 우선하는 나머지 가정에 영향을 끼칠 수도

회사 일은 열심히 하지만 가정에서는 자기가 좋아
하는 일밖에 안 한다.
때로는 아이들이 가족여행을 가고 싶어 해도 ASD
아버지는 자기가 좋아하는 골프만 다니는 등으로
가족과 함께 지내는 시간이 적다, 휴일에도 자기가
좋아하는 일만 하고 지내는 사람도 있다.

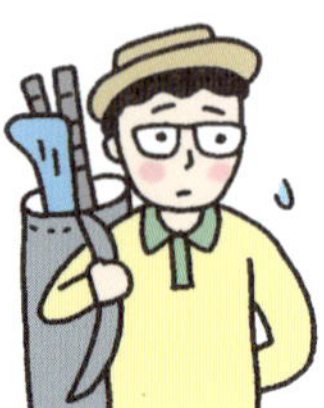

이런 경우, 아이들과 놀거나, 아내나 남편의 집안
일을 돕거나 협력해서 가족과 함께 즐기는 일이
없다.
자기가 좋아하는 활동에 가족을 억지로 끌어들이
는 사람도 있다. 가족은 딱히 그 활동을 즐기지 않
거나, 따로 하고 싶은 일이 있는데도 불구하고 매
주 같이 아버지나 어머니가 좋아하는 활동에 끌려
다니곤 한다.
가족의 사정이나 희망사항을 고려하지 않으므로
제멋대로라고 비난받기도 한다.

흥미를 느끼는 일만 하고 싶다

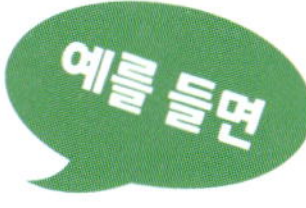

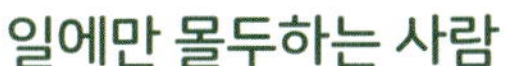

일에만 몰두하는 사람

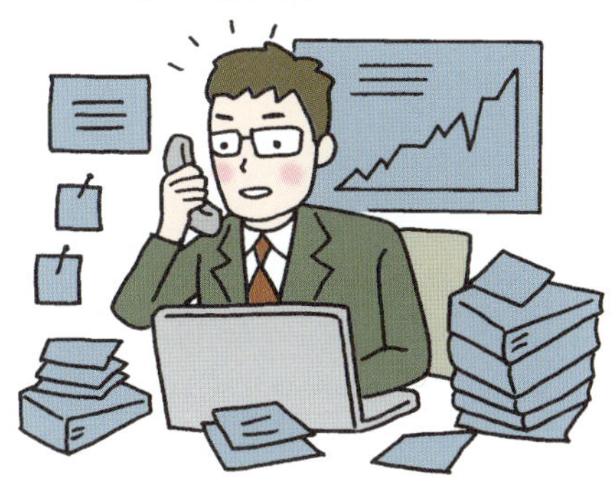

플라스틱 모델
(온종일 서재에 박혀 있음)

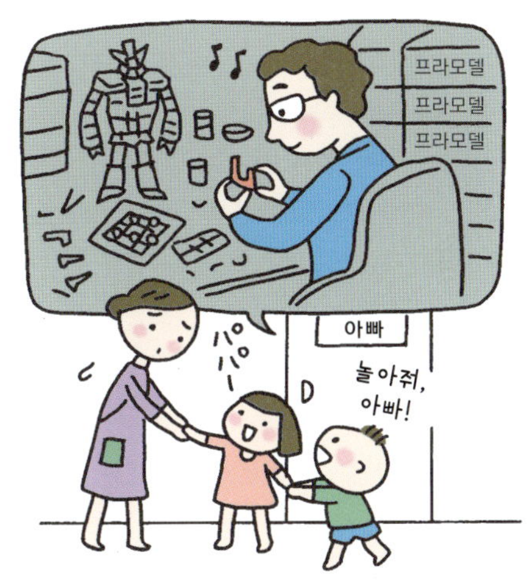

스키를 좋아하는 아버지
언제나 가족들을 끌고 다닌다.

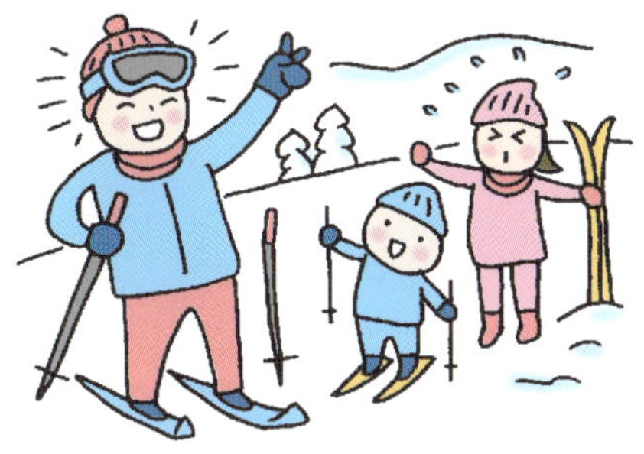

좋아하는 만화 산더미

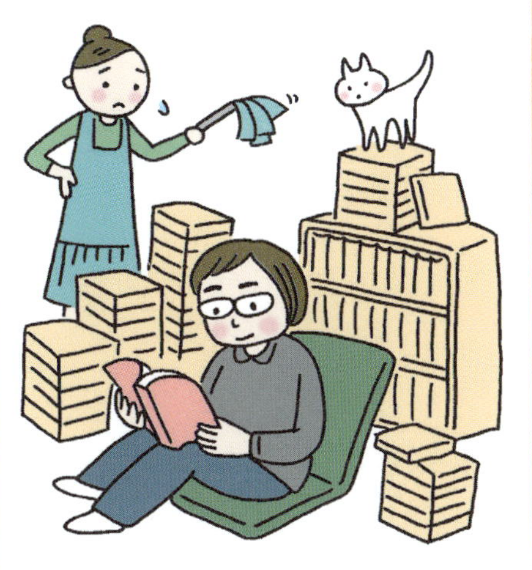

인형의 산더미

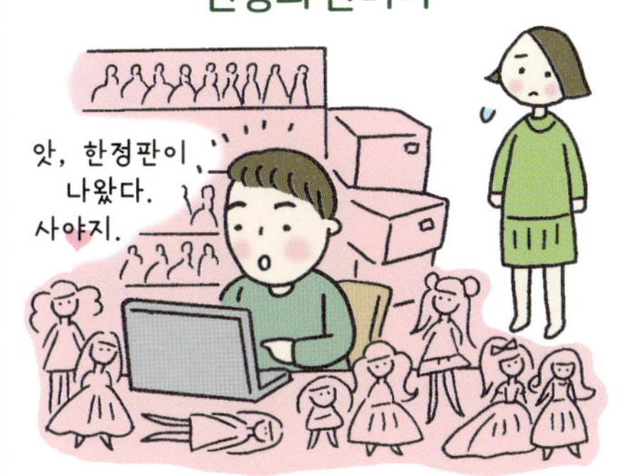

여러 가지 일을 동시에 할 수 없다

여러가지 일을 동시에 하는 것이 서툴다. 요리하면서 아이를 돌보는 등을 하지 못한다.

한 가지 일에 몰두하고 일을 병행할 수 없다

하나의 일을 하면 다른 일과의 균형을 생각하지 않고 그것에만 치우치기 쉽다.

자기가 좋아하는 일만 하는 경우가 많다.

직장에서나 가정에서나 복수의 작업을 동시에 병행하는 것은 흔한 일이지만 ASD는 동시 진행을 못한다. 시간에 신경 쓰면서 아침에 준비를 하다가 갑자기 TV의 일기예보에 마음을 뺏겨 식사하던 손이 멈추고, 시간이 가는 것을 잊고 있다가 정신을 차려보면 지각할 뻔했다는 등의 일이 일어난다.

하나의 활동을 하면서도 주변 상황을 무의식적으로 신경써서 살피는 것도 잘 못한다. 요리를 하고 있으면 아이가 위험한 놀이를 하고 있어도 알지 못하든가, TV나 독서에 몰두하면 몇 번이나 불러도 대답도 안 하는(못 알아듣는) 일이 있다.

가족의 입장에서 보면 무시당하고 있다고 받아들일 수 있다.

가족의 일원으로 해야 할 역할을 수행하지 않는다

남편이나 아내가 좋아하는 일에 몰두하는 나머지, 가족과의 교류가 희박해진 가정도 많다.

본인은 몰라도 가족은 더욱 친밀한 관계를 원하고 있는 경우도 많다.

가족은 함께 여행하고, 한가롭게 함께 지내는 즐거움을 만끽하고 싶을 것이다.

또 가족의 일원으로서의 역할에 무관심한 경우도 있다. 예를 들면, 아이의 진로에 대해 상담하려고 해도 '애가 하고 싶은 대로 하게 해'라고 방관하거나, 반대로 '이렇게 해'라는 식으로 자기 생각을 강요해서 가족들을 힘들게 할 때도 있다.

여러가지 일을 동시에 할 수 없다

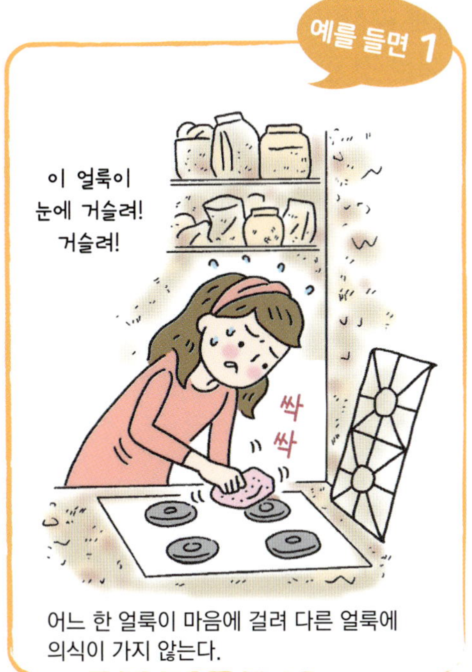

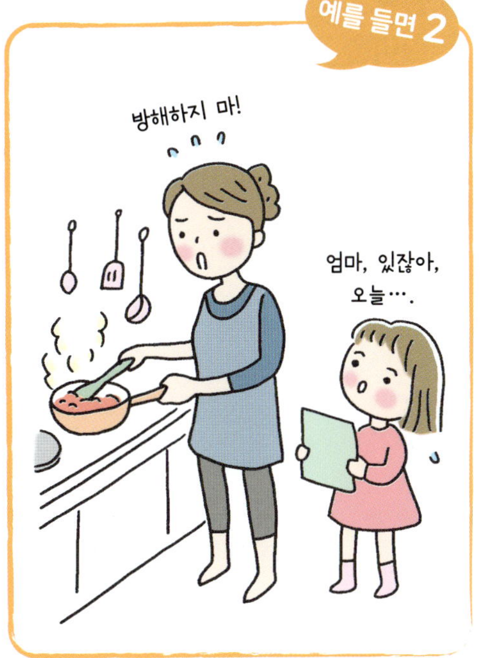

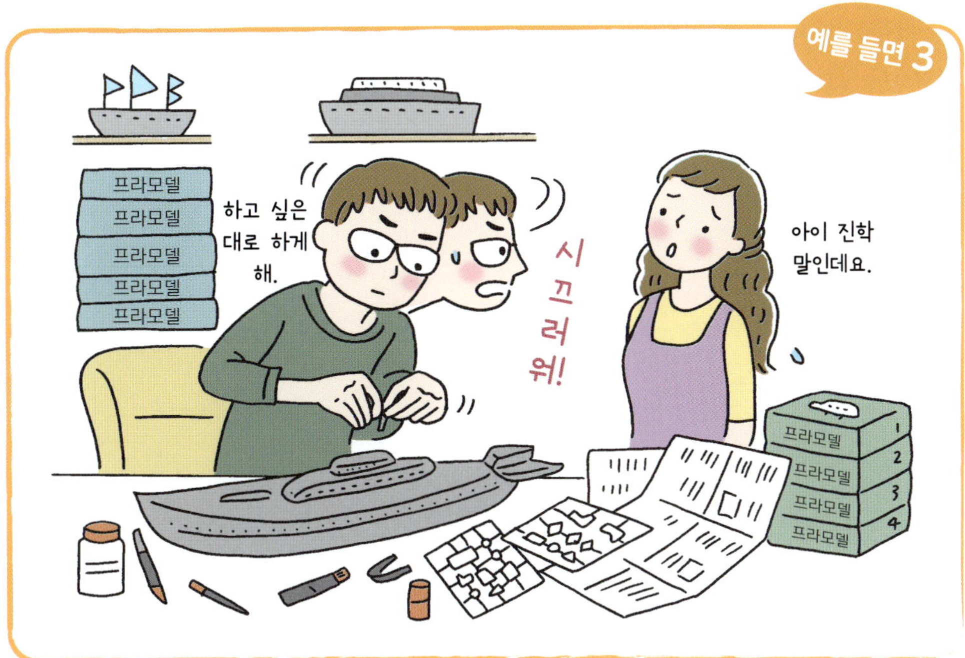

친구 관계가 잘 되지 않는다

친구를 만들고 싶어도 못 만드는 사람, 친구에게 관심이 없는 사람도.
공통된 취미를 가진 사람과는 비교적 사귀기 쉬운 것 같다.

애당초 친구엔 관심이 없다는 사람도

친구가 전혀 없는 것은 아니지만 다른 사람처럼 자주 같이 놀러가거나, 특정한 사람과 메일이나 SNS로 교류하지 않는 사람이 많다.
친구가 더 많았으면 하지만 어떻게 해야 할지 모르는 사람도 있다.

친구와 사귀는 방식도 생각도 각양각색이다. 그중에는 나는 다른 사람과 사귀는 것에 관심이 없다고 단언하는 사람도 있다.
일로 남과 사귀는 것은 할 수 없다고 쳐도 사적으로도 사귈 생각이 없다는 사람도 있다.

취미가 맞는 사람 이외에는 사귀지 않는 사람도

친구를 원하지 않더라도 취미가 공통된 사람과 어울리는 것은 열심히 하는 사람도 있다. 자기가 좋아하는 것을 통해 남과 관계를 맺는 것은 그렇지 않는 사람보다 훨씬 쉽고 재미있다.
좋아하는 아이돌에 관해서 즐겁게 이야기하거나 마음에 드는 애니메이션 이야기로 의기투합하거나 스포츠 모임에 열중하거나 한다.
다만 그것은 상대방과의 교류를 즐긴다기보다 취미가 주역 그 자체라고 할 수 있다.
이야기할 때도 자기가 말하고 싶은 것을 표현하려

는 뜻이 강하고 상대방이 어떻게 생각하는지에 대해서는 별로 무게를 두지 않는 경우도 많다. 각자 자기가 하고 싶은 말만 이야기하는 모습이 되기 일쑤다.
인터넷에서 불특정다수의 사람들에게 자기 관심사에 대해 이야기하는 것으로 다른 사람과 관계를 맺으려 하는 부류도 많다. 인터넷에서 같은 취미의 사람과 교류하는 것에 열중하다가 문제를 일으키는 사람도 있다.

친구 관계가 잘되지 않는다

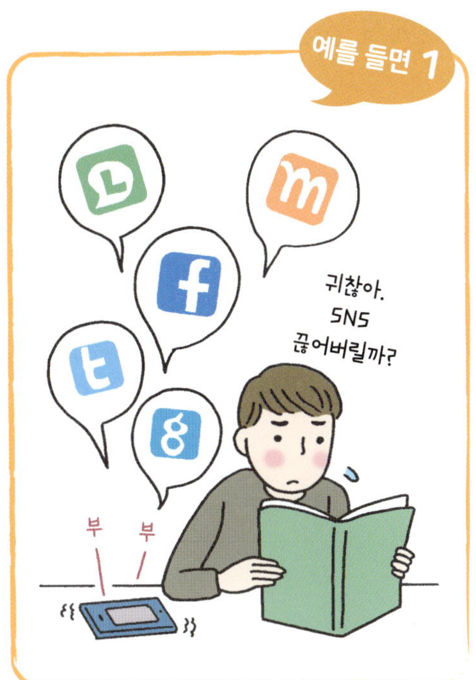

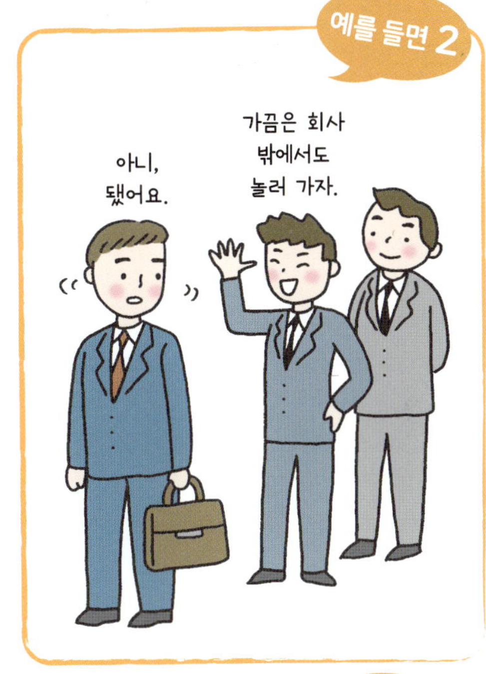

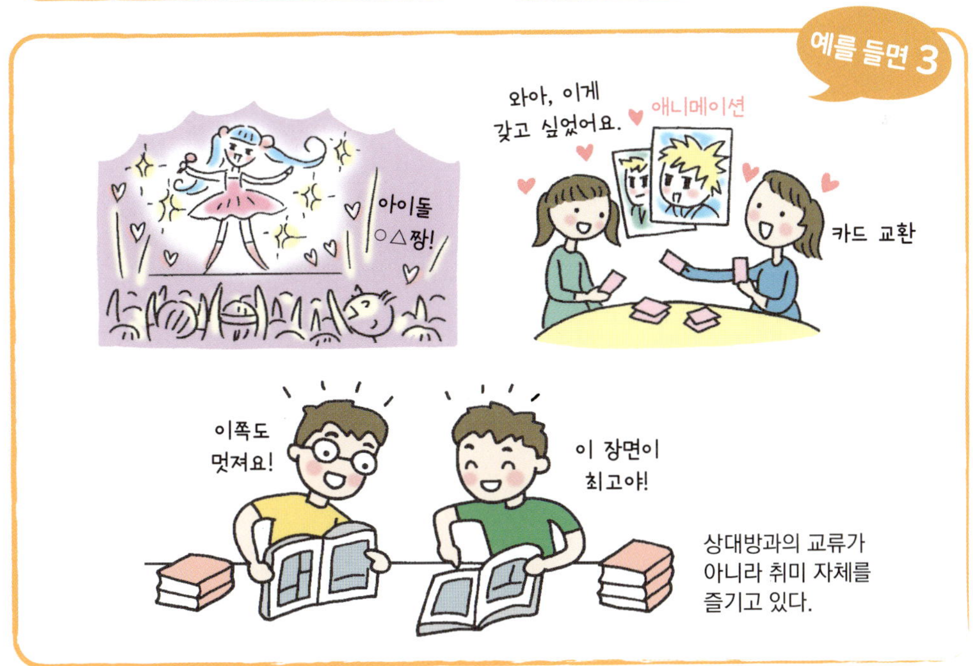

이성과 잘 사귀지 못한다

상대방의 마음을 헤아리는 것이 서툰 ASD 사람에게 상대방과 기분 좋은 관계를 구축하는 연애는 장벽이 높다.

상대방의 속박에 어떻게 대응해야 할지 모른다

ASD는 남자친구, 여자친구와의 교제가 쉽게 이루어지지 않는다.

취미나 관심사의 공통된 이야기는 흥겹게 할 수 있으나 그 밖의 화제는 이야기가 이어지지 않는다. 사람에게는 관심이 없지만 모두 남자친구(여자친구)가 있으니까 나도 그런 사람을 찾아야겠다고 연인 찾기에 바쁜 사람도 있다.

초대를 받고 식사나 행사에 같이 가기도 하지만 따분해하고 귀찮다고 여기는 사람도 있다.

특별히 마음에 든 것은 아니지만 상대방이 이끄는 대로 사귀기 시작하고 어느새 동거를 시작해서 자꾸 속박하려 하는 연인과 어떻게 해야 할지 모르는 경우도 있다. 항상 잔소리를 하고 자신을 통제하려는 상대에게서 벗어나 혼자 있고 싶을 때도 많지만 그것이 통하지 않을 때도 있다. 심지어 상대에게 너무 집착해서 거절당해도 스토킹 같은 행위를 저지르는 사람도 있다.

자신의 부족한 점도 상대의 마음도 모른다

여러 가지 불만을 듣게 되지만 무엇이 마음에 안 드는지도 잘 알 수 없다. 상대방은 '해결책을 묻고 있는 게 아니야! 내 마음을 알아달라는 거야!'라고 화를 내지만 원래 사람의 마음 같은 건 알 수 없다고 생각하고 있다.

그리고 만약 자신이었다면 그런 것을 일일이 신경

써서 남에게 상담하지도 않을 것이고, 그렇게 해서 해결될 일도 아니라고 생각한다.

남의 마음을 헤아리기 힘든 ASD는 상대의 고민을 들어주고, 위로해주고, 격려해주는 일이 무척 어려운 일이라고 생각한다.

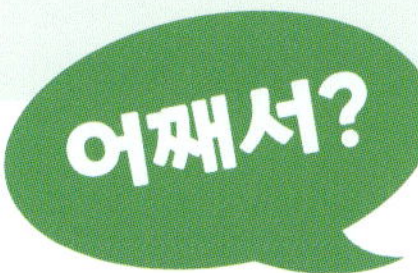

왜 이성과 잘 사귈 수 없는가?

'연인을 사귀어야지.'라고 생각하지만...

- 대학에 다니면서
- 일을 하면서

+ 이성과 사귄다

이 둘의 양립이 몹시 힘들다.

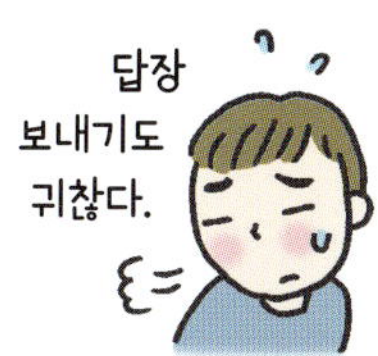

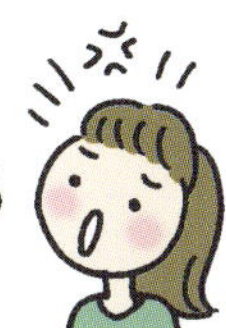

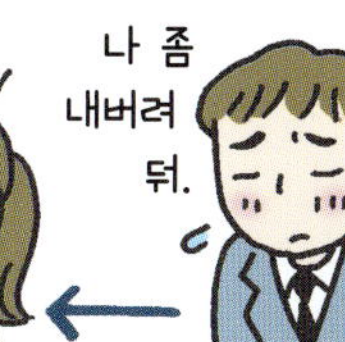

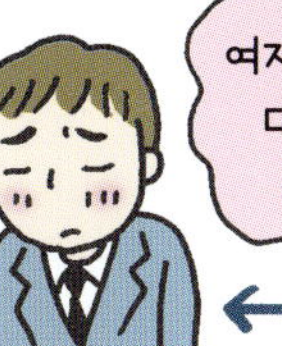

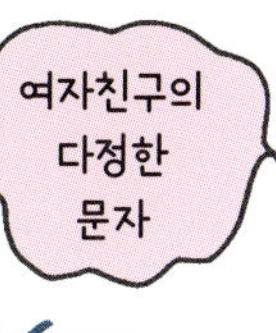

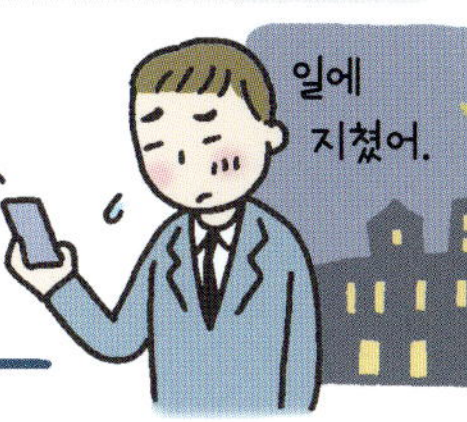

속박해오는 상대와의 교제

자기가 상대에게
제공할 수 있는 것

 ≪ 상대가 원하는 것

자기가 원하는 교제 방식

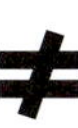 ≠ 상대가 원하는
교제 방식

이어지기 어렵다

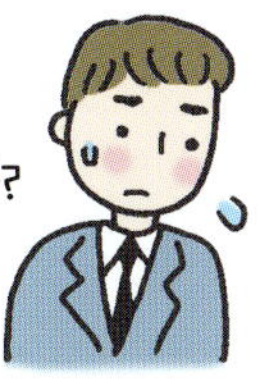

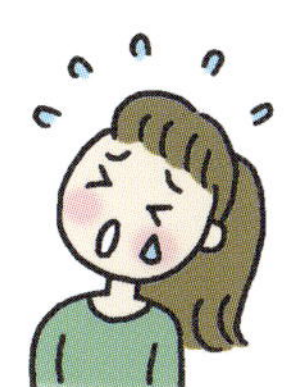

고집이 세다,
자기 방식대로 하고 싶어 한다

자기가 정한 방식대로 안 되면 공황을 일으키곤 한다.
'상황에 따라서'가 안된다.

자기 방식대로 밀어붙이므로 협조성이 없다고 여겨지기 쉽다

ASD는 자기가 정한 대로, 제 방식대로 하고 싶어 하는 욕구가 강한 경향이 있다. 무엇을 언제, 어떻게 할지에 대해 자기 방식대로 행동하고 싶어 한다. 그것이 잘 안 되면 불안하거나 분노를 느끼거나 패닉을 일으킨다.

'언제나 하던 대로 하고 싶다'는 마음이 강해 상황이 평소와 조금만 달라져도 크게 흔들린다.

예를 들어, 업무 중 갑작스러운 문제가 발생해 모두가 급히 대응하고 있을 때, ASD 성인은 평소처럼 침착하게 자기 일만 하거나 기존 절차를 고수하려 하여 협조성이 부족하거나 융통성이 없는 사람으로 비춰질 수 있다. 물론 때로는 상황에 따라 평상시와 다른 방식을 택해야 할 때가 있다. 하지만 ASD 성인은 이러한 '예외적 상황'에 약해 어떻게 대응해야 할지 몰라 당황하거나 망설이게 된다. 이는 단순한 고집이 아니라, 변화에 대한 불안감과 예측 불가능성에 대한 두려움에서 비롯된 것이다.

세부에 집착한 나머지 전체를 보지 못한다

ASD 성인은 완벽하게 해내고자 하는 마음이 강해 세세한 부분에 지나치게 몰두하는 경향이 있다. 그러다 보니 전체의 흐름을 파악하지 못하거나 마감 기한에 맞추지 못하는 일이 생기기도 한다. 예를 들어, 보고서의 문장 하나나 단어 선택에 너무 신경 쓰다 보면 결국 일부만 완성되고 나머지는 손대지 못하는 경우도 있다. 물론 완성도를 높이기 위한 세부적인 집중도 중요하다. 하지만 일의 균형, 즉 마감 일정에 맞추기, 주변과의 협조, 적절한 타협 역시 그에 못지않게 중요하다.

완벽함을 고집하기보다 때로는 한 발 물러서고, 타협함으로써 갈등을 줄이고 일의 흐름을 원활하게 만드는 것이 필요하다.

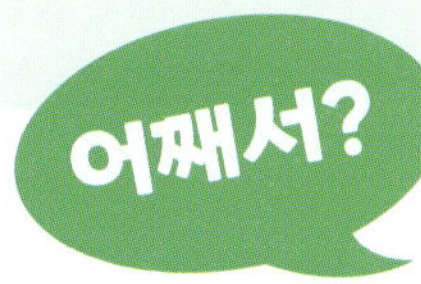

왜 완벽하게 할 수 없으면 마음이 불편한가?

자신의 마음

◉언제나 하던 방식대로 하고 싶다
◉한 번 정한 방법대로 진행하고
 싶다.

◉세부에 얽매이다
◉꼼꼼하고, 세부에 강한 집착이 있다

◉새로운 것은 힘들어 한다
◉경험해본 적이 없는 것을 싫어한다
◉변화에 약하다

◉좋아하는 일에만 몰두하고 싶다
◉그 외의 일은 하기 싫다고 느낀다

◉자기 방식대로 하고 싶다

◉모두가 자기 방식대로 해주었으면
 좋겠다

다른 사람의 관점

◉융통성이 없다

◉전체를 보지 못한다
 '나무만 보고 숲을 보지 못한다.'

◉임기응변이 서툴다
◉응용력이 부족하다
◉새로운 상황에서 결단을 내리지
 못한다

◉사물에 대한 사고방식이 독특해서
 주변 사람들에게는 이해하기 어려운
 점이 많다

◉협조성이 부족하다

◉요구가 많고, 함께 일하기 어렵다

감각이 너무 예민하다.
(Sensory Hypersensitivity)

청각, 시각, 후각, 촉각 등 감각 자극에 지나치게 예민해서 주변 사람들에게 이해 받지 못하고 일상생활 속에서 스트레스와 어려움을 겪는 경우가 많다.

감각이 너무 예민해서 몸 컨디션이 나빠질 수도 있다

■ 청각의 과민

직장에서 전화벨 소리, 떠드는 소리, 열차의 안내 방송이나 알림음이 극도로 불쾌하게 들리는 경우가 있다. 이것은 단순히 '시끄러워서 싫다'의 수준을 넘어, 집중이 불가능하거나 두통, 어지럼증 등 신체 증상을 유발하기도 한다. 가정에서도 아기의 울음소리나 아이들이 노는 소리가 괴로워 아이를 돌보는 일이 힘들어지는 경우도 있다.

■ 시각의 과민

밝은 조명, 햇빛, 컴퓨터 화면의 빛이 지나치게 눈부시게 느껴진다. 직장에서는 조명이 괴로워 집중하기 어렵고, 야외에서는 햇빛이나 도로의 반사광 때문에 고생하는 경우도 많다. 심지어 깜박이는 형광등만으로도 불쾌감이 들거나 기분이 나빠질 정도로 빛의 변화 자체가 고통스러운 사람도 있다.

■ 후각의 과민

열차 안에서 나는 사람의 체취, 향수, 샴푸, 담배, 구취 등 각종 냄새가 섞여서 심한 불쾌감이나 구역질을 느끼는 경우가 있다. 가정에서도 요리 중 나는 냄새조차 참기 힘들어 식사 준비나 취사 활동을 피하게 되는 사람도 있다.

■ 촉각의 과민

화학섬유 옷이나 청바지처럼 거친 질감의 옷이 견디기 어렵다. 이 때문에 항상 부드러운 면 소재의 옷만 입는 사람도 있다. 또한 신체 접촉 자체를 불편하게 느껴, 가벼운 스킨십이나 일상적인 신체 접촉, 성적인 접촉을 감당하기 힘들어하는 경우도 있다.

■ 미각의 과민

맛의 아주 미세한 차이에도 예민하게 반응하며, 특정 브랜드나 제품 외에는 먹지 못하는 경우도 있다. 편식이 심한 경우도 많다. 특히 몸이 피로하거나, 환경이 바뀌었을 때, 정신적으로 지쳤거나 고민이 많을 때는 평소보다 더욱 민감해지는 경향이 있다.

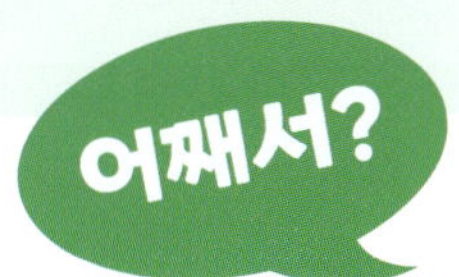

왜? 감각이 예민한가?

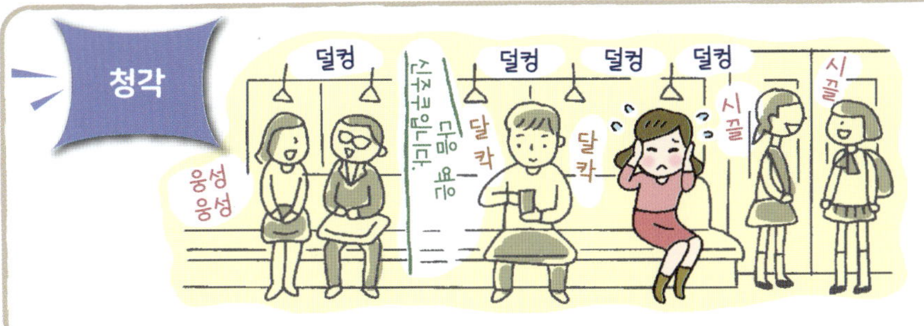

- 일반적인 소리조차 너무 크게 들린다(전자제품의 작동음 등).
- 보통 안 들리는 소리까지 들린다.
- 반대로, 어떤 일에 몰두하고 있을 때는 불러도 대답하지 않거나 아예 듣지 않는다.

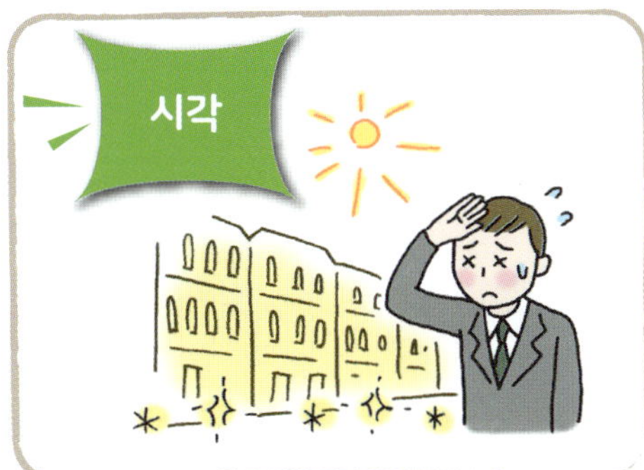

- 빛의 밝기 변화에도 고통스럽다.

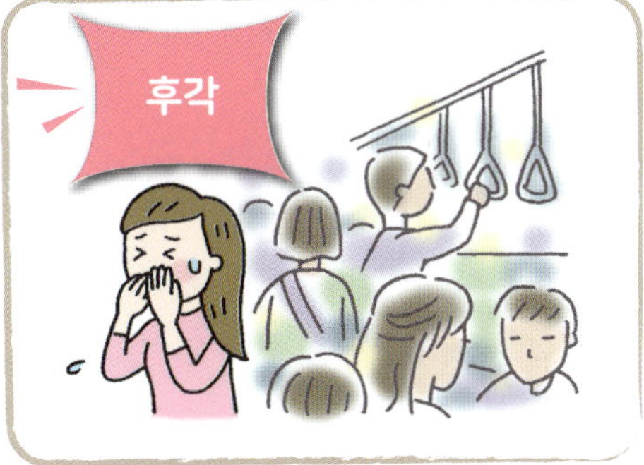

- 열차 안과 같이 여러 가지 냄새가 뒤섞인 곳이 힘들다.

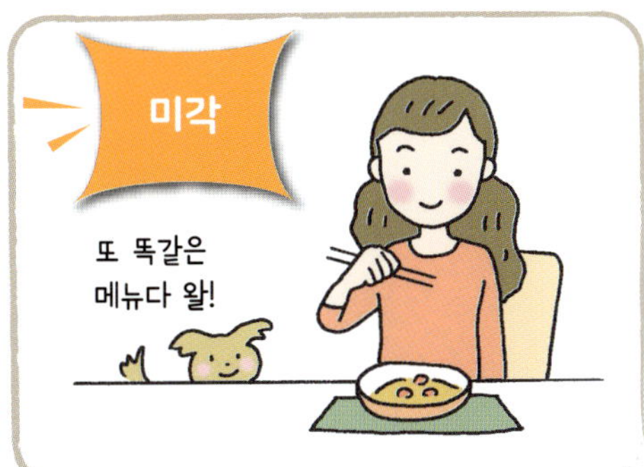

- 아주 미세한 맛의 차이에도 민감하다
- 편식이 심하고, 같은 음식만 반복해서 먹는 경우가 많다.

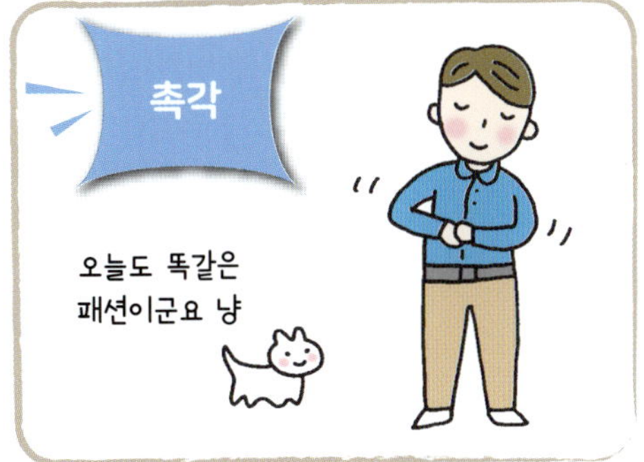

- 몸에 익숙하고 감촉이 좋은 옷만 선호한다.
- 같은 옷만 반복해서 입는다.

변화에 약하다

임기응변으로 대응하지 못하는 ASD에게 있어 '변화'는 불안의 원인이며 반대로
'같음(동일성)'은 안정을 의미한다.

'동일성의 유지'로 마음이 안정된다

ASD는 자기가 파악한 것이나 지금까지 경험해온
것을 계속하기 쉽다, 나날의 습관을 계속 이어가고
싶다, 마음에 든 것을 계속 사용하고 싶다 등 이대
로의 상태를 바꾸고 싶지 않다는 마음이 강하다.

이러한 '늘 똑같이 하고 싶다. 같은 것이 좋다.'라
는 느낌을 '동일성의 유지'라고도 한다.
ASD에게는 같다는 것은 안정이고, 불안하지 않다
는 것을 의미한다.

변화에 약하고 불안이 커진다

ASD는 흔히 변화에 약하다고 한다. 왜냐하면 변
화가 생기면 자신이 유지해온 동일성을 더 이상
지킬 수 없기 때문이다. 진학, 취직, 전직, 결혼,
이사 등과 같은 인생의 변화는 물론, 계절의 변화,
기온이나 기압의 변화조차도 신체적·정신적 균
형에 큰 영향을 줄 수 있다.
특히 여성의 경우, 생리 주기에 따른 호르몬 변화
로 인해 일상생활에 어려움을 겪는 경우도 많다.
예를 들어, 생리 일주일 전부터 우울하거나 감정
적으로 예민해지는 이들도 적지 않다. 이러한 변
화가 여러 겹으로 겹칠 경우, 전체적인 정신 상태

가 매우 불안정해지기 쉽다. 하지만 겉으로는 불
안해 보이지 않아 주변에서 눈치채지 못하는 경우
도 많다.
또한, 당사자 스스로도 '내가 환경 변화 때문에 힘
들어하고 있다'는 사실을 자각하지 못하는 경우
가 흔하다. 그 결과, 주변 사람에게 상담하거나 도
움을 구하지 못하고, 자신도 모르게 일에서 실수
를 하거나 가족에게 불만을 터뜨리는 일이 일어난
다. 주변 사람들은 왜 그런 일이 생기는지 이해하
지 못하고, ASD 당사자는 점점 더 고립되고 오해
를 받게 되는 것이다.

변화에 약하다

알고 있는 것, 경험해본 일은 안심할 수 있다.
그러나 그렇지 않은 것을 상상하기는 어렵다.

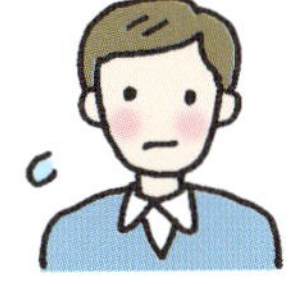
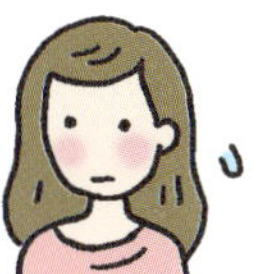

불안

예를 들면, 이와 같은 변화로...

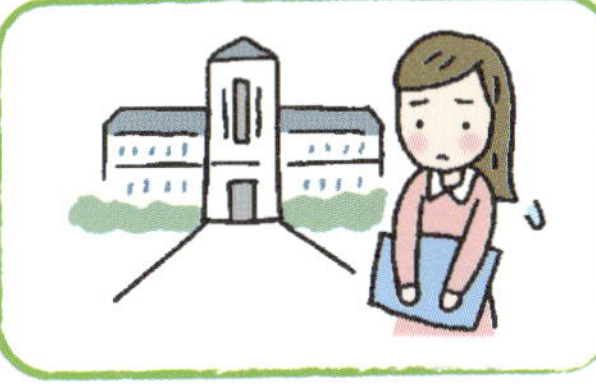

대학 진학

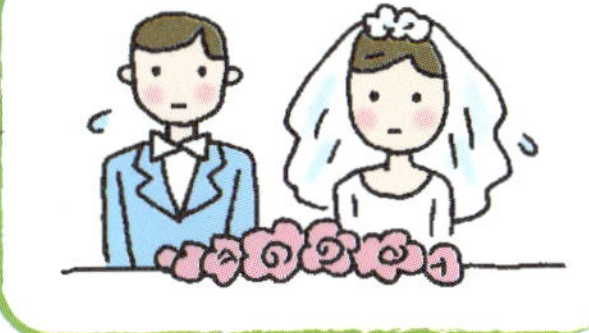

결혼

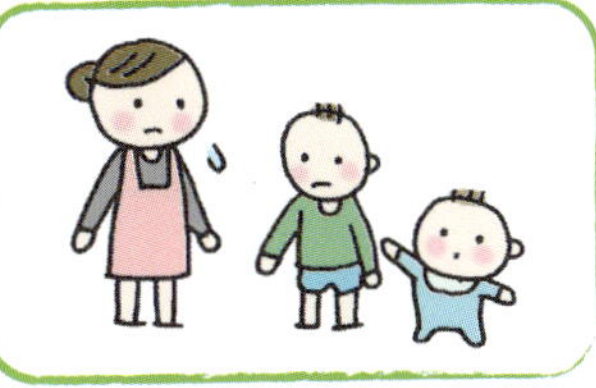

아이와 그 성장

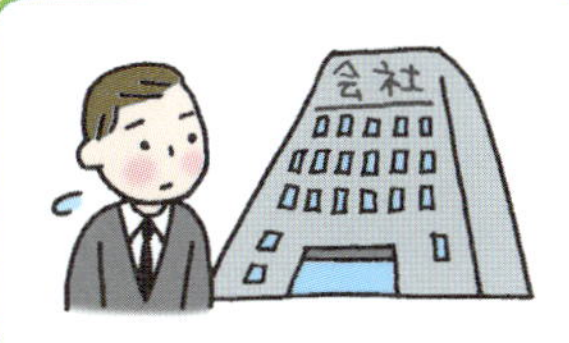

취직

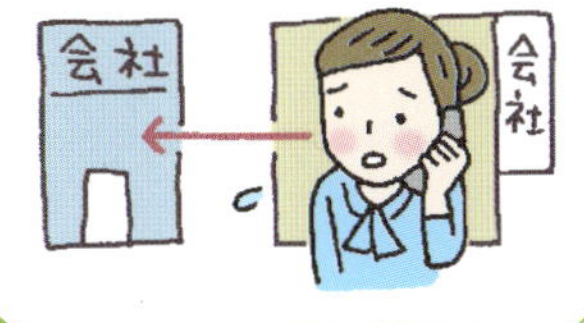

전직

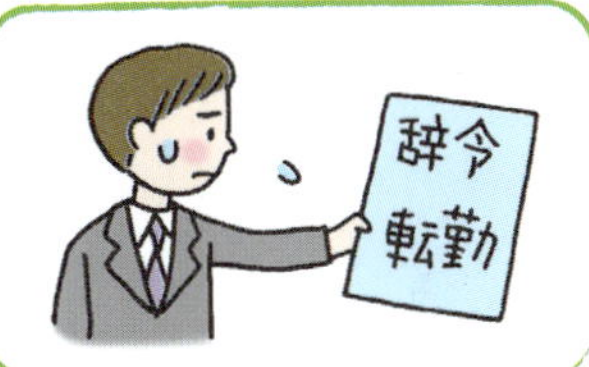

전근

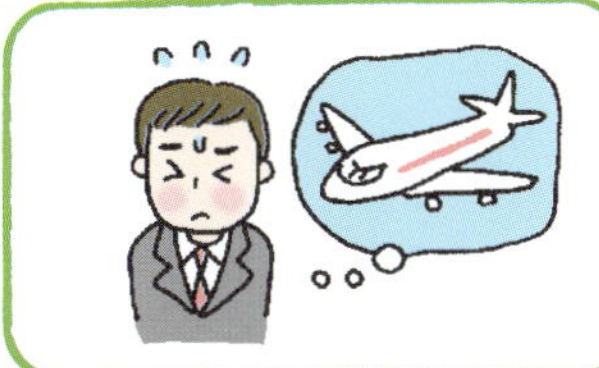

이동

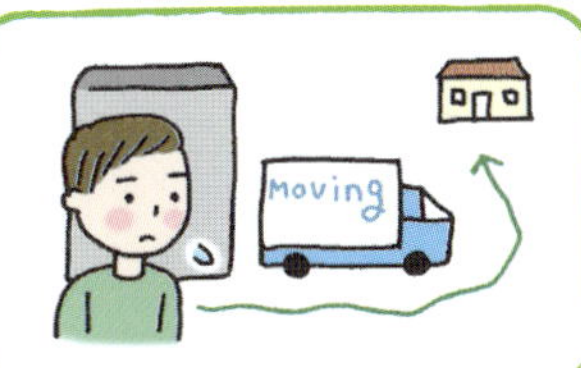

이사

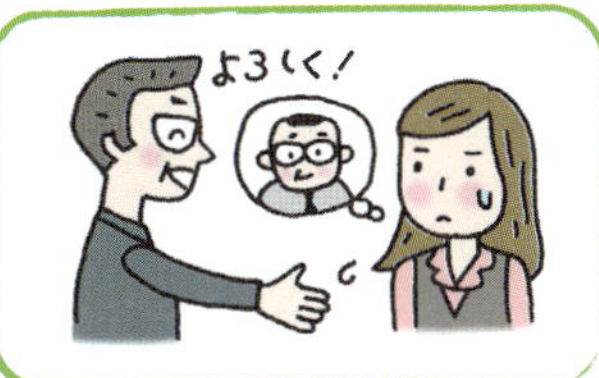

상사의 이동

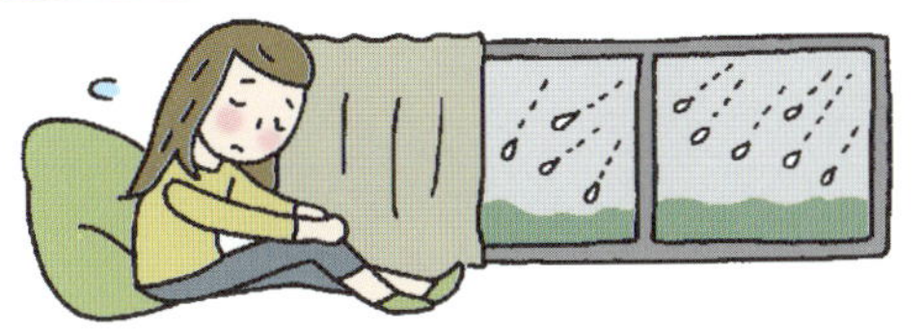

계절 변화

- 온도 변화 (추위, 더위 등)
- 습도 변화
- 기압 변화(저기압, 태풍 전 등)
- 생리 주기와 호르몬 밸런스 변화에 의한 영향을 받기 쉽다.

말을 그대로 받아들인다, 농담이 통하지 않는다

아첨도 농담도 모두 그대로 믿어버리기 때문에 상대의 악의나 숨은 의도를
알아차리지 못하는 경우가 많다.

말의 뉘앙스를 이해하지 못해, 농담이 통하지 않는다

대화에서는 농담하거나 말장난하거나 놀리거나 심지어는 표정이나 몸짓 등 언어만으로는 알 수 없는 다양한 뉘앙스가 포함된다.

연극 각본에서는 대사만으로는 알 수 없는 부분을 지시문으로 설명한다.

하지만 ASD는 그것을 알기 어려우므로 복잡한 일이 일어날 수도 있다.

보통 사람이라면 자연스럽게 이해하는 '암묵적인 의미(행간의 뜻)'를 놓치기 때문에, 같은 자리에 있어도 전혀 다르게 받아들이는 경우가 생긴다.

■아첨하는 말을 알아차리지 못한다

상대의 아첨이나 비꼬아서 하는 말도 그 저의를 알아 차리지 못하고 몹시 칭찬받았다, 인정받았다고 믿어버리기도 한다.

■농담이 통하지 않는다.

상대의 농담을 진지하게 받아들여 상처받거나, 때로는 화를 내며 대화가 어색해지기도 한다.

■말을 문자 그대로 받아들인다.

비유나 은유를 이해하지 못해 대화가 딱딱하게 흐르며, 말 속에 숨은 의미를 읽지 못한다.

상대방의 악의를 눈치채지 못하고 속는 경우도 있다

이 세상에는 남을 속이려고 접근해오는 사람도 있다. ASD 중에는 상대의 이러한 악의를 알아차리지 못하는 사람이 있다. 상대방이 하는 말을 그대로 믿어버려 필요 없는 물건을 사게 되거나, 불필요한 보험을 여러 개 가입하기도 한다. 때로는 '필요 없다.'라고 말할 수 없어서 더욱 그러한 피해를 보기 쉬운 사람도 있다.

이처럼 타인의 감정이나 의도를 해석하는 어려움은 사회적 상호작용에서의 취약성으로 이어질 수 있다.

말을 그대로 받아들인다, 농담이 통하지 않는다

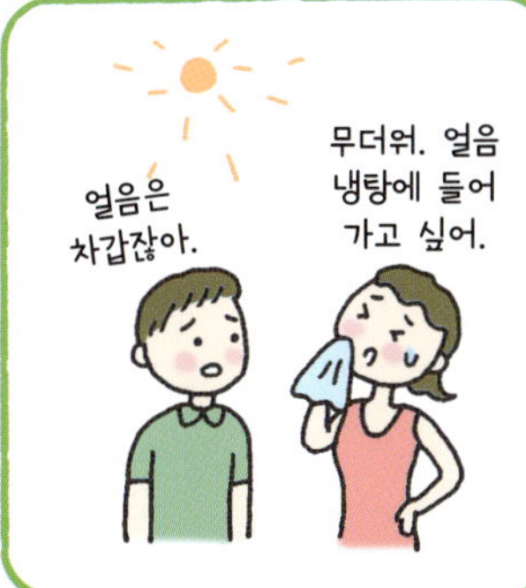

비유를 못 알아듣는다.

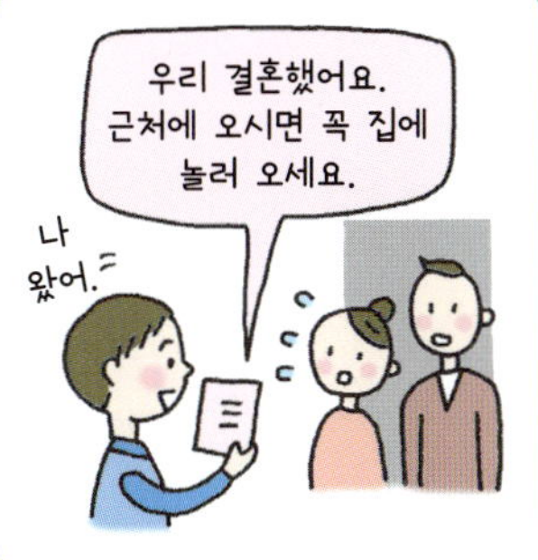

말 그대로 받아들인다.

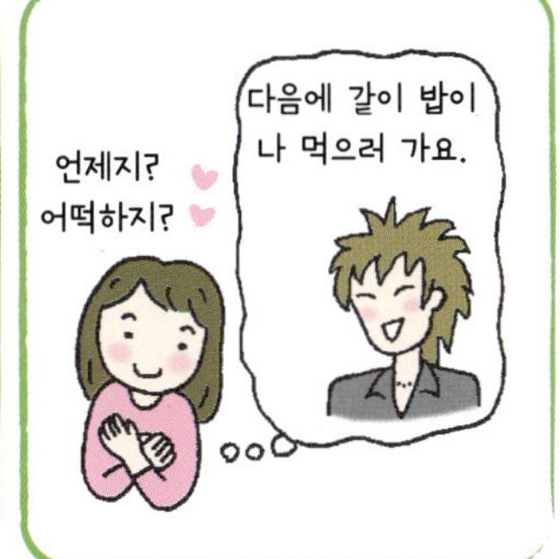

인사치례의 말을 못 알아듣는다.

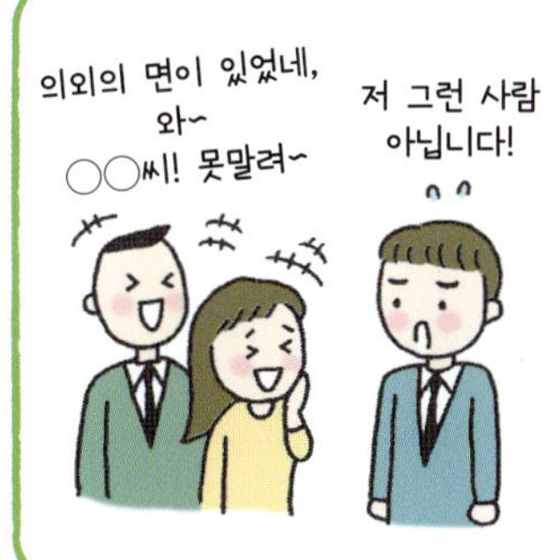

농담으로 놀리는 말에 과잉반응

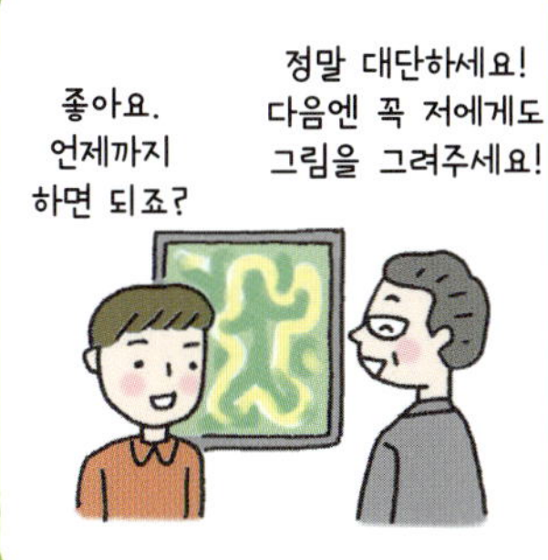

빈말을 그대로 받아들인다.

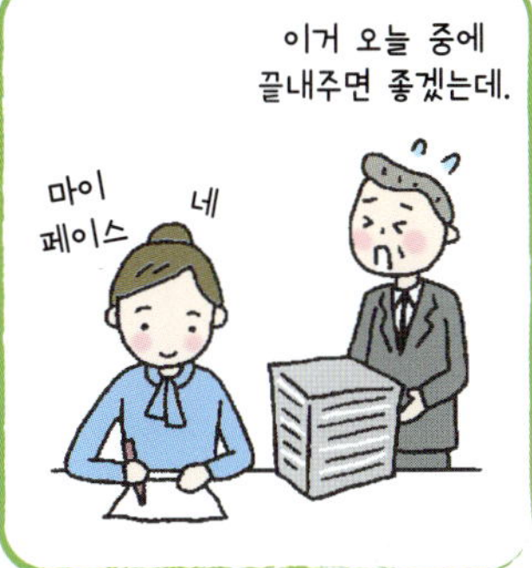

완곡한 말을 못 알아듣는다.

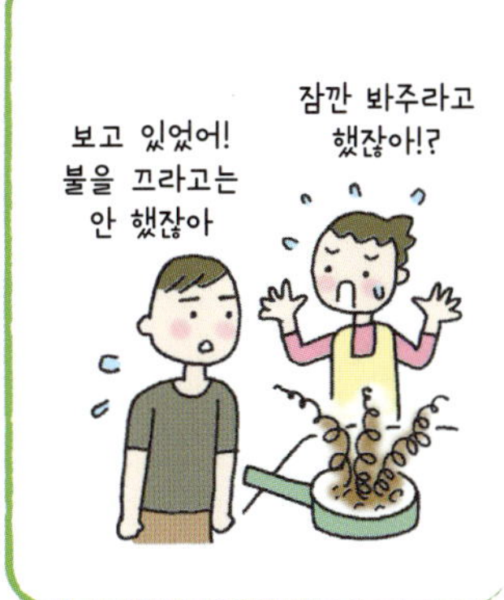

문자 이외의 뜻을 모른다.

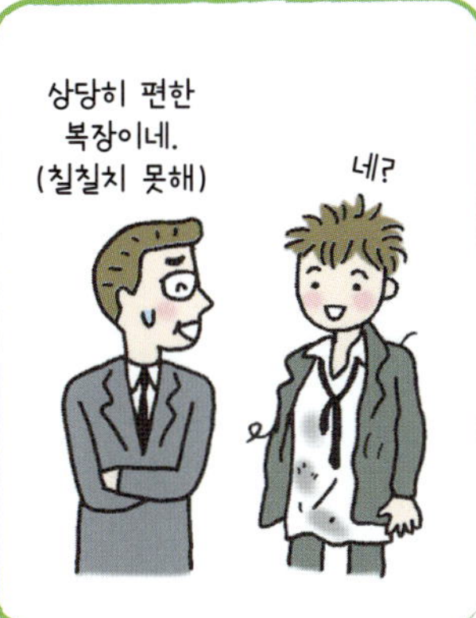

행간의 뜻을 알지 못한다.

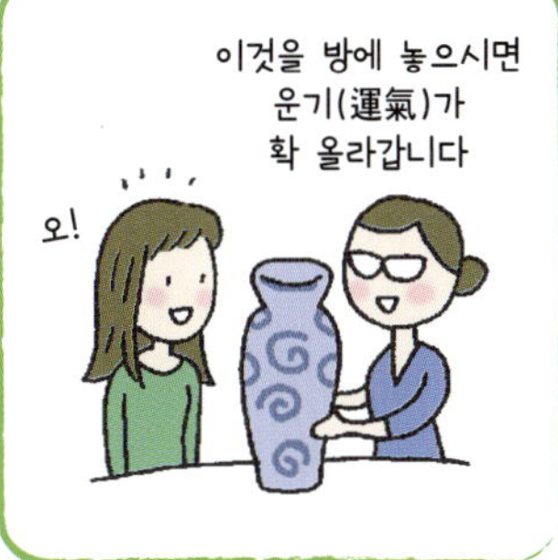

상대의 악의나 속마음을 알아차리지 못한다.
상대가 이용하려고 하거나, 속이려는 의도를 전혀 눈치채지 못한다.

부부 관계가 잘 되지 않는다

'어떻게 해야 좋은지', '무엇이 옳은지'를 명확히 판단하기 어려운 정답 없는
결혼생활은 ASD 성향의 사람에게 가장 어려운 상황 중 하나입니다.

매뉴얼이 없는 부부생활

ASD에게 결혼생활은 여러 가지 어려움을 가져온다.

결혼생활에서는 어떻게 집안일을 분담할지, 집에서 어떻게 지낼지, 돈 쓰는 방식, 육아와 장래 설계 등 수많은 문제를 부부가 상의하며 조율해야한다.

하지만 부부 중 한쪽이 자기 방식만 고집하거나 상대에게 자신의 기준을 강요하게 되면, 서로의 요구가 맞지 않아 갈등이 커진다. 결국 일상생활이 원활히 돌아가지 않거나, 한쪽 배우자에게만 과도한 부담이 집중되기도 한다.

서로에 대한 이해와 '의사소통'이 중요하다

'나는 이렇게 하고 싶은데 남편이 그것을 방해한다.'

'협조적이지 않다.'

'휴일이면 잠만 자고, 가족과 함께 외출하는 일은 없다.'

아내는 남편이 가족보다 자기 취미에만 시간과 돈을 쓰는 모습을 보며 외로움을 느낀다.

아이의 성적에만 집착해 무리한 공부를 강요하고, 시댁일은 챙기지만 아내의 가족에게는 무관심한 태도도 불만의 원인이 된다.

또한 남편은 사소한 일에도 쉽게 화를 내거나, 감정을 표현하지 않아 대화가 불편해지기 쉽다. 식사나 청소 등 일상적인 일에는 꼼꼼하지만, 아이와 놀아주거나 부부 간의 대화를 즐기는 모습은 드물다.

자기 취미에 몰두한 나머지 가사에는 거의 시간을 쓰지 않고, 집안은 점점 어질러져만 간다. 아이의 학교 문제로 상의하려 해도 '그건 당신이 알아서 해.'라는 말만 돌아오니 부모로서 함께 아이를 키우는 의미가 점점 사라지는 것이다.

성적인 관계에서도 감정 교류보다는 자기 욕구 충족에 치우쳐 있어 상대방에게는 공허하고 외로운 경험이 되기 쉽다.

결국, 부부 중 한쪽이 ASD 성향을 가지고 있을 경우 정서적 교류가 급격히 줄어들고, 그 교류를 원하는 쪽은 깊은 외로움과 고립감을 느끼며 살아가게 된다.

아내나 남편과 잘 지내지 못한다

사실 가장 어려운 것은 가정 내 인간관계

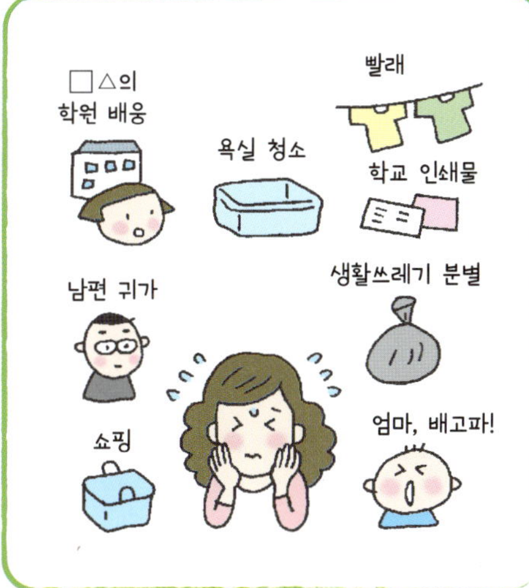

매뉴얼이 없다.

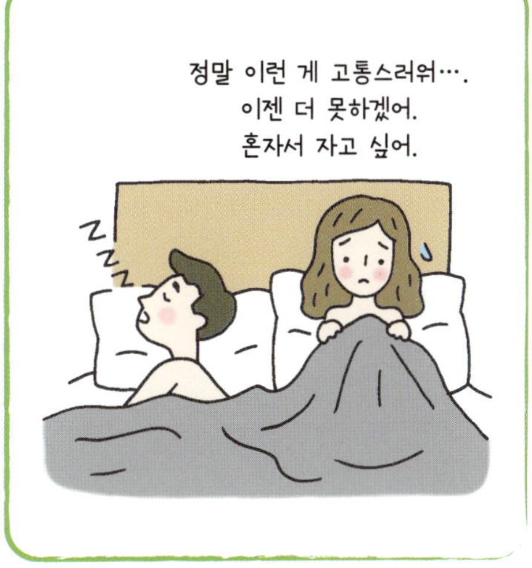

배우자의 욕구를 받아들이기가 어렵다.

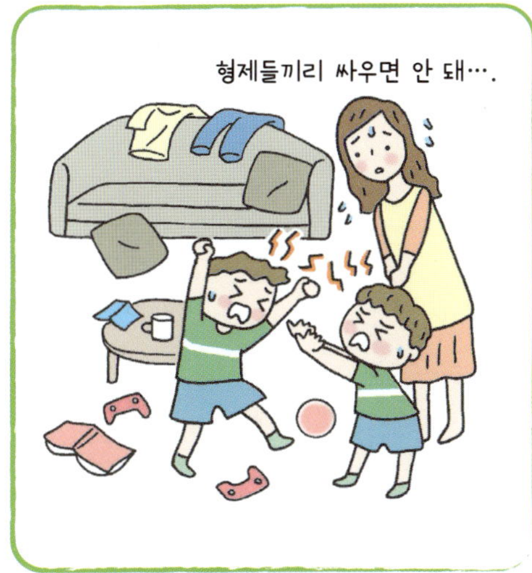

아이들의 싸움을 중재하려 하지만,
어떻게 해야 할지 모른다.

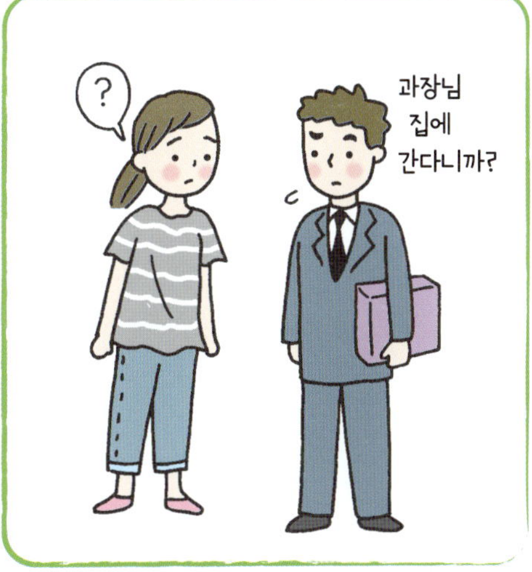

'일반적인 배우자'로서 요구되는 것이
무엇인지 모른다.

부모-자녀 관계가 원활하지 못하다

가정 내에서 세세한 규칙이 너무 많아지면 아이의 마음을 짓누르고, 생활 전반이 위축되기 쉽다. 또한 아이의 감정을 상상하거나 공감하기 어려워 정서적 거리감이 커지는 경우도 있다.

세세한 규칙이 많고, 요구 수준이 높다

부모 중 한쪽이 ASD인 경우, 가정 안에는 하루 일과 전반에 걸쳐 세세한 규칙이 정해져 있는 경우가 많다.

아침부터 밤까지 촘촘히 짜인 스케줄 속에서 아이의 공부나 학원 일정까지 부모가 정한 기준에 따라 통제된다.

이런 가정에서는 아이가 마음껏 놀거나 쉴 틈이 거의 없다. 부모는 '잘되라고 하는 일'이라 믿지만, 아이 입장에서는 '숨 쉴 틈이 없는 생활'이 된다.

부모의 가치관이나 기준을 아이에게 강요하기보다, 아이의 감정과 속도를 존중하고 그 나름의 리듬을 이해하려는 노력이 필요하다.

아이가 뜻대로 되지 않으면, 짜증을 낸다

자신의 생각대로 아이가 움직이지 않으면 즉시 짜증이나 분노를 느끼는 부모도 있다. 예를 들어, 한자 숙제의 글씨가 예쁘지 않다고 여러 번 다시 쓰게 하거나, 요리를 하던 중 아이가 말을 걸면 '시끄러워!'라고 소리치기도 한다. 이처럼 작은 일에도 긴장이 쌓이면서 집안 전체가 쉽게 불안하고 팽팽한 분위기로 바뀌게 된다. 아이의 행동이 '방해'가 아니라 '관심과 애정의 표현'이라는 사실을 알아차리기 어렵기 때문이다.

무엇이든 자기 페이스로 한다. 아이 마음을 상상하지 못한다

자신의 방식과 속도를 고수하며 모든 일을 자기 페이스로 밀어붙이는 아버지.

아이와 함께 외출해도 자신이 가고 싶은 곳 이외에는 가지 않고, 아이가 TV를 보고 있어도 아무 말없이 채널을 돌려버린다. 장난감이 흩어져 있는 것을 보면 '치우지 않으면 버릴 거야!'라고 말하고, 아이가 울더라도 쓰레기통에 던져버린다.

아이의 입장에서는 이런 행동이 공포, 슬픔, 억울함으로 남는다. 하지만 아버지는 그것이 아이에게 어떤 상처를 주는지 자각하지 못한다. 이는 '초(超)자기중심적 사고'의 전형적인 모습으로, 타인의 감정을 상상하거나 공감하기 어려운 ASD의 특성이 반영된 것이다.

부모의 생각대로 자식의 생활을 좌지우지

배우는 것이 너무 많다

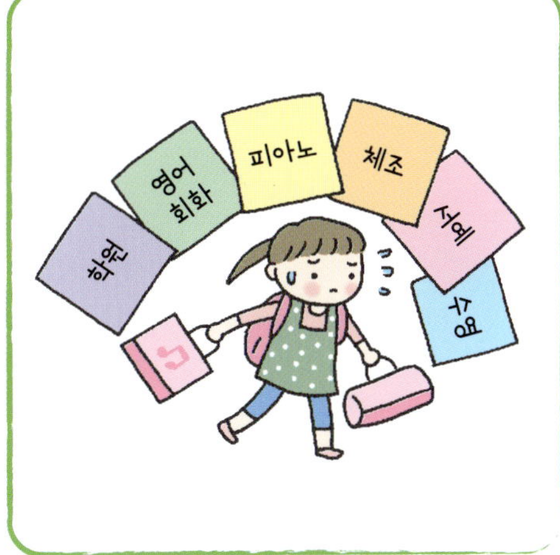

여러 가지 배우는 게 많아서
놀 틈이 없다.

중학교 입시 등 높은 목표를 세운다

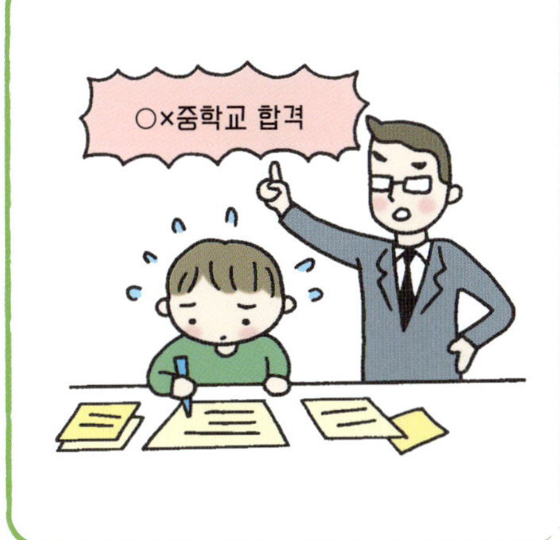

아이의 실력과 희망에 맞지 않는
높은 목표를 걸어놓는다.

정해진 스케줄을 강요

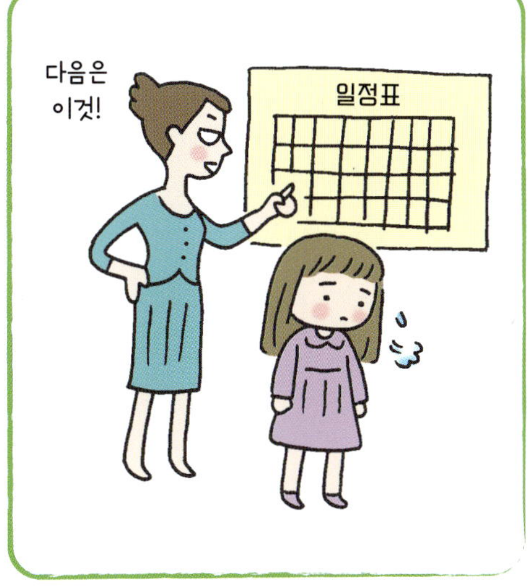

'~해야 해' 시끄러운 통제

아이의 마음을 헤아리지 못한다

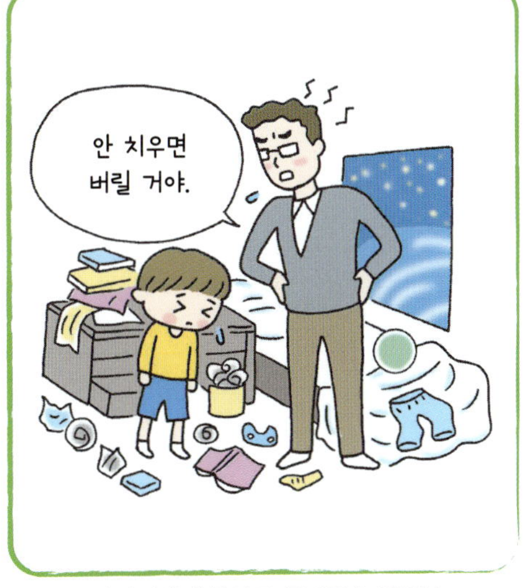

아버지에게 혼나고 공포를 느끼거나
슬픈 아이의 마음을 못 알아준다.

인사는 소통의 시작이다

인사는 인간관계의 기본이며, 서로의 마음을 교환하고 따뜻한 분위기를 만들어주는 첫 걸음이다. 상대방에게 먼저 인사를 건네는 것만으로도 그 사람은 좋은 인상을 받게 된다.

먼저 기본적인 인사말부터

대화를 잘하지 못하더라도 인사만 잘해도 사람들은 마음을 열고 받아들여주는 법이다.
먼저 기본인사부터 시작한다.
아침 '안녕하세요.'
되도록 '더운 날씨입니다.' '몹시 춥네요.' '좋은 날씨입니다.' 등등 계절마다 인사말도 보태면 좋다.

낮에도 저녁에도 '안녕하세요.'
헤어질 땐 '수고하셨습니다.' '살펴 가십시오.'
인사할 때는 상대의 눈을 바라보며 미소를 짓고, 가볍게 고개를 숙이는 것이 중요하다. 만약 자신이 없다면, 말을 하지 않더라도 살짝 고개를 숙이는 제스처만으로도 충분한 인사가 된다.

말을 덧붙여 마음을 전하자

'잘 부탁드립니다.'라는 한마디는 상대와의 거리를 조금 더 가깝게 만들어 준다.
예를 들어, 처음 만난 사람에게 자기소개를 마친 후 '잘 부탁드립니다.' 아이를 학원에 데려가 선생님께 인사할 때 '잘 부탁드립니다.'이처럼 작은 인사에 마음을 담아 덧붙이는 것이 중요하다.
'잘 부탁드립니다'라는 말에는 단순한 예의 이상의

의미가 담겨 있다. '함께 협력합시다.' '열심히 하겠습니다.' '좋은 관계로 지냅시다.' 라는 메시지를 자연스럽게 전달할 수 있다.
인사할 때는 상대의 눈을 보고, 되도록 부드럽게 미소를 지으며 말하도록 한다. 그렇게 하면 진심 어린 마음이 훨씬 잘 전해진다.

인사의 중요성

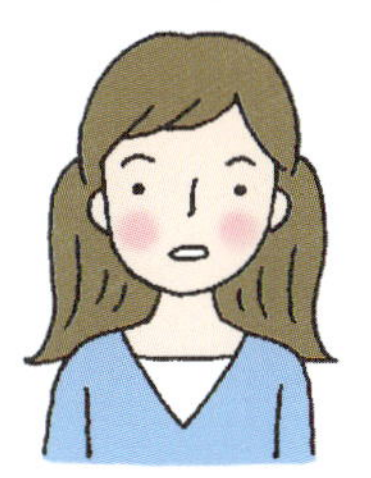

인사말만으로 좋은 인상을 줄 수 있다

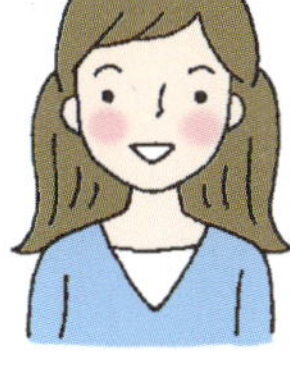

빙긋 웃기

이것을 할 수 있으면
인상이 좋음

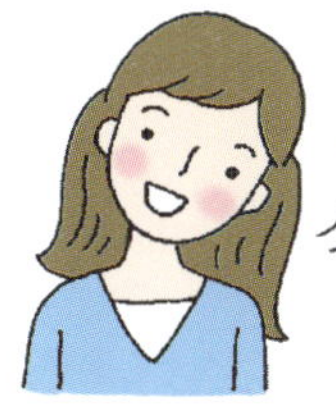

인사
+
몸짓이 중요

＋

안녕하십니까?
안녕하세요.
수고하셨습니다.
날씨가 좋습니다.

가볍게 고개를 숙이기

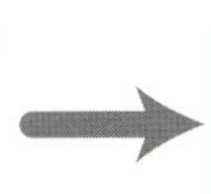

인사를 잘하면
인상이 좋은 사람으로 여겨짐

'잘 부탁합니다.'로 상대방과의 거리를 좁힘

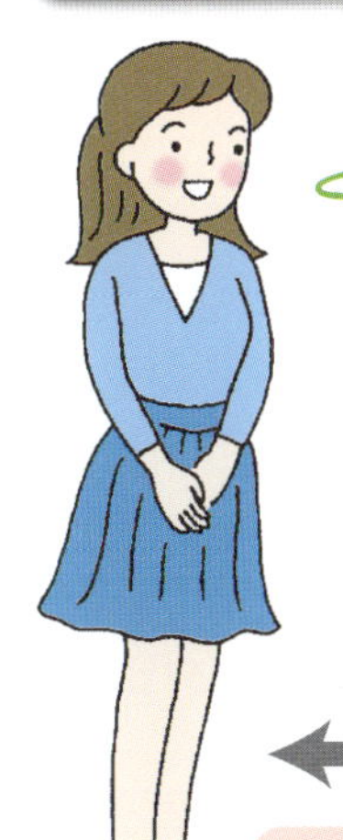

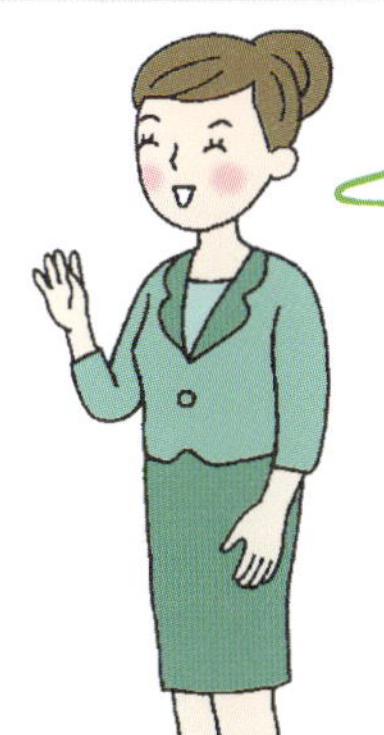

거리가 한 걸음
가까워짐

'잘 부탁합니다.' 대신에 '늘 신세를
지고 있습니다.'라고 해도 OK

상대의 반응이 안 좋더라도
무시를 당해도 가볍게 고개를
숙이는 정도는 해두자.

생각난 것을 바로 입 밖에 내지 않기

생각난 것을 곧바로 말로 옮기면 오해받을 우려가 있다. 해도 되는 말인지 잘 생각한 뒤에 말하는 습관 들이는 것이 중요하다.

하지 말아야 할 말까지 말해버리는 이유

ASD 성향의 사람들은 생각난 것을 그대로 입 밖에 내는 경향이 있다. 예를 들어, 누군가에게 '당신은 살이 쪘네요.'라고 말한다고 해보자, 비록 그 말이 사실이라 하더라도, 듣는 사람의 기분은 분명히 상할 것이다. 이처럼 굳이 말하지 않아도 되는 말을 꺼내는 것은, 상대에게는 상처가 되고, 자신에게도 아무런 이익이 되지 않는다.

그럼에도 불구하고, 왜 그런 말을 해버릴까? ASD가 생각난 말을 바로 해버리는 이유에는 다음과 같은 이유를 들 수 있다.

■ 잘못된 것을 그대로 놓아두고 싶지 않다, 거짓이 싫다. 알게 된 것은 말하고 싶다.

■ 상대의 기분을 고려하지 못한다. 주위를 생각해서 말하지 않고 그대로 덮어둘 수가 없다. 자기 발언이 상대에게 어떻게 받아들여질지 생각하지 않는다. 상대의 마음을 모른다.

■ 감정이 올라오면 통제가 어렵다 감정이 격해질 때는 평소 하지 않던 말까지 쏟아내기도 한다. 이럴 때는 순간적으로 감정의 브레이크 기능이 약해져, 후회할 만한 말을 해버리고 나서야 스스로도 당황하게 된다.

상황을 고려해 말하는 것이 중요

비록 그 말이 진실이고, 옳은 말이라 하더라도 상황을 고려하지 않고 말하면 오히려 관계를 해치게 된다. 그 순간에는 자신이 '정의롭게 말했다'고 느낄지 몰라도, 결과적으로는 주변 사람에게 불쾌감과 거리감을 주게 된다.

따라서, 말하고 싶은 생각이 떠올라도 잠시 멈추어야 한다. 그 자리에서 바로 말하지 말고, 집에 돌아가서 한 번 냉정하게 생각해보자. 또는 신뢰할 수 있는 친구에게 '이 말을 해도 괜찮을까?' 하고 조언을 구하는 것도 좋은 방법이다.

같은 내용을 전달하더라도, 표현을 조금 바꾸는 것만으로도 상대방에게 훨씬 부드럽게 전달될 수 있다. 즉, '무엇을 말하느냐'보다 '어떻게 말하느냐'가 훨씬 중요하다.

생각나는 대로 입에 올리면 남은 이렇게 여긴다

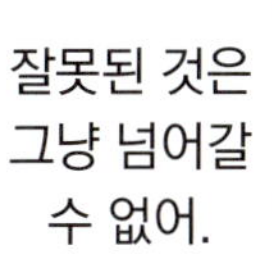

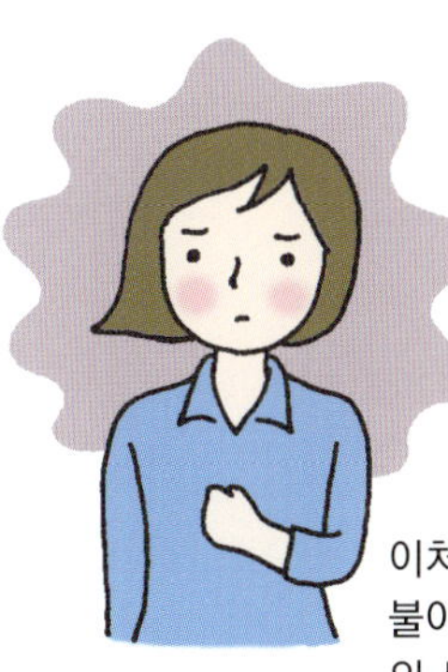

이처럼 속마음을 솔직히 말하는 것이 자신에게 불이익을 초래할 수도 있다는 사실을 ASD 성향의 사람은 잘 인식하지 못할 때가 있다.

1 저 친구는 생각 없이 뭐든지 말해서 곤란해. 얘기가 복잡해지니까 정보를 공유하지 말자.

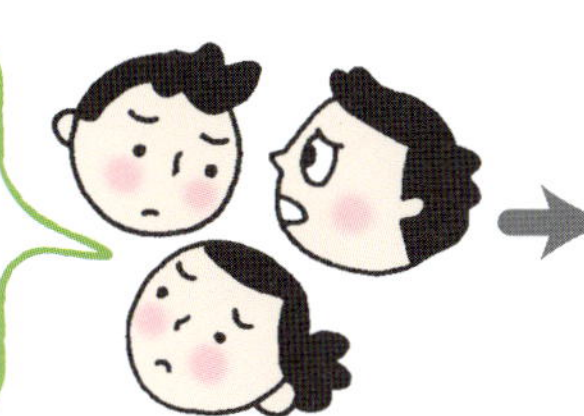

→ 무시당하거나, 대화에서 제외됨

2 그녀의 말이 틀린 건 아니지만, 저런 식으로 말하면 상대가 상처를 입어. 잘 될 일도 그 말 한마디에 망쳐버리겠어.

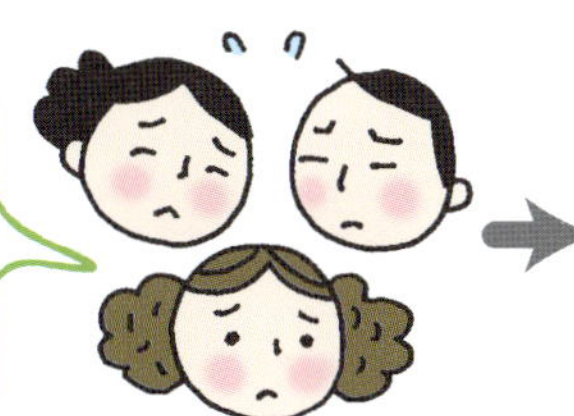

→ 분위기를 읽지 못하는 사람으로 여겨짐

3 다들 알고 있는 걸 굳이 다시 말할 필요는 없잖아. 왜 꼭 그런 얘기를 해서 분위기를 깨?

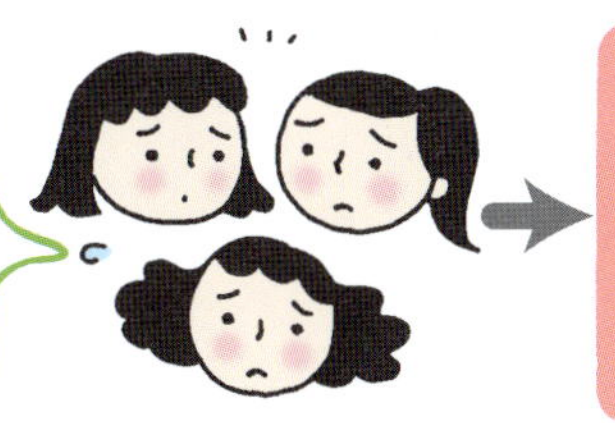

→ 조화를 깨뜨리는 사람, 잘난 척하는 사람으로 여겨짐

4 하는 말은 맞지만, 너무 직설적이야. 그렇게까지 말하지 않아도 되잖아.

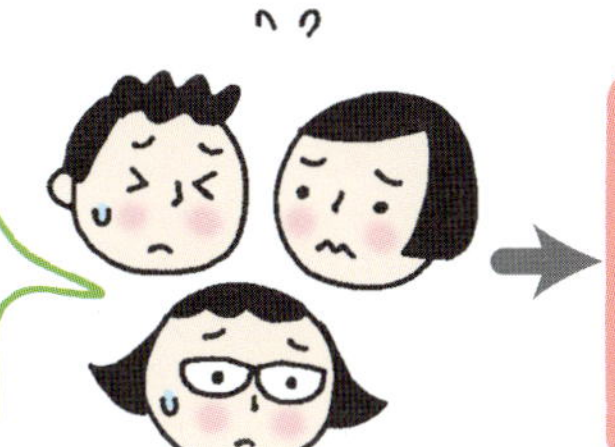

→ 배려가 없는 사람으로 여겨짐

맞장구치기, 시선 활용하기

상대가 말하고 있을 때는 시선으로 '네.' '맞아요.' '그렇군요.'의 맞장구를 치자.
말과 더불어 시선을 상대에게 돌리는 것도 의사소통에는 중요하다.

적절하게 맞장구를 치고 '듣고 있어요.'를 표현하기

상대가 이야기할 때는 '지금 당신의 말을 잘 듣고 있습니다.'라는 메시지를 계속 보내는 것이 중요하다.

상대의 눈을 보며 가볍게 고개를 끄덕이거나 미소를 지으며 반응해 보자. 아무 말없이 가만히 듣기만 하면 상대는 '이 사람이 내 말을 정말 듣고 있는 걸까?' 하고 불안해진다.

ASD 성향의 사람은 관심 있는 주제에는 강한 반응을 보이지만, 그렇지 않은 이야기에는 거의 반응하지 않는 경향이 있다. 하지만 상대의 말이 다소 지루하더라도 최소한의 '듣고 있어요' 신호를 보내는 것이 필요하다.

익숙해지면, '아, 그렇군요.'나 '재미있겠네요.'와 같은 짧은 맞장구를 넣어보자.

단, 너무 자주 반복하면 오히려 산만해지므로 적당한 간격을 유지해야 한다.

또한 상대의 말을 끊지 않는 것도 매우 중요하다. '아, 참…' '나도 말이야…' 등은 맞장구처럼 보이지만 실제로는 대화를 가로막는 행위이다. 이를 '대화 하이재킹'이라고 하며, 상대방이 말할 의욕을 잃게 만들 수 있다.

'그건 너무 생각이 많네요.' '과장이 아닌가요?' 이런 식의 부정적인 반응 역시 NG(금지)이다. 상대는 위축되고 대화의 흐름이 끊어지게 된다.

말과 시선을 세트로 사용하기

'눈은 입보다 많은 말을 한다(目は口ほどに物を言う).'라는 일본 속담처럼, 시선은 마음을 전달하는 강력한 언어이다. 상대의 눈을 바라보며 이야기하고, 상대가 말할 때는 자연스럽게 그 시선을 받아주는 것- 이것은 인간관계에서 빼놓을 수 없는 기본 규칙이다.

시선을 맞추면 상대는 '이 사람이 나에게 집중하고 있구나'라고 느끼며, 당신의 말에 훨씬 더 신뢰와 친근감을 갖게 된다. 즉, 말(언어)은 정보 전달의 수단, 시선(비언어)은 마음 전달의 수단이다. 이 두 가지가 함께 있을 때 비로소 진정한 '소통'이 이루어진다.

맞장구를 잘 치는 법(상대와 상황에 따라 다르게 반응하기)

상대별로 적절한 OK 표현

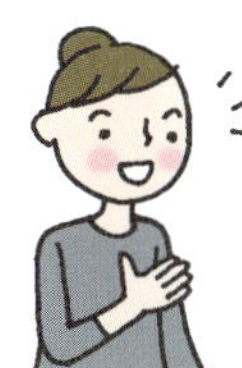
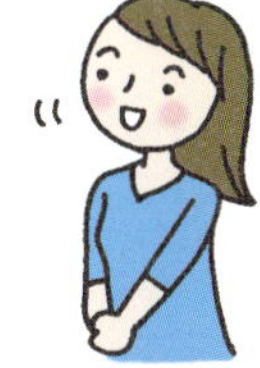

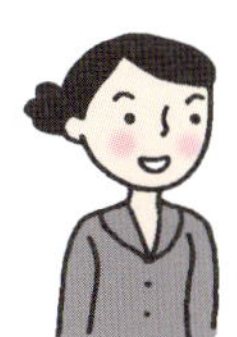
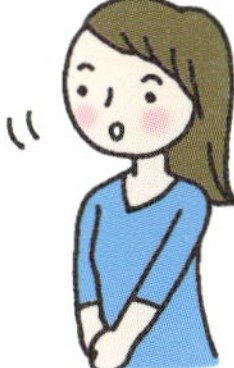

친한 사람에게는

윗사람, 지위가 높은 사람에게는

말을 끊는 NG 표현

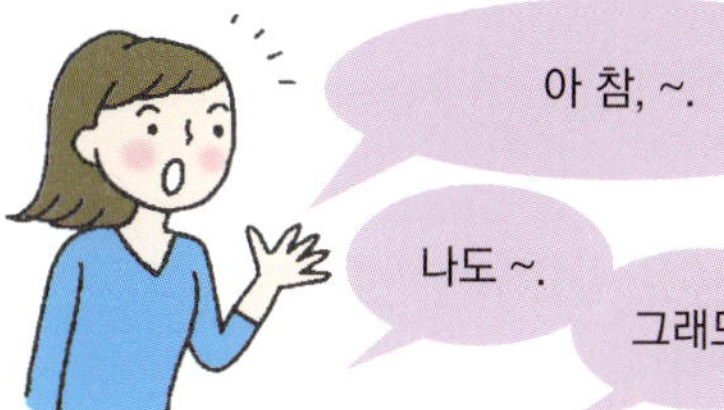

✕ 상대방의 말을 끊지 마세요

부정적인 NG 표현

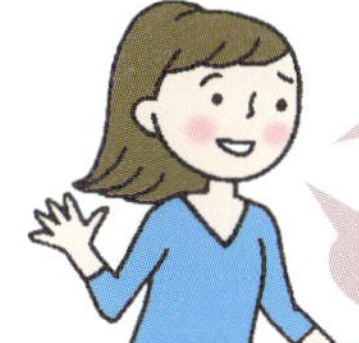

✕ 상대방의 말을 부정하지 마세요

시선을 적절히 움직이는 방법

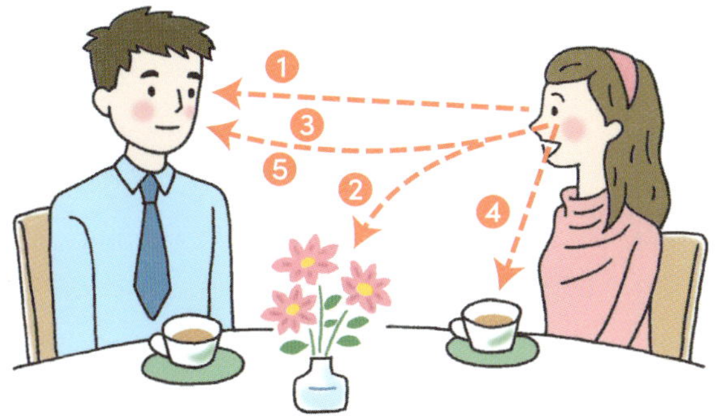

❶ 상대의 눈을 바라본다(약10초)

❷ 테이블 위 꽃이나 물건으로 시선 옮긴다(약2초 후)

❸ 다시 상대의 눈을 본다(약 10초)

❹ 손 앞의 컵을 한번 본다 (약 2초 후)

❺ 시선을 다시 상대에게 돌린다.

조언을 받기

어른이 되면 주의해 주거나 지도해 주는 사람은 없어진다.
자기 스스로 주변 사람들에게 조언을 구하고 귀를 기울이도록 한다.

알아차리지 못해서 소중한 친구를 잃지 말자

ASD 성인은 종종 사람들과 갈등을 겪지만, 정작 그 원인이 자신에게 있는지, 혹은 어떻게 보였는지를 인식하기가 쉽지 않다. 자신의 행동이 타인에게 어떤 인상을 주는지, '타자의 시선'으로 바라보는 것은 특히 어렵다.

어릴 때는 주변에서 '그건 이렇게 하면 좋아.' 하고 알려주는 사람이 많지만, 성인이 되면 그런 말을 솔직하게 해주는 사람은 거의 없다. 가깝고 오래된 친구조차도 직접적으로 지적하기는 어려워한다.

때로는 누군가가 완곡하게 '그런 부분은 조금 조심하는 게 좋을 거예요.', '이런 행동은 오해를 살 수 있어요.' 라고 말해줄 수도 있다.

그러나 ASD 성인의 경우, 이러한 충고를 눈치채지 못하고 그대로 지나치는 일이 자주 있다. 그 결과, 오랜 친구가 서서히 멀어지거나, 관계가 끊어지기도 한다.

반대로, 충고를 받았을 때 '비난 받았다'거나 '공격 받았다'고 느끼는 경우도 있다.

자기에게 호의적인 사람에게 조언을 구하라

가능하다면, 믿을 만한 친구나 동료, 가족 등 자신에게 호의적인 사람에게 구체적인 상황을 제시하며 조언을 구하는 것이 좋다.

그러나 너무 자주 상담하거나 같은 주제를 반복하면 상대가 피로감을 느끼거나, '또 그 이야기야?' 라고 반응할 수도 있다. 따라서 빈도와 타이밍을 조절하는 것도 중요하다.

만약 주변에 믿고 조언을 구할 만한 사람이 없다면, 발달 특성에 대한 이해가 깊은 심리상담사 등의 전문가의 도움을 받는 것도 좋은 방법이다.

또 취업 지원을 받으려는 사람은 취업 코치 등도 조언하거나 직장에서의 상담에 동석할 수도 있다.

일이 안 풀리는 이유를 알 수 없다

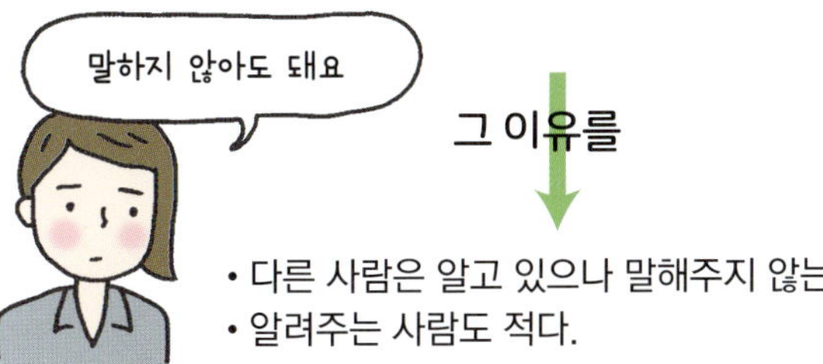

그 이유를

- 다른 사람은 알고 있으나 말해주지 않는다.
- 알려주는 사람도 적다.

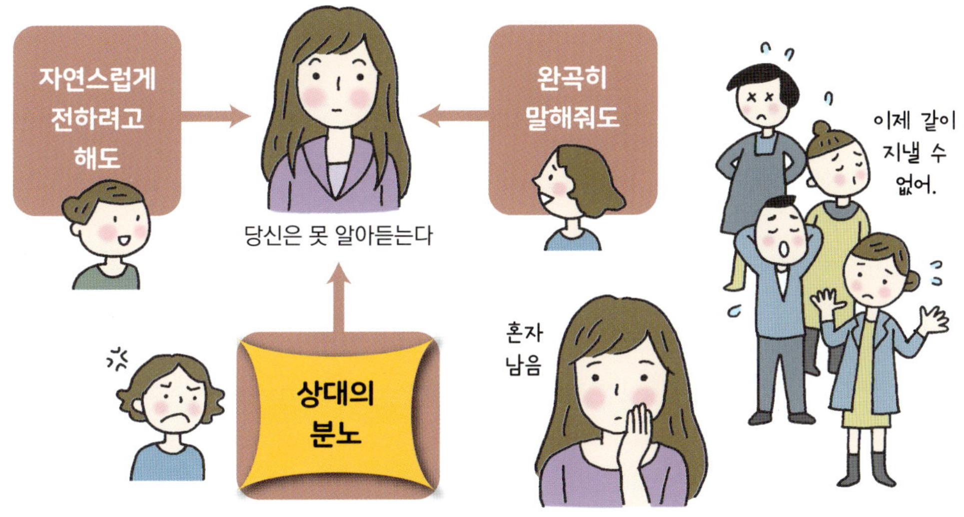

소중한 친구나 가족이 점점 멀어지거나 떠나버릴 수도 있다.

'제가 왜 잘 안 되는 걸까요? 조언을 좀 해주실 수 있을까요?'

대처법

친구

동료

전문가

친구나 전문가에게 물어보기

- 상담심리사
- 잡 코치(job coach)

이성과 교제하는 법

상대방의 마음을 생각해 보자.
무엇보다 상대의 이야기를 잘 듣는 것이 중요하다.

상대의 말을 끝까지 듣고, 그 마음과 생각을 받아들이기

■ 상대방의 마음을 생각한다.

ASD 성인은 상대의 마음을 상상하는 것이 서툰 경우가 많다.

자신이 불쾌하거나 상처를 받았을 때는 그 감정을 표현할 수 있어도, 상대가 어떤 기분인지, 무슨 생각을 하고 있는지는 의외로 잘 모르는 경우가 있다.

그녀는 지금 어떤 마음일까?

그는 무슨 생각을 하고 있을까?

아이의 하루는 어떤 모습일까?

이처럼 상대의 마음을 상상해보는 것이 관계의 첫 걸음이다.

■ 연인에게의 대응

연인과 만나는 횟수나 함께 가는 장소는 항상 상대의 희망과 일정을 고려해 결정하는 것이 필요하다. 아무리 자신이 만나고 싶어도 상대에게 약속이나 일정이 있다면, 그 마음을 존중하고 기다리는 배려가 필요하다.

■ '나는 그런 건 신경 안 써.'라고 단정 짓지 않기

상대가 마음을 털어놓았을 때, '나는 그런 건 신경 안 써.'라고 무심히 잘라 말하는 사람이 있다. 그러나 같은 일이 일어나도 느끼는 방식과 필요한 배려는 사람마다 다르다. 그럴 때는 자기 기준으로 판단하지 말고, 상대의 감정과 생각을 인정하며 받아들이는 것이 중요하다.

■ 자신의 마음을 표현하지 못하는 사람이라면

반대로, 자신의 생각을 말하지 못하고 늘 시키는 일만 하는 사람도 있다. 이들은 '내 의견은 없어.'라고 말할 만큼 자기 의사를 표현하는 데 어려움을 느낀다.

항상 수동적으로 행동하기 때문에, 자신의 마음을 드러내거나 의견을 제시하기 어렵다.

이런 유형의 사람은 때로는 자신의 바람이나 감정을 말하는 연습을 해보는 것이 좋다.

상대방의 말을 제대로 듣기

자신의 감정을 말하지 못하는 사람

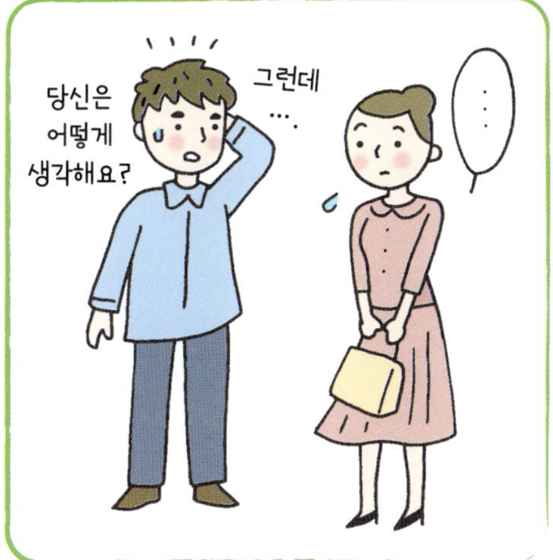

상대가 자신의 마음을 말하지 못한다면,
어떻게 생각하는지 물어보자

상대방은 다르게 생각하고 느낄 수도 있다

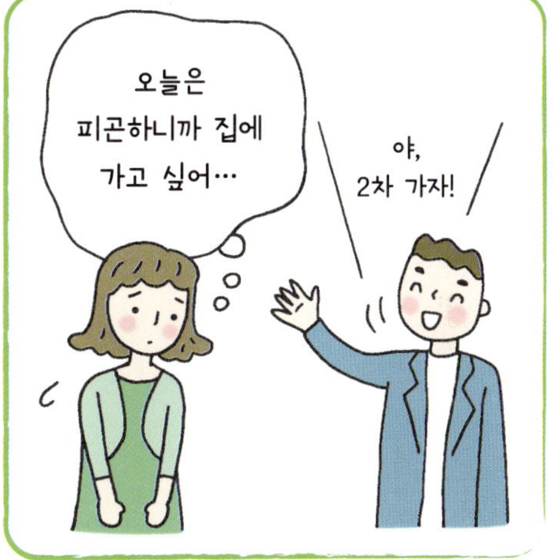

여성은 집에 가고 싶다고 생각하고 있는데,
남성은 2차를 가자고 하고 있다

'나는 그런 게 신경 쓰이지 않아.'라고 단정 짓지 말자

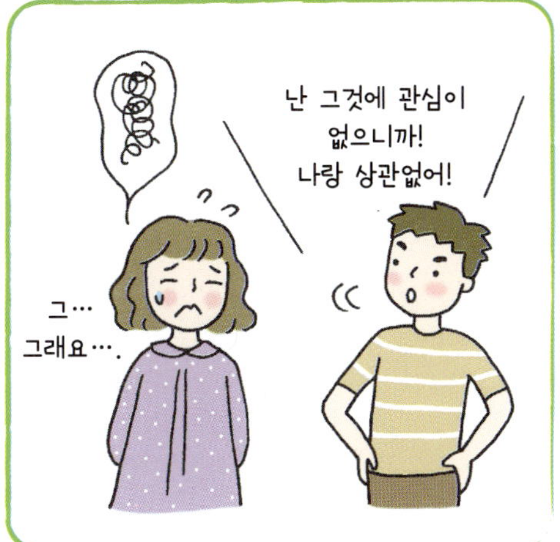

자기와 상대는 생각이나 느끼는 방식이
다른 경우가 많으므로, 단정 짓는 것은 금물이다

애인에게의 대응

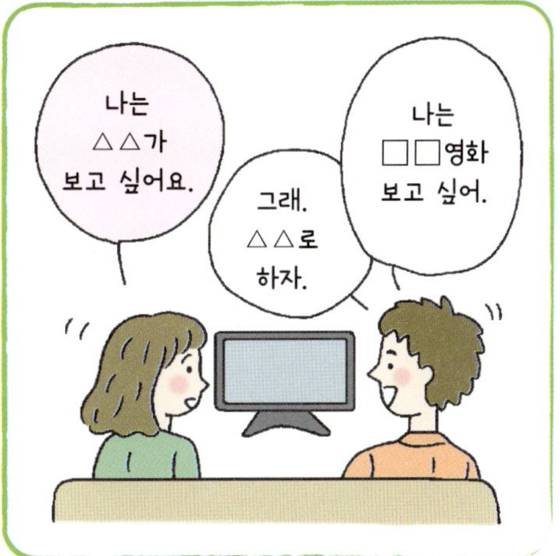

상대의 바람을 듣고,
그것에 맞추는 것도 중요하다

부부관계를 개선하기

항상 자신이 하고 싶은 것을 바로 실행하는 ASD 사람에 비해, 가족들은 줄곧 참고 지내는 경우가 많다. 그러나 부부관계를 원만하게 유지하기 위해서는 가족의 의견을 함께 수렴하는 태도가 필요하다.

자기 주장만 고집하지 말고, 상대의 말을 잘 듣기

■ 상대방의 바람을 고려하기

인간관계는 '내 중심'만으로 순조롭게 유지되지 않는다. 상대방이 무엇을 원하고, 어떤 말을 듣고 싶어 하는지를 생각하면서 대화해야 한다. 즉, 상대의 입장에서 소통하려는 노력이 중요하다.

■ 가정에서의 실천

가정생활 속에서 배우자나 가족이 무엇을 원하는지 먼저 파악하는 것이 중요하다. 이를 위해서는 대화가 필요하지만, 그 과정에서 서로를 비난하거나 책임을 떠넘기면 합의에 이르기 어렵다. 이럴 때, 상담사나 신뢰할 수 있는 제3자처럼 중립적인 사람이 중재자로 도움을 주는 것도 좋다.

또 한쪽이 한 가지를 조심하게 되면, 상대방도 다른 한 가지를 배려하게 된다. 타협과 양보의 균형이 부부관계를 잘 유지하는 비결이다.

배우자는 종종 가정이나 아이에 대한 고민을 함께 나누고 상의하고 싶어한다. 그럴 때, 단지 '그랬구나, 많이 힘들었겠다.'라는 한마디만으로도 상대의 마음은 한결 가벼워질 수 있다. 공감의 말 한마디가 관계를 변화시키는 힘이 있다.

■ 평소에 상대의 말을 잘 듣는 습관을 들이기

상대의 마음을 즉각적으로 이해하기는 어렵기 때문에, 평소부터 상대가 마음을 털어놓기 쉬운 분위기를 만들어야 한다. 이를 위해서는 먼저 내가 상대의 의견을 귀 기울여 듣는 태도를 가져야 한다.

상대의 말에 즉시 화를 내거나 반박하지 말고, '나중에 하자.'며 미루지 않도록 한다. 또, 즉시 결론을 내리지 않아도 괜찮다. 답이 떠오르지 않는다면 '잠시 생각해 보고 다시 대화하자.'라고 말하며 시간을 갖는 것도 좋다.

자기가 하고 싶은 일이 아니라
상대방이 원하는 일을 하기

상대방은 당신의 이야기를
- 억지로 참고 들을 수도 있고,
- 이미 포기한 채 형식적으로 듣거나,
- 짜증이 나서 마음을 닫고 있을 수도 있다.
- 혹은 단지 '듣는 척'만 하고 있을 수도 있다.

자기주장만 하는 당신

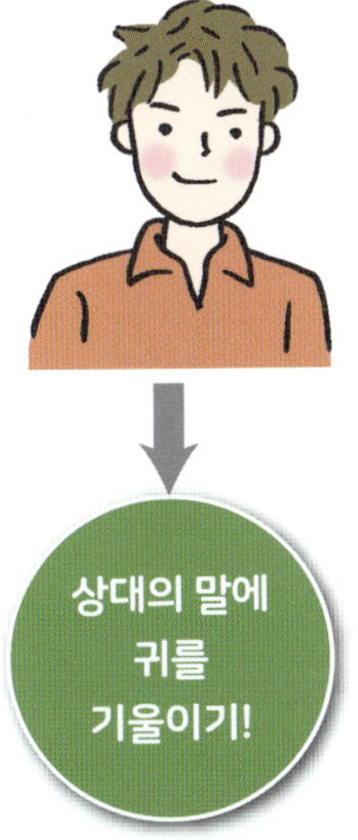

**상대의 말에
귀를
기울이기!**

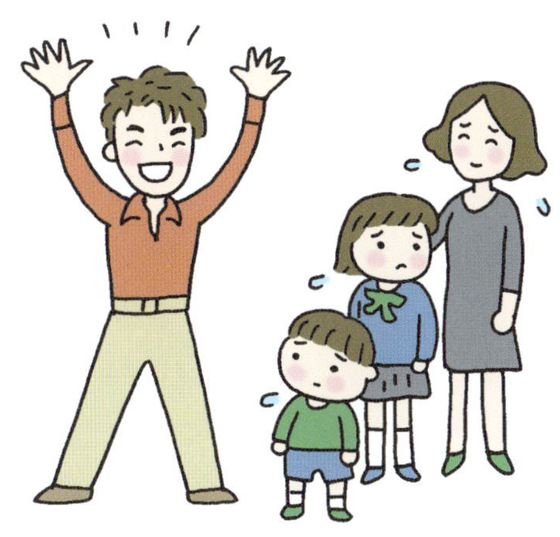

상대가 당신의 말을 받아들였다는 뜻은 아니다.

자신의 마음을 표현하기
어려운 당신에게

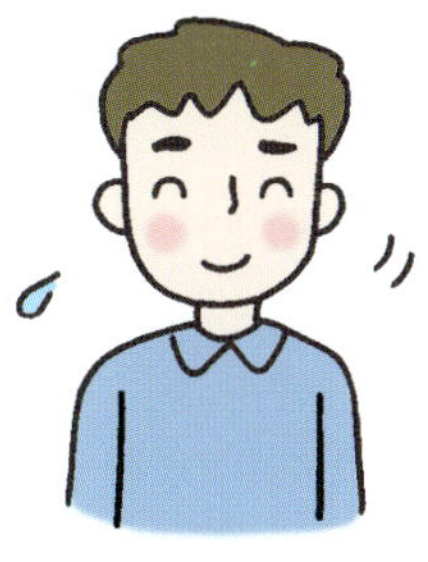

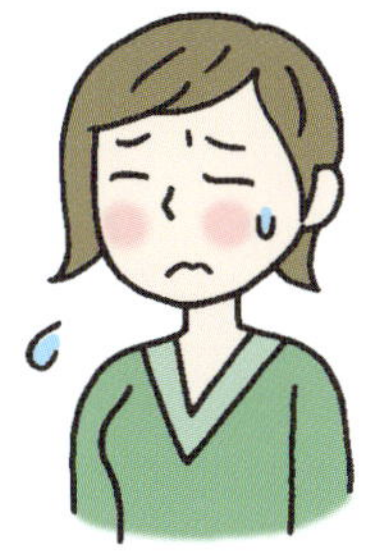

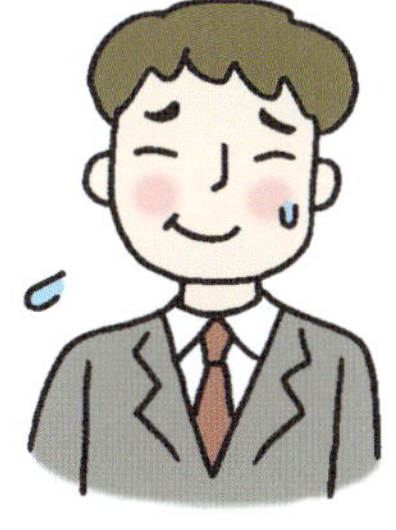

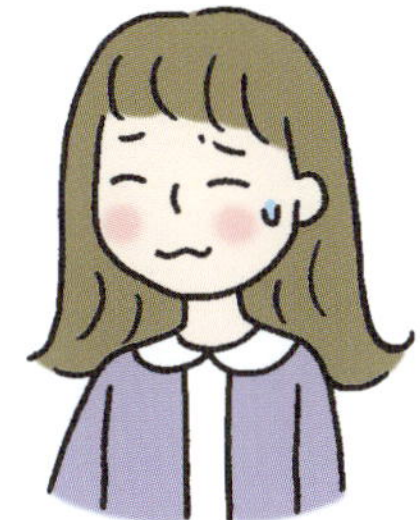

- **메일이나 문자로 전하기**-얼굴을 마주하고 말하기 힘들 때는 글로 표현해 보자.

- **상담사 등의 도움받기** -제3자가 대신 전달하거나 조율해주는 것도 좋은 방법이다.

- **단둘이 천천히 이야기하기**-조용한 환경에서 시간을 갖고 차분히 대화해 보자.

- **시간과 장소를 정해두기** -예를 들어 '일요일 오전 11시에 ○○공원에서 이야기하자.' 처럼 구체적인 약속을 정하면 마음을 안정시킬 수 있다.

ASD 남편에게 아내는 어떻게 대응해야 할까?

아내와 자녀의 마음을 세심하게 헤아리지 못하는 ASD 남편.
이 경우에는 혼자서 감내하기보다 전문가의 도움을 받는 것이 중요하다.

ASD 남편이 아내와 아이의 마음을 알아주지 못할 때

유명 대학을 졸업하고 대기업에 다니며 사회적으로 성공한 남편. 겉으로 보기엔 부러워할 만한 안정된 생활이지만, 아내는 늘 답답하고 마음 한 구석이 허전하다.

남편은 아내의 감정에 공감하거나 위로하기보다는 자신의 요구만 내세우고 아내에게는 냉담하게 대하는 경우가 많다. 이런 결혼생활이 계속되면 아내의 심신에 큰 스트레스가 쌓이게 된다.

때로는 아내가 경제적 자립을 통해 자신의 삶을 지켜야 할 상황도 생길 수 있다. 별거 혹은 이혼이라는 선택을 고려해야 하는 경우도 있다. 이러한 판단은 섣부르게 내리지 말고, 상담사나 가족요법 전문가와 충분히 상의해야 한다.

"말하지 않으면 안 해준다."가 아니라 "말하면 해준다."라고 생각하자

많은 아내들이 "남편은 집안일도 안 하고, 아이도 돌보지 않아요."라고 하소연한다. 하지만 남편에게 '알아서 해주길' 기대하기보다 '구체적으로 말하는 것'이 더 효과적이다. 예를 들어, "좀 도와줘."보다는 "저녁 설거지를 오늘은 당신이 해줄래?"라든가 "아이 좀 챙겨줘."보다는 "오늘은 아이 숙제 좀 봐줘."와 같이 얘기하는 것이다.

직접 말하기 어려울 경우 메모로 전달하는 것이 더 효과적일 때도 있다. 해야 할 일을 명확하게 단계적으로 써서 전하는 것이 좋다. 반대로, 하지 못한 일에 대해 "당신은 도대체 왜 그래!"라고 화를 내거나 꾸짖으면 남편은 위축되거나 방어적으로 반응하여 상황이 악화될 수 있다.

ASD 남편은 종종 아이에게 지나치게 엄격하거나 높은 기대를 강요하는 경우가 있다. 공부나 운동을 '교육'의 일환이라 여기며 과도한 훈육이나 비난으로 아이에게 상처를 주기도 한다. 하지만 이것은 교육이 아니라, 정서적 학대가 될 수 있다. 이럴 때는 학급 담임 교사, (한)의사, 임상심리사, 정신건강상담사, 어린이가정지원센터, 아동상담소, 가족상담소 등과 같은 기관에 전문 상담을 요청하는 것이 좋다. 전문가와 함께 남편의 특성을 이해하고 가정 내에서 아이의 정서가 지켜질 수 있는 방향을 모색해야 한다.

남편에게 바라는 일을 구체적으로 써서 전달하기

알아차리지 못하면 직접적으로 얘기하기

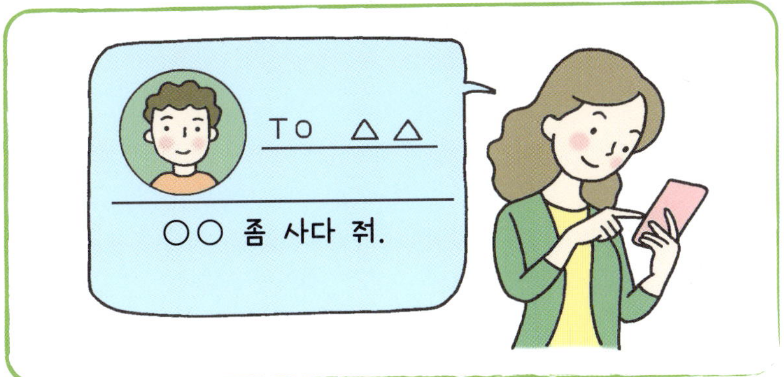

• 메일로 필요한 내용을 명확하게 부탁하기

전문가의 도움을 구하기

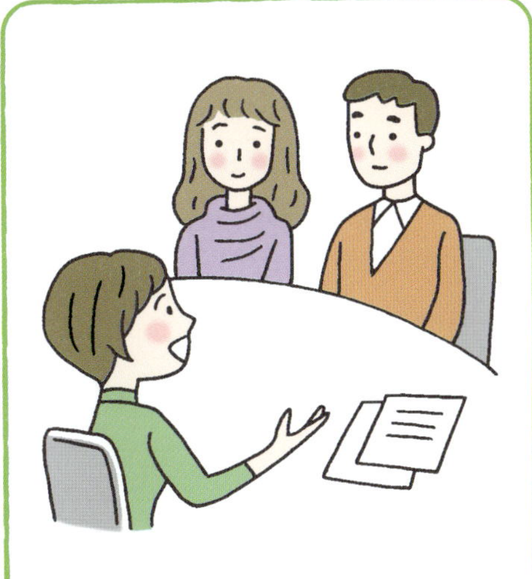

• 아이를 다루는 구체적인 방법을 남편이 의사
  나 상담사로부터 직접 듣게 한다.
• 페어런트 트레이닝(parent training) 프로그램
  에 함께 참여한다.
• 아이와의 대화법, 훈육법 등 실질적인 예시를
  통해서 배우도록 유도한다.

자기 마음을 글로 써서 전달하기

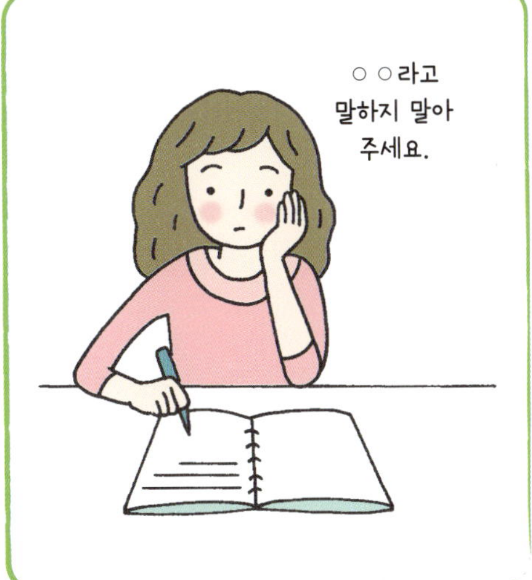

• "~"라고 말하면 "~"라고 느껴져서 괴롭다.
• ○○라고 말하지 말아주세요.
• △△와 대화해 주었으면 합니다.
• 비난받는 느낌이 들어요.
• 내가 푸대접을 받는 것처럼 느껴집니다. 등

ASD 아내에게 남편은 어떻게 대하면 좋을까?

지쳐버린 아내를 돕기 위해서는, 아내의 서툰 점과 아내가 원하는 것을 이해하는 것이 중요하다.

과잉적응으로 열심히 살아왔으나 지쳐버린 아내

ASD 수동형 여성은 어린 시절부터 부모나 교사에게 꾸중을 자주 듣고, 늘 "잘해야 한다"는 압박 속에서 살아온 경우가 많다. 학교나 직장에서도 무엇을 어떻게 해야 할지 몰라 불안에 시달리거나, 억지로 맞추려 애쓰다 몸과 마음이 모두 지쳐버린다. 그 결과, 집안일을 제대로 하지 못하거나, 육아에 의욕과 에너지가 떨어지고, 아이에게 과도하게 엄격하게 대하는 경우도 생긴다.

이럴 때 남편은 아내가 쉴 수 있는 환경을 만들어 주는 것이 중요하다.

예를 들어, 명절이나 긴 연휴에는 남편과 아이만 본가에 다녀오고, 주말이나 휴일에는 남편이 아이를 데리고 외출해 아내가 조용히 혼자만의 시간을 가질 수 있도록 배려하는 것이다. 가족이 모두 집에 있는 날이라도, 아내가 혼자 조용히 머물 수 있는 공간과 시간을 확보해 주는 것이 좋다.

아내가 어려워하는 것과 바라는 것을 이해하기

아내의 부담을 덜어주기 위해 청소나 세탁을 맡아 주고, 식사 메뉴를 함께 정하거나 직접 장을 보는 등 구체적인 도움을 실천한다.

ASD 아내는 변화에 약한 특성이 있기 때문에, 남편이 갑작스럽게 계획을 바꾸거나 충동적으로 행동하면 그 자체가 큰 스트레스가 될 수 있다. 또한 감각 과민성이 있는 경우도 많아, 집 안에서 큰 소리로 말하거나 TV·음악 소리를 높이는 행동은 피하는 것이 좋다.

겉으로 보기에는 아무렇지 않아 보여도 속으로는 깊은 불안과 피로를 안고 있는 경우가 많다. 그 마음을 잘 표현하지 못하고 억누르는 것이 바로 ASD 수동형 아내의 특징이다.

이런 경우에는 의료기관의 상담이나 약물치료를 병행하며 점차 정서적인 안정을 찾아가는 것이 도움이 된다. 한편, 적극형(능동형) ASD 아내의 경우에는 자신의 행동이 가족에게 어떤 영향을 미치는지를 남편이 구체적으로 알려주고, "이렇게 하면 가족이 더 편안해질 거야."와 같이 가정의 조화를 위한 행동 변화를 이해시키는 과정이 필요하다.

남편이 지친 아내를 도와주는 방법

집안일 도와주기

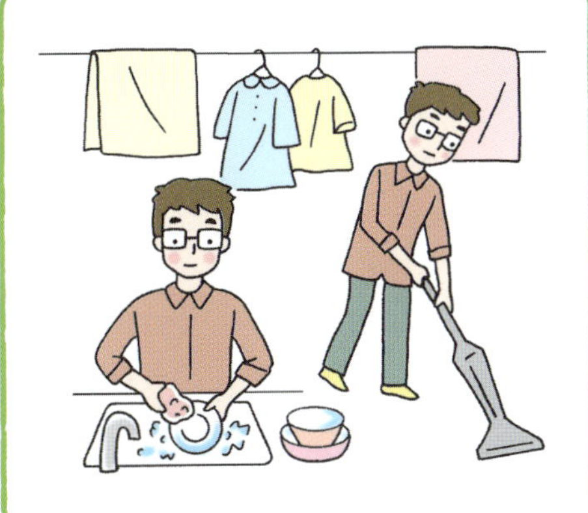

- 설거지, 청소, 빨래 등을 정한 시간에 정한 방식으로 꾸준히 하기

아내를 쉬게 해주기

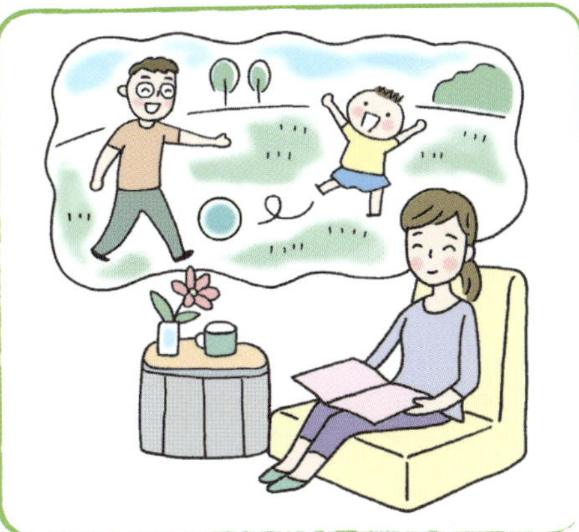

- 휴일은 아이를 공원 등에 데리고 가서 아내는 집에서 편하게 쉴 수 있도록 배려하기
- 명절에 고향에 갈 때는 아내가 가지 않는 선택지도 존중하기
- 평일도 아내 혼자만의 시간을 확보해주기

내면의 괴로움을 알아주기

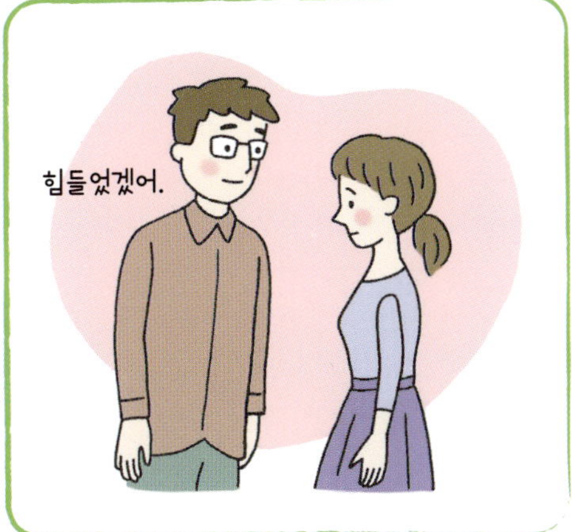

- 겉으로 보기엔 괜찮아 보여도, 그동안 쌓인 아내의 피로와 상처를 이해하려는 태도가 필요
- 완전히 이해하지 못하더라도, 아내가 오랜 시간 상처받아 왔다는 사실을 알아주기

의료기관 등에 같이 가기

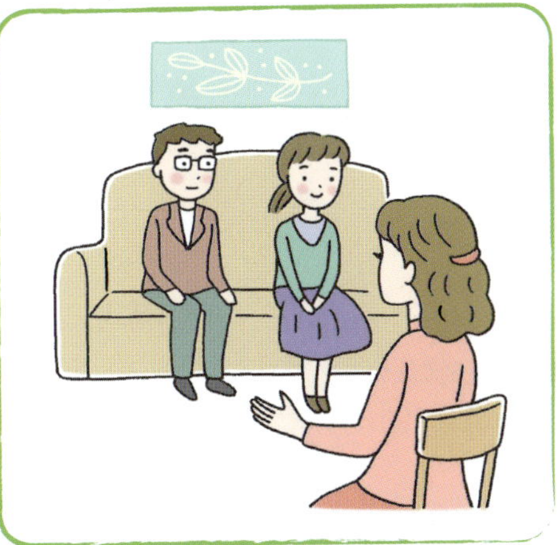

- 부부 카운슬링이나 상담을 함께 받기

부모도 자녀도 ASD일 경우, 부모는 자녀에게 어떻게 해야 하는가?

특성을 가진 아이의 양육을 위해 계획을 세우고 구체적으로 가르치는 등의 지원을 통해 어떻게 양육하느냐에 따라 아이의 미래가 달라진다.

자녀가 발달장애일 경우, 먼저 부모가 '대응법의 기본'을 세운다

ASD 부모는 종종 이렇게 생각하기 쉽다.

"나는 문제없이 살아왔으니, 아이도 별다른 도움이 없어도 괜찮다."

"나도 부모에게 특별한 도움을 받은 적이 없는데, 아이에게 도움주기 싫다."

하지만 지금의 환경은 과거와 다르다.

당신이 어릴 적엔 여러 조건이 우연히 잘 맞아떨어졌을지 모르지만, 당신의 아이가 같은 조건을 가지고 있다는 보장은 없다. 양육 방식을 조금만 바꿔도, 아이의 가정생활과 학교생활은 훨씬 편안해질 수 있다.

계획을 세우고, 구체적으로 가르치며, 시각 자료를 활용하자

ASD 아동은 규칙이나 지시를 언어로만 이해하기 어려운 경우가 많다. 따라서 아이가 해야 할 일에 대해 단계별로 구체적인 방법을 가르치고, 스케줄표나 그림, 글로 시각화하여 보여주는 것이 효과적이다.

예를 들어, "숙제는 여기까지 하면 돼.", "이 일을 먼저 하고, 그 다음에 놀자."처럼 할 일의 우선순위를 명확히 제시해 주어야 한다. 또한, 아이가 해낸 일은 반드시 인정하고 칭찬하기. → "잘했네, 여기까지 해낸 게 대단해." 같은 구체적인 칭찬이 좋다.

꾸짖거나 강압하기보다, 이해할 수 있는 지시를 반복하기

아이가 말을 잘 듣지 않거나, 게으르거나, 자주 짜증을 낸다고 해서 큰소리를 치거나 체벌을 해도 효과는 없다. 아이에게는 단지 두려움만 남고, 결국에는 반항심이나 무력감으로 이어질 수 있다. 이런 방식은 "나는 나쁜 아이야."라는 자기부정감,

가족이나 친구에게 같은 행동을 되풀이하는 패턴으로 발전하기 쉽다. 따라서 부모의 요구 수준이 지나치게 높지 않은지 점검하고, 아이가 이해할 수 있는 말로 차분히, 여러 번 반복해서 가르치는 것이 중요하다.

ASD인 아이 지원하기

구체적으로 가르치기

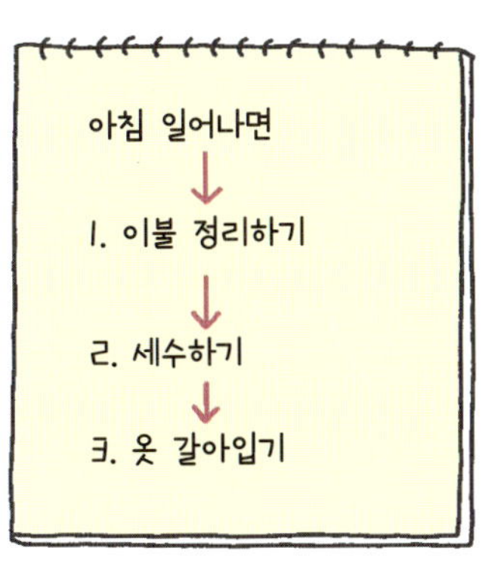

- 순서표를 만들기
- 규칙을 알기 쉽게 가르치기

계획을 정리하기

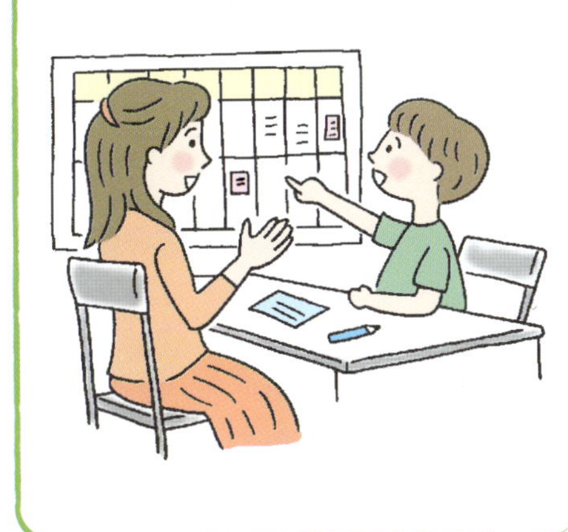

- 일정을 적어두기
- 공부 등의 계획을 세우기

시각을 사용하기

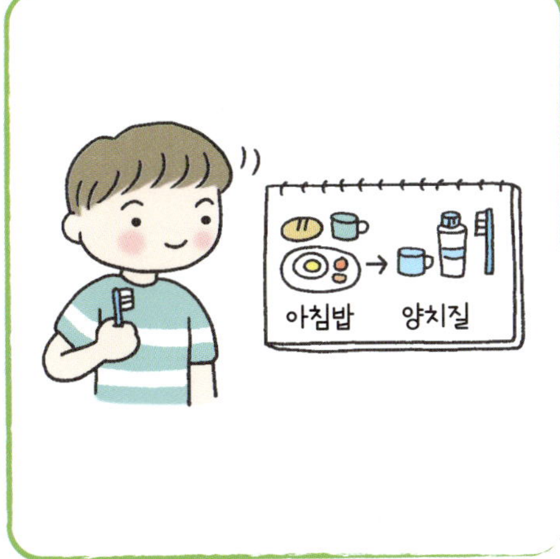

- 그림을 이용하기
- 사진으로 순서를 보여주기

여러 유형의 ASD가 있다

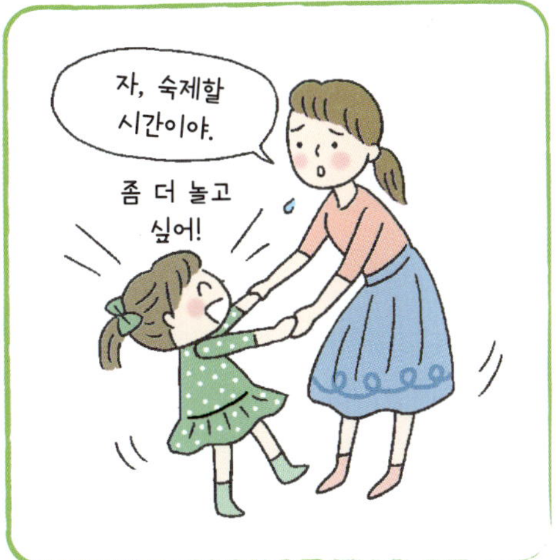

- ASD라도 대응방법은 각양각색
- 우리 아이는 다른 유형일 수도 있으므로
  이해하기

주변에서 할 수 있는 ASD인 사람에 대한 지원

ASD인 사람은 시각적인 정보를 통해 이해하는 능력이 뛰어나므로, 리스트, 메일, 계획표, 일정표 등을 활용하여 앞을 내다볼 수 있게 해주는 지원이 매우 효과적이다.

더 구체적이고 명확하게 보이게 하자

ASD의 특성에 맞는 지원 방식은 다음 세 가지이다. 상황에 따라 이 세 가지 기본 원칙으로 돌아가 가장 적절한 지원 방법을 찾는 것이 중요하다.

■ 시각적인 지원

ASD인은 흔히 Visual Thinker — 즉 "보고 생각하는 사람"으로 불린다. 따라서 듣기보다 눈으로 보는 정보를 훨씬 잘 이해한다.

- 설명할 때는 말로 장황하게 하기보다, 글이나 그림으로 정리해서 보여준다.
- 종이에 상황, 일정, 해야 할 일 목록, 소지품 리스트 등을 써서 시각적으로 제시한다.
- "몇 번을 말해도 안 듣는다"가 아니라, "보여주면 이해한다"는 방식으로 바꾼다.
- 이메일이나 문자도 효과적이다 — 시각적 정보로 남기면 혼동이 줄어든다.

■ 전망을 미리 보여주기

계획표나 일정표를 활용해 앞으로 일어날 일을 미리 알려주는 것이 중요하다. 일반인에게는 자명한 일도 ASD인 사람에게는 불안의 원인이 될 수 있다.

예를 들어,

- 여행 계획표를 미리 만들어 어디서 무엇을 하는지 명확히 하기
- 손님이 오는 날은 "누가 무엇을 할지" 역할표로 정하기
- 집 안 지도나 물건 배치도를 그려서 두는 위치를 라벨로 표시하기
- 아이의 운동회 등 행사 때는 미리 역할 분담표를 만들어 공유하기
→ 이렇게 사전에 '전망'을 밝히면 가정 내 혼란과 갈등을 크게 줄일 수 있다.

■ 구체적인 절차로 알려주기

"무엇을, 언제, 어떻게" 해야 하는지를 매뉴얼 형태로 구체적으로 제시해야 한다.

- 누구나 그 매뉴얼을 보면 바로 실행할 수 있을 정도로 상세히 작성하기
- "예상 밖의 상황이 생기면 어떻게 해야 하는지"까지 대처 방안을 포함하기
- "이 정도는 말하지 않아도 알겠지"라는 생각을 버리고, 모든 것을 명확히 전달하기

ASD에 대한 지원의 3가지 기본 원칙

1 시각적인 지원

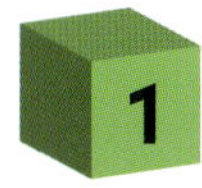

Visual Thinker = 보고 생각하는 사람

대화도 말로만 하는 것이 아니라 **글로 쓰거나 그림을 그리는 것도 도움이 된다.**

해야 할 일의 목록

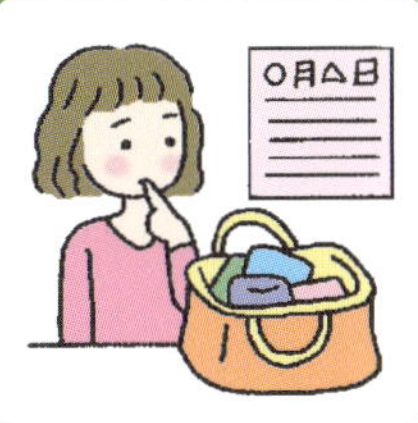

소지품의 목록

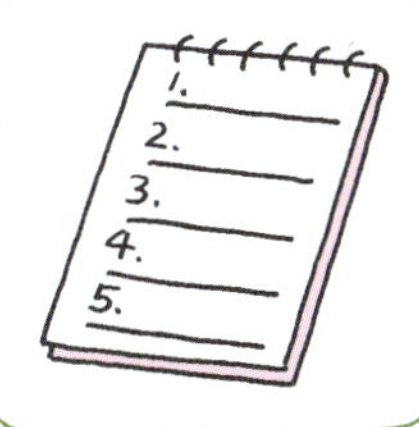

절차표 등

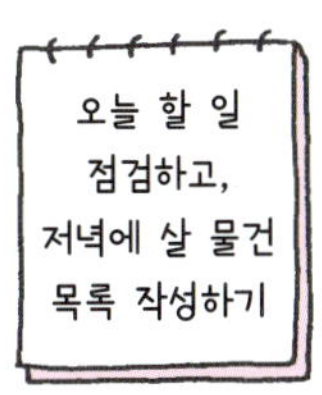

To Do list

2 전망을 미리 보여주기

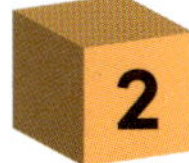

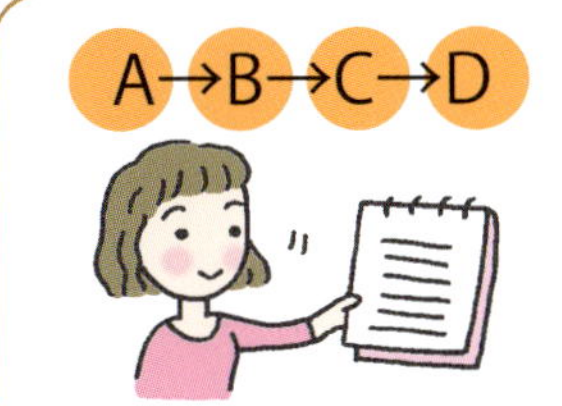

하는 순서를 보게 하기

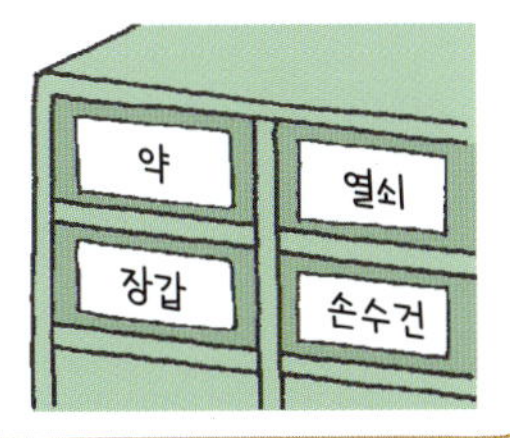

서랍 등에 무엇을 넣어야
하는지를 붙여놓기

1년간의 대략적인 예정

3 구체적인 절차로 알려주기

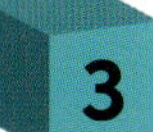

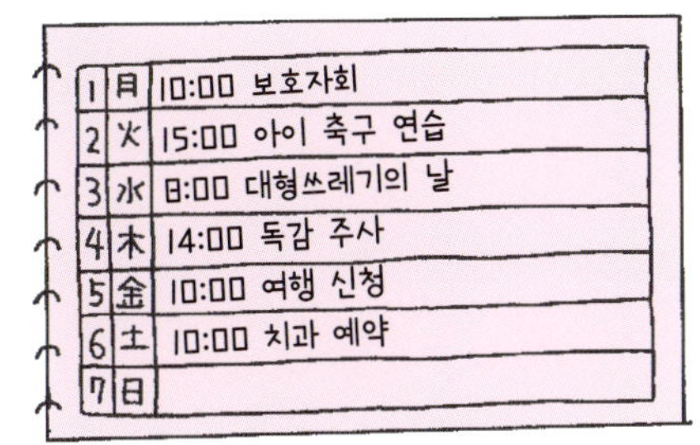

스케줄표로 써놓기

상세한 예정표

예민한 감각에 대한 대책

감각의 과민함은 당사자 자신만이 느낄 수 있는 고통이기 때문에, 주변 사람들에게 제대로 설명하고 이해를 얻는 것이 매우 중요하다.

먼저 주변 사람들과 상의하여 이해를 구한다

감각 과민은 ASD인의 일상생활에 큰 영향을 미친다.

■청각

감각이 과민한 사람은 편안히 있을 수 있는 곳을 어딘가에 확보해놓고 가끔 거기서 마음을 놓는 것이 필요하다. 식사 시간에도 억지로 모두 함께 먹지 말고 조용한 곳에서 혼자 도시락을 먹고 한가하게 지내는 것도 좋다.

가정에서는 평안히 쉴 수 있는 방을 확보한다. 아이들이 시끄러울 때는 "시끄러워!"라고 야단치기보다 "여보, 머리가 아프니까 잠깐 침실에서 쉴게"라고 말해놓고 자기 방에서 조용하게 지낸다. 귀마개나 헤드폰을 쓰는 것도 좋다.

■시각

모자나 선글라스로 빛을 조정한다. 사람에 따라서는 실내에서도 색안경이 필요할 때도 있다.

형광등이나 LED 전등 등에서는 빛이 불안정하고 불쾌한 자극이 될 수도 있으므로 자기가 편히 쉴 장소에서는 백열등을 쓰는 것도 좋다. 컴퓨터 등에 블루 라이트 컷의 액정보호필름을 붙이는 것도 효과적이다.

■촉각

사람의 접촉에 민감한 경우, 성생활이나 신체 접촉에 대해 솔직하게 대화하는 것이 필요하다. 한쪽이 일방적으로 인내해야 한다면, 결국 관계에 균열이 생긴다. 또한 의류의 감촉에도 예민하여, 면처럼 부드러운 소재 외에는 불편함을 느끼는 사람도 많다. 일부는 "옷을 입고 있는 것보다 벗고 있는 것이 더 편하다"고 느낄 정도다.

감각 과민을 억누르거나 참으려 하면 심신이 모두 지치고 건강이 악화될 수 있다. 무리하지 말고 자신이 편안함을 느낄 수 있도록 환경을 조정한다. 필요할 경우 가족, 직장 동료 등 주변 사람들에게 이해와 배려를 요청하는 것이 좋다.

예민한 감각에 대한 대책

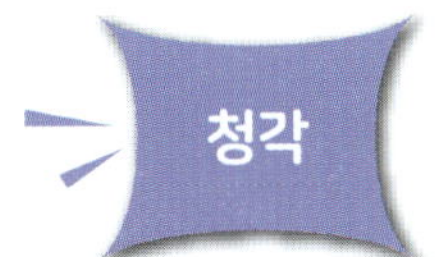

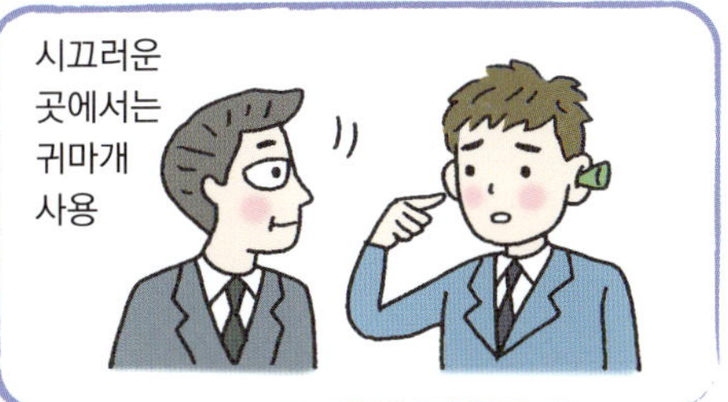

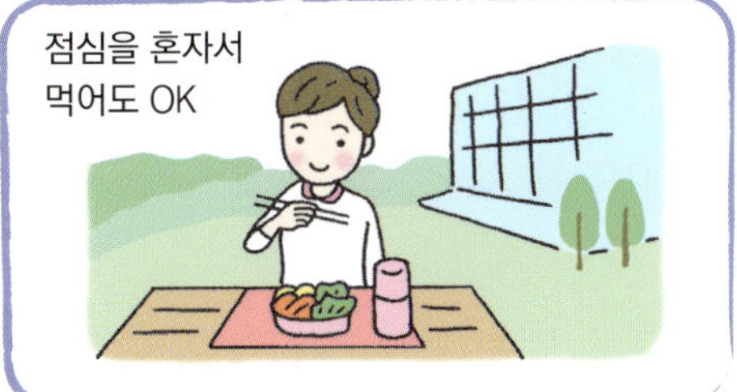

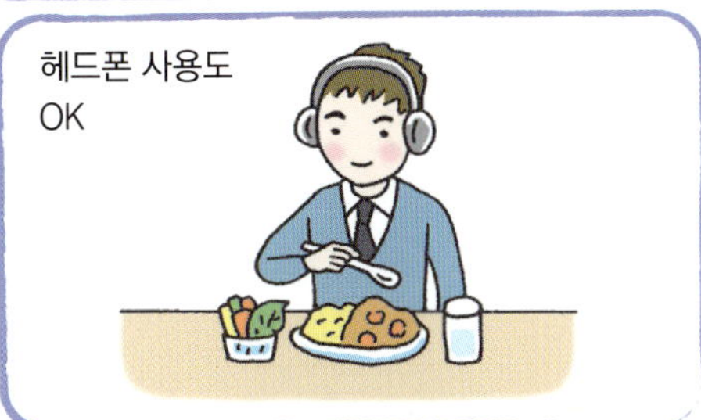

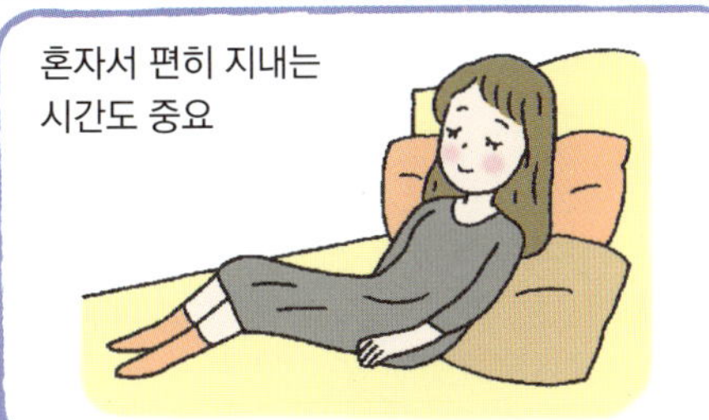

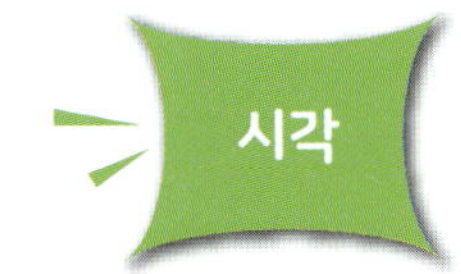

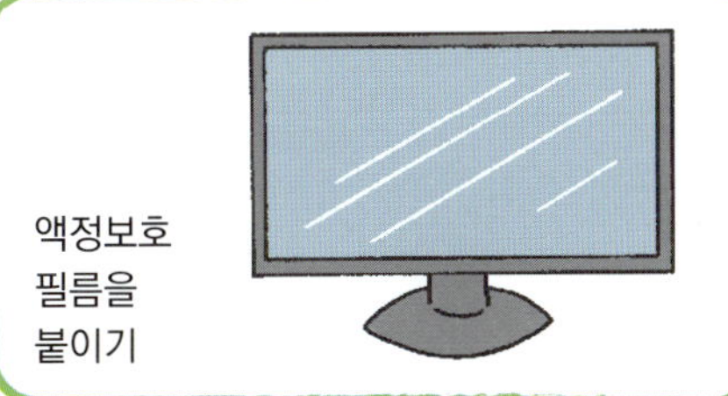

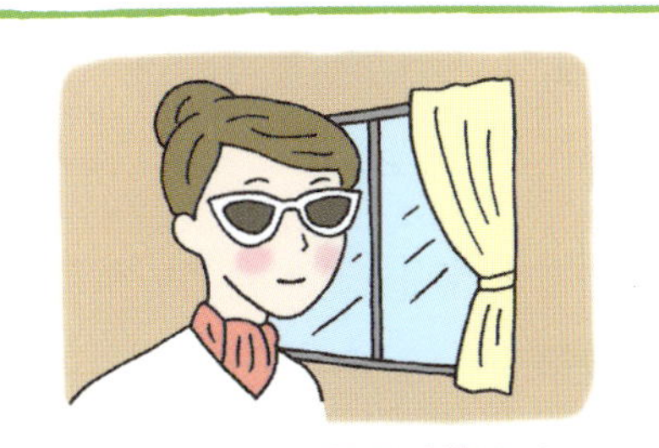

눈 부신 빛, 컴퓨터의 빛을 막는 방법을 강구

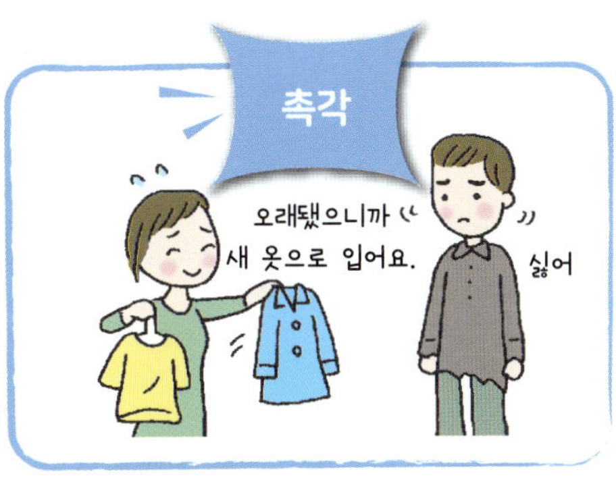

마음에 든 착용감의 옷을 여러 벌 준비해두기

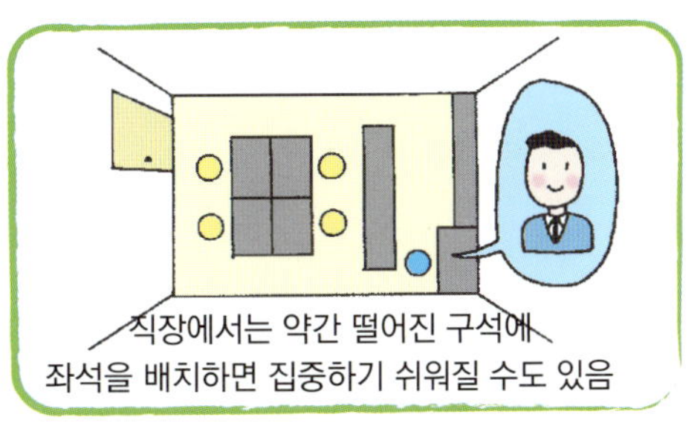

직장에서는 약간 떨어진 구석에
좌석을 배치하면 집중하기 쉬워질 수도 있음

마감 기한을 지키기 – 우선 완성을 목표하기

우선 기한 내에 전체적인 틀을 갖추는 것을 의식한다.
아직 시간이 남는다면, 그때 세부적인 부분을 다듬는 것이 좋다.

세부적인 내용에 너무 구애받지 말고, 먼저 전체를 완성하자

ASD 성향이 있는 사람은 일을 제대로 완성하고 싶은 욕구가 강해, 세부 사항 하나하나에 신경을 쓰거나 완벽하게 마무리하지 않으면 마음이 불편해져 불필요하게 많은 시간을 들이는 경우가 있다. 물론 전체의 질을 높이는 것도 중요하지만, 기획서나 보고서는 '기한 내에 제출'하는 것이 무엇보다 중요하다. 내용이 다소 미흡하더라도 "일단 완성하는 것"을 우선 목표로 삼자. 전체 구조가 어느 정도 완성되면, 남은 시간을 활용해 세부를 다듬는 것이 훨씬 효율적이다. 이때는 실제 제출기한보다 조금 빠른 '자기만의 마감일'을 미리 설정해 두는 것이 좋다. 또한, 자신이 하고 있는 작업이 전체 중 어느 단계에 있는지 진척 상황을 시각적으로 확인하고, 가능하다면 상사나 동료와 정기적으로 진행 상황을 점검하는 것도 도움이 된다.

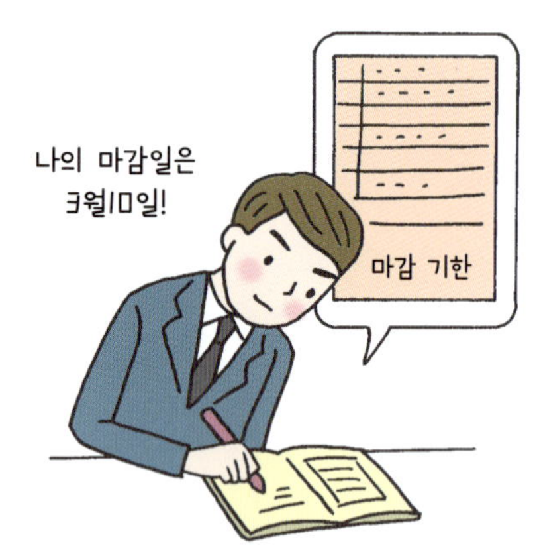

객관적인 입장의 타인의 조언을 활용하자

프로젝트나 계획을 진행하다 보면 자신의 시야가 좁아져 전체를 객관적으로 보기 어려워질 때가 있다. 그럴 때는 다른 사람에게 의견이나 피드백을 구하는 것이 유익하다.
예를 들어,

• "너무 세부적인 것에 집착하고 있는 것 같아요."
• "중요한 포인트가 빠져 있어요."
와 같은 객관적인 조언이 문제 해결의 실마리가 될 수 있다.

완벽을 추구하지 말고, 우선 '완성'을 목표로 하자

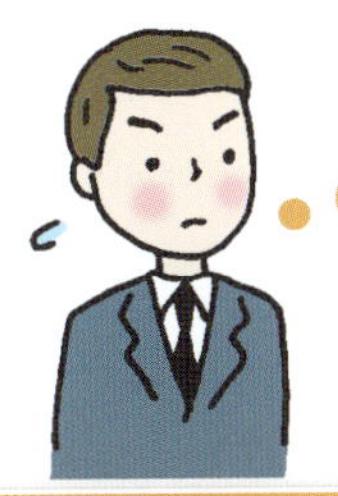

이렇게 생각해 보자

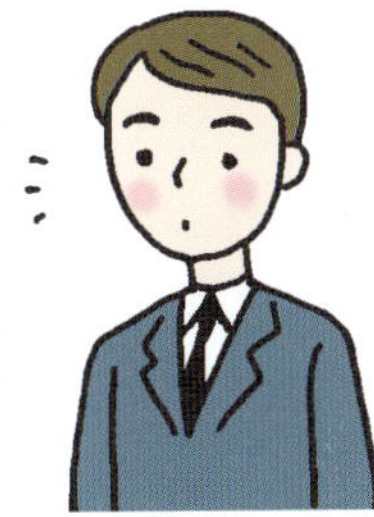

세부, 완성도 << 마감기한을 지키기

어느 정도의 완성도로 마감까지 제출하는 것이
우선 제1의 목표

이렇게 계획을 세워보자!

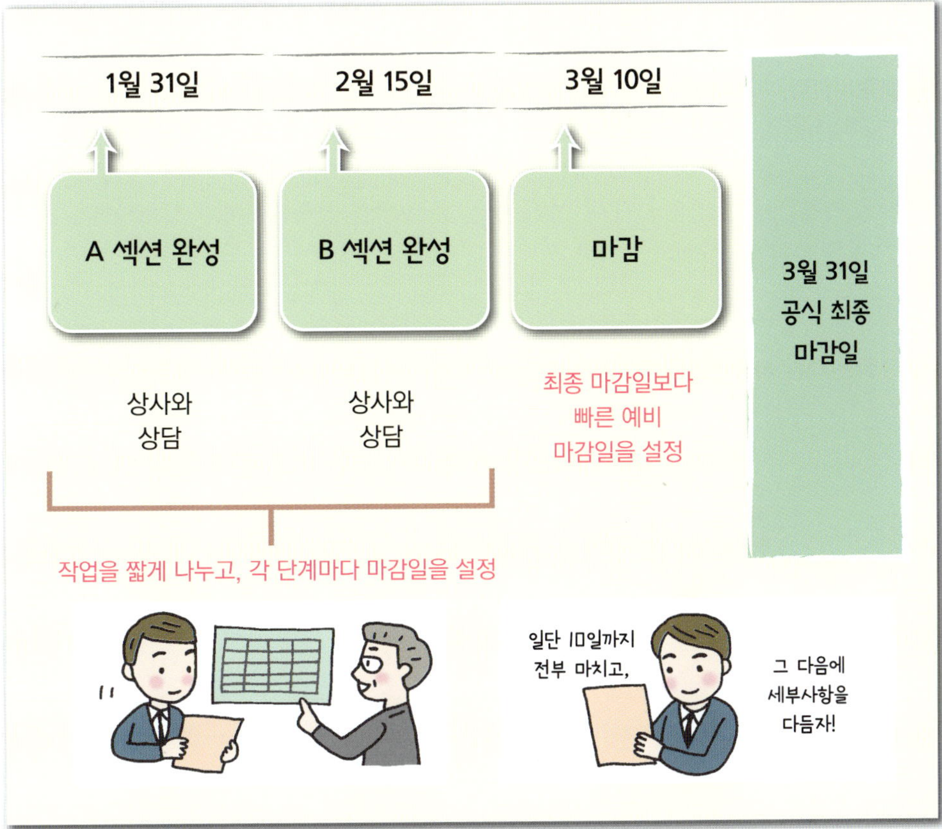

고집과 잘 지내는 법

고집과는 잘 지낼 필요가 있다.
특히 다른 사람을 휘말리게 하는 고집 불통의 경우 상대에 대한 배려가 필요하다.

고집이 있어도 괜찮지만, 다른 사람에게도 배려해야

ASD 성향이 있는 사람은 자신이 좋아하는 일이나 물건, 활동에 강한 고집을 갖는 경우가 많다. 그것이 타인에게 피해를 주지 않는 범위라면 문제없지만, 주변 사람의 생활이나 감정에 영향을 미친다면 조절이 필요하다.

특히 직장에서의 긴장이나 갈등이 가정에서 터져 나오기 쉬우므로, 고집과 잘 공존하면서 가정 내의 조화와 평온을 지키는 연습이 필요하다.

■ 차선책을 준비한다.

예를 들어 "계획 A를 꼭 하고 싶다!" 하더라도 "A가 안 되면 B도 괜찮아."라고 생각할 수 있는 대안적인 선택지를 마련해 두는 연습을 하자. 이런 사고의 유연함이 스트레스를 줄이고 관계를 부드럽게 만든다.

■ 자신의 고집은 다른 사람에게 중요하지 않을 수도 있다

고집은 "내가 좋다고 생각하는 방식대로 하고 싶다"는 욕구이지만, 다른 사람에게는 그것이 전혀 중요하지 않은 일일 수도 있다.

예를 들어, 당신이 플라스틱 모델을 수집하는 것을 좋아한다고 하자. 그것이 자기 방 안에 한정되어 있다면 가족도 문제 삼지 않겠지만, 거실이나 복도까지 차지한다면 가족에게는 불편과 부담이 된다. 따라서 자신의 영역 안에서만 즐기는 선을 지키는 것이 좋다.

■ 타인을 휘말리게 하는 고집은 피하자

예를 들어, "정해진 시간에 꼭 이렇게 해야 해!"라는 고집을 가족에게까지 강요하면, 가족의 생활 전체가 불편해진다. 또 "우리 아이는 반드시 ○○ 대학 부속 중학교에 가야 한다" 라는 식의 고집은, 아이의 희망과 능력을 무시하고 결국 아이의 인생을 억누르는 결과로 이어질 수 있다.

고집과 잘 지내는 법

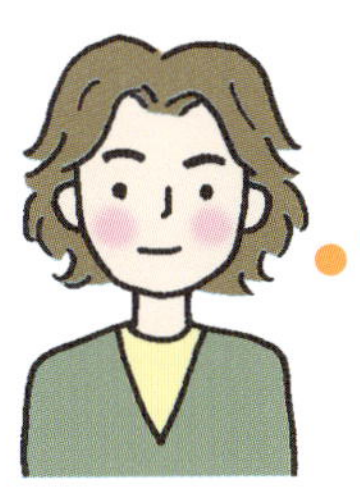

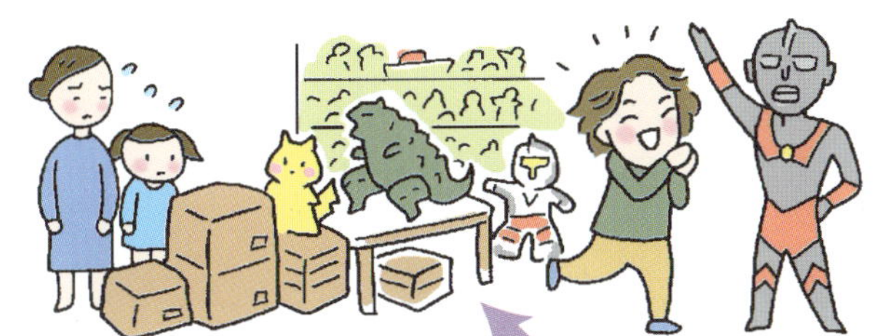

늘어나는 컬렉션

자기 자신의 고집

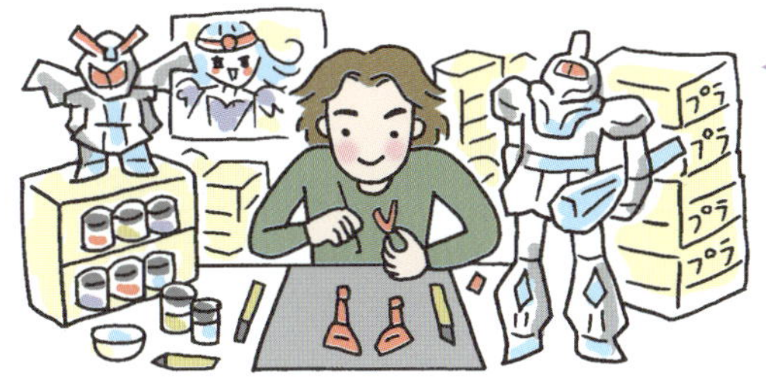

몰두하고 있는 취미

가족의 시선

- 쌓이는 짐
- 돈 낭비
- 시간 낭비

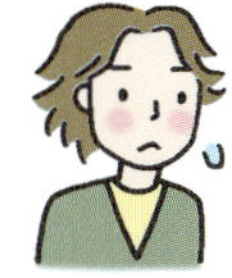
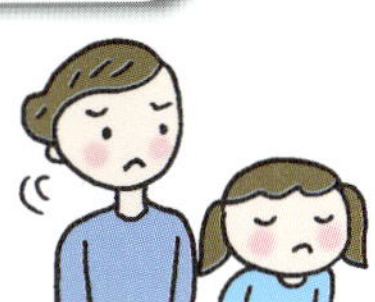

다른 사람에게는 소중하지 않다는 사실을 받아들이자

- "우리 아이는 ~이 되어야 해."
- "남편은 ~해야 해."
- "아내는 ~해야 해."

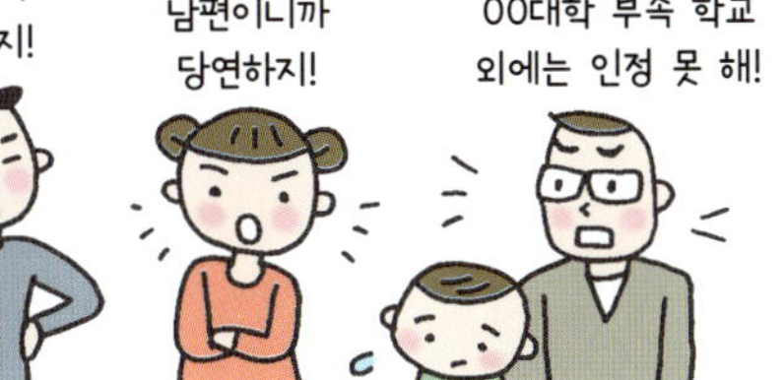

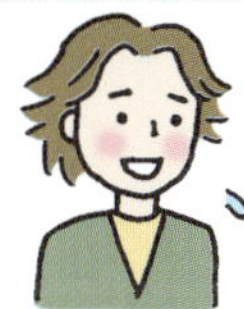
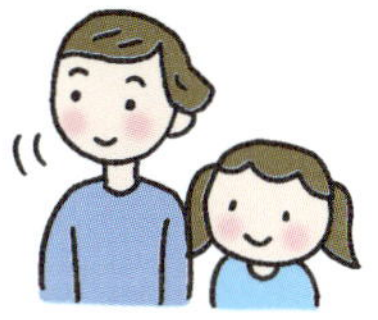

감정의 폭발이나 멜트다운(Meltdown)을 예방하려면

먼저 무엇에 대해 불만이나 분노를 느끼고 있는지 원인을 정확히 파악하는 것이 첫 걸음. 또한 수면·식사·휴식 등 기본적인 생활 리듬을 안정시키는 것도 큰 도움이 된다.

매일 최선을 다하기 때문에 때로는 감정이 폭발한다

ASD 성향의 사람은 일상에서 늘 긴장하고 노력한다. 그러나 다음과 같은 상황에서 스트레스가 점점 누적된다:

- 상대의 말을 있는 그대로 받아들여서 빈말이나 농담을 오해함
- 문자 이외의 의도를 파악하지 못함
- 사회적 상황에서 요구되는 암묵적인 규칙을 이해하지 못함

이런 상황들이 반복되면 정신적 부담이 커지고, 본인은 억누르고 참으려 하지만 결국 한계에 도달하게 된다. 그래서 어느 순간 감정이 폭발하거나 격노상태에 들어날 수 있다.

- 회사에서는 갑자기 패닉을 일으키거나,
- 상사에게 반항적 태도를 보이기도 한다. 이후 제정신을 되찾지 못한 채 체면을 잃고, 그 행동 때문에 오히려 주변 사람들에게 기피를 당하기도 한다.

감정이 격노 상태가 되면 본래 능력도 정지해 버린다

한 번 감정이 폭발하거나 격노 상태에 들어가면, 평소에는 잘하던 일조차 제대로 수행할 수 없고 판단력과 집중력이 급격히 떨어진다. 이 시기에는 억지로 일을 하거나 자기 자신을 탓하는 것이 오히려 상황을 악화시킨다. 즉시 휴식하고 안정감을 되찾는 것이 최우선이다.

몸 상태를 안정시킨다, 생활 리듬을 안정시킨다

감정이 무너지기 쉬운 대부분의 경우는 신체적 피로나 정신적 과로가 누적되어 있을 때다.
이를 예방하려면 다음을 실천한다:

- 일정한 수면 시간 확보
- 규칙적인 식사 습관 유지
- 무리하지 않는 일과 조정
- 자신을 이해해주는 상담자나 지지자 확보

감정 폭발의 메커니즘을 스스로 완전히 이해하지 못할 수도 있다. 따라서 가능하면 전문가와의 정기적인 상담 및 치료를 통해 자신의 감정 패턴을 점검하고 조절하는 연습을 하는 것이 좋다.

감정의 폭발, 멜트다운(Meltdown)을 예방하려면

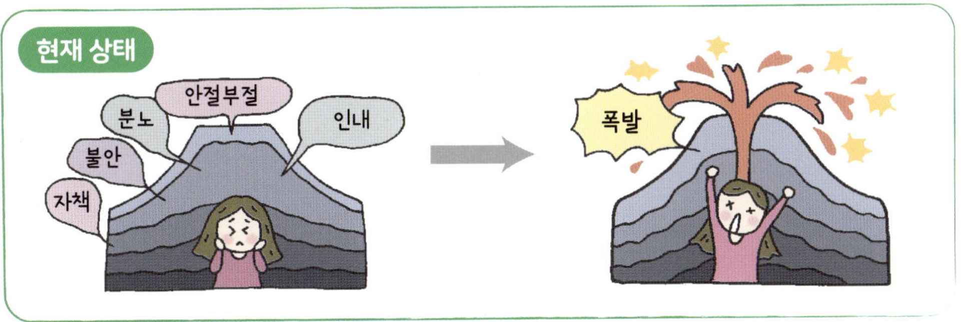

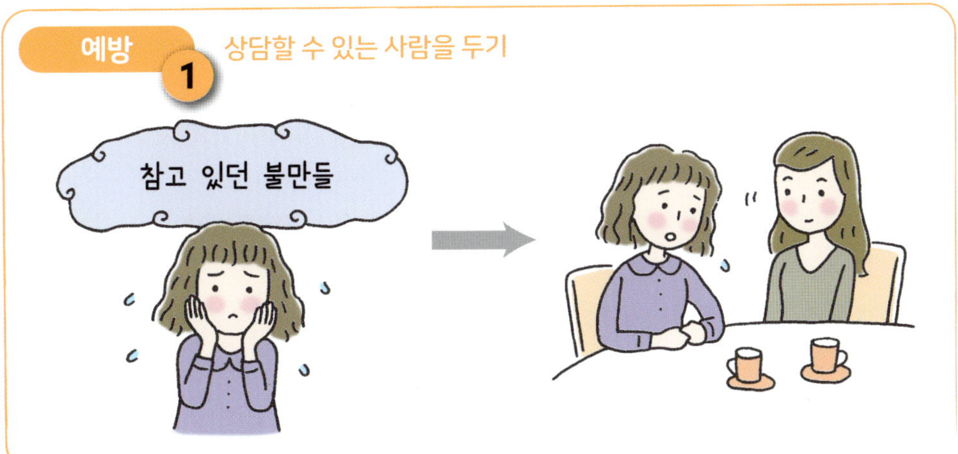

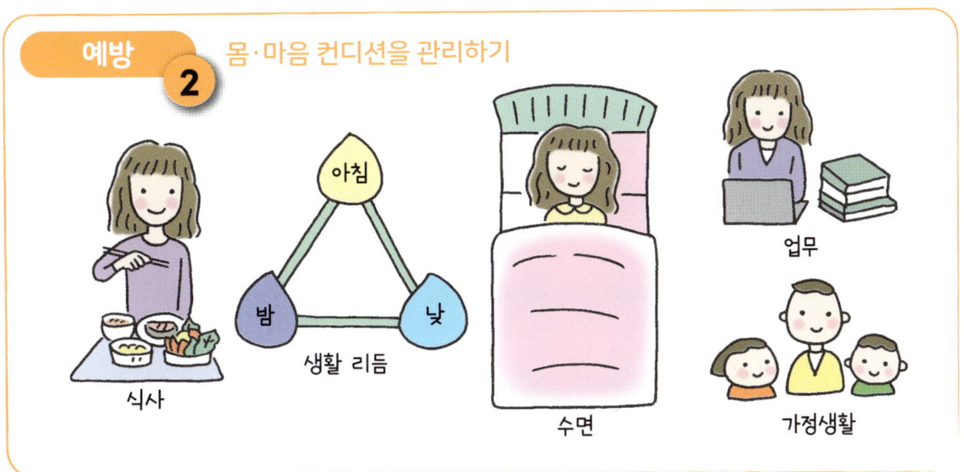

플래시백(Flashback)을 돌보는 법

괴로운 기억이 생생하게 떠올라도 그것은 과거의 일이다.
"이제 지난 일. 지금은 괜찮아."라고 종이에 써서 때때로 읽어본다.

과거의 기억이 갑자기 생생하게 떠오를 때

플래시백(flashback)이란, 과거의 경험이 어떤 작은 계기로 갑자기 되살아나는 현상을 말한다.
그 기억은 매우 선명하며, 마치 지금 일어나고 있는 일처럼 느껴지는 경우도 있다. ASD 성향의 사람들은 특히 과거의 괴로운 기억을 매우 자세히, 감각적으로 생생히 기억하는 경향이 강하다. 그래서 예전에 느꼈던 두려움, 수치심, 분노 같은 감정이 현재의 상황에서도 다시 되살아나 마음이 크게 흔들리곤 한다.
예를 들어,

"어릴 적 부모님께 심하게 혼나서 무척 괴로웠다. 하지만 지금은 독립해서 따로 살고 있다. 이제 부모를 두려워할 필요도 없고, 나는 안전하다."
이렇게 문장으로 써서 벽이나 수첩에 붙여두고 필요할 때마다 눈으로 읽으며 스스로에게 되새기는 것이 좋다.
→ 생각을 글로 쓰면 머릿속에서 반복되는 사고(부정적 이미지)와 감정을 분리할 수 있다. 이는 '사고의 외재화(Externalization)' 효과로, 플래시백의 강도를 완화시켜 준다.

심리치료와 약물요법도 효과적이다

플래시백이 잦거나 일상생활을 어렵게 만들 경우에는 전문적인 심리치료나 약물치료가 도움이 된다.

■심리치료
- 언제, 어떤 상황에서 플래시백이 일어나는지를 기록하고 분석하기
- 원인을 파악한 뒤, 재발을 막는 대처 전략을 함께 세우기
- 위기 상황에서 사용할 수 있는 대응 메모나 문장을 적어 휴대하기

■EMDR (안구운동 민감소실 및 재처리 요법)
- 치료자의 손가락 움직임을 눈으로 따라가며 좌우 교대 자극을 받는 기법

- 뇌가 트라우마 기억을 다시 처리하게 하여 감정의 강도를 완화시킴

간단한 자기 진정법으로는, 양팔을 가슴 앞에서 교차시켜 좌우 가슴을 가볍게 두드리는 "버터플라이 허그(Butterfly Hug)"도 있다. 스스로를 안정시키고 신체 감각을 회복하는 데 효과적이다.

■약물치료
불안, 긴장, 수면장애 등 플래시백과 함께 나타나는 정신적 불안정 상태를 완화하는 데 도움이 된다. 정신건강의학과 전문의의 처방 아래, 심리치료와 병행하면 더 큰 효과를 볼 수 있다.

플래시백(flashback)을 돌보는 법

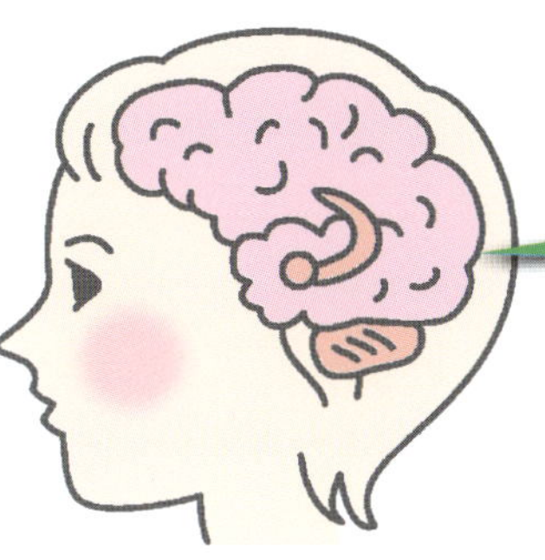

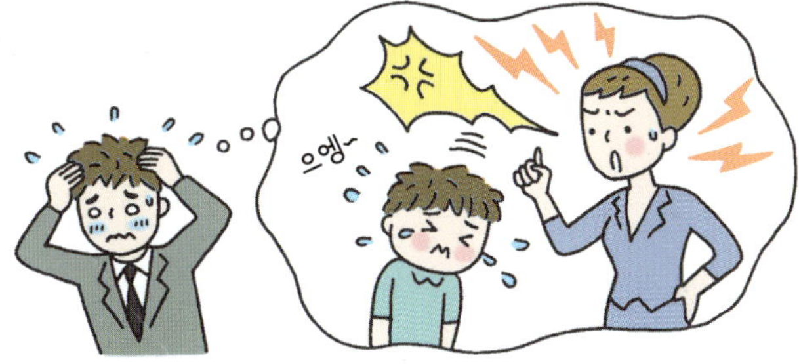

플래시백을 줄이기 위하여

1 종이에 써서 가끔 읽어보기

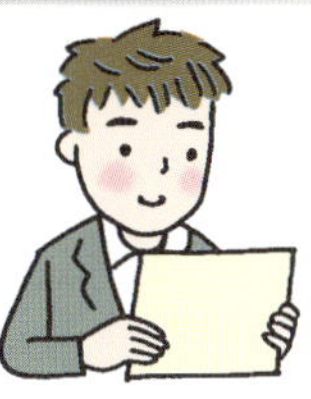

그것은 3년 전에 있었던 일이다.

지금의 나를 위협하는 것이 아니다.

나는 매일 노력하고 열심히 일하고 있다.

지금은 괜찮다.

안심하고 불안에 휩싸이지 말자.

2 심리치료(상담)를 받아보기

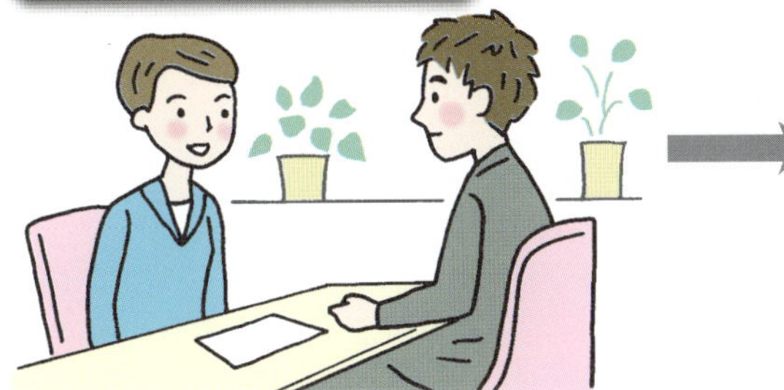

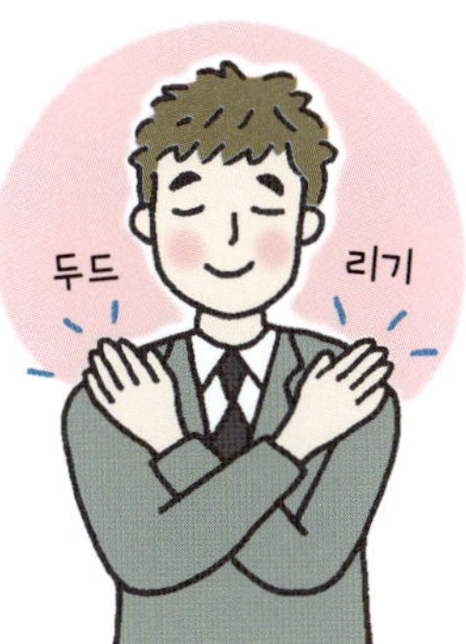

변화에 대응하기 위해서는

변화에 잘 적응하기 위해서는 정보를 충분히 수집하고, 상황을 예측할 수 있는 전망을 세우는 것이 중요하다. 무엇이 일어날지 알 수 있다면 불안이 줄고 마음이 한결 편안해진다.

■ 정보를 모으고 시뮬레이션 해둔다

ASD 특성을 가진 사람에게는 새로운 일이나 환경 변화가 특히 큰 부담이 될 수 있다. 예측 불가능한 상황은 불안을 증폭시키고, 긴장이나 회피 반응을 일으키기 때문이다. 그래서 새로운 일을 앞두고 있다면, 가능한 한 "정보를 미리 수집하고, 머릿속으로 시뮬레이션" 해두는 것이 좋다.

- 자신이 경험해보지 않은 일이라면 경험자에게 묻기 → 동료, 상사, 친구 등에게 실제 상황과 조심할 점을 들어본다.
- 상담사나 심리치료사에게 대처 전략과 선택지에 대해 상담하기→ "만약 이런 일이 생기면 어떻게 대응하면 좋을까?"를 구체적으로 상상해 본다.

이처럼 새 환경에서 무엇을, 어떻게, 언제 할지 구체적으로 파악해 두면 변화에도 훨씬 유연하게 대응할 수 있다.

■ 변화가 예측될 때에는 일정을 줄이고, 몸 상태를 관리한다

이사나 전직처럼 인생의 큰 변화를 앞두고 있을 때에는 그 전후로 불필요한 일정이나 약속을 최대한 줄이는 것이 좋다.

- 사람과의 약속, 교제, 학원 수강 등은 잠시 미루기
- 하루 일정에 여유를 두고 충분한 휴식을 확보하기

변화 자체는 피할 수 없지만, 그 영향력을 최소화하기 위해서는 체력과 컨디션을 안정시키는 것이 가장 중요하다.

■ 변화가 겹치지 않도록 조정한다

ASD 성향이 있는 사람에게 복수의 변화가 동시에 일어나는 것은 매우 큰 스트레스 요인이 된다.
예를 들어,

- 이사와 전직을 같은 시기에 진행하지 않는다.
- 아이의 신학기와 자신의 근무지 이동이 겹치지 않게 조정한다.

즉, 하나의 변화에 집중할 수 있는 여유를 확보하는 것이 핵심이다. 이렇게 하면 부담이 줄고, 새로운 상황에도 점진적으로 적응할 수 있다.

변화에 대응하기 위해서는

1 새로운 일에는 정보수집

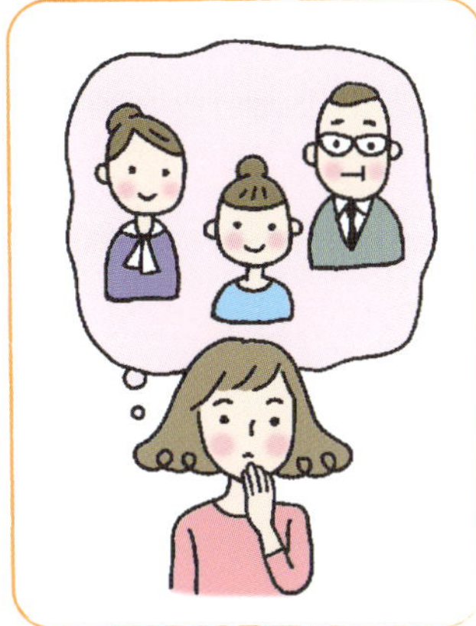

동료, 상사, 친구에게 물어보기

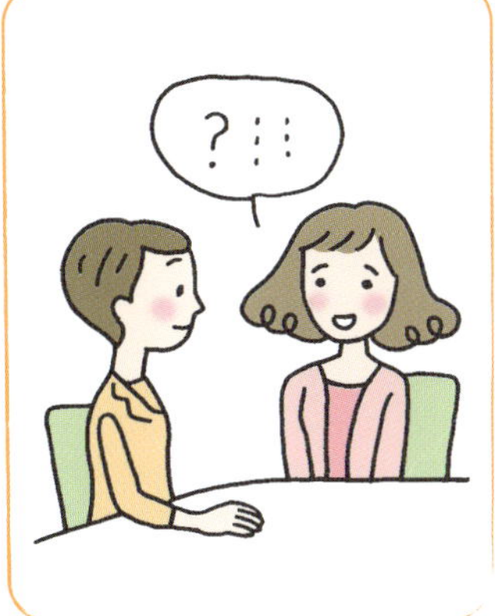

상담사에게 묻고 상담하기

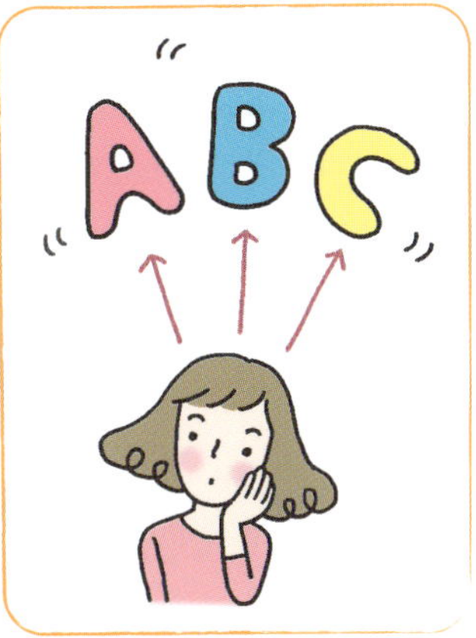

선택지를 생각해두기

2 변화를 최소한으로

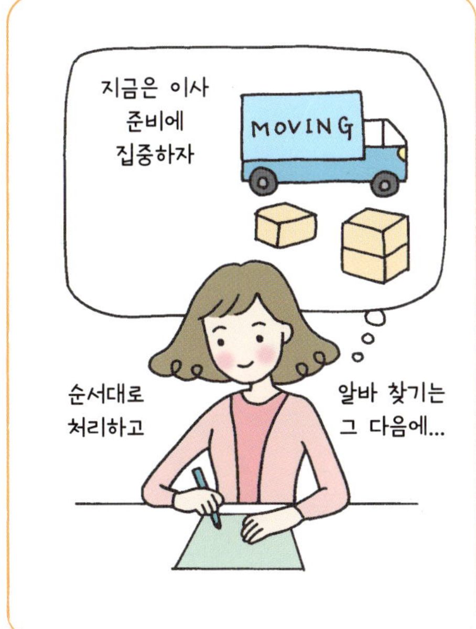

여러 변화가 겹치면 손을 쓸 수 없으므로
변화는 최소한으로 줄이기

3 몸 상태, 정신면의 관리

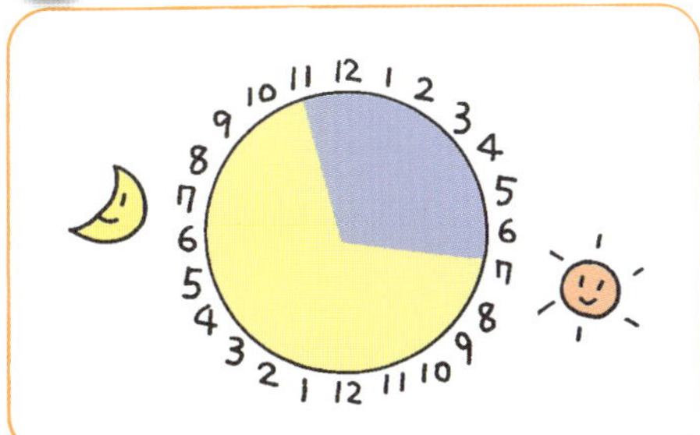

생활 리듬을 안정시키기

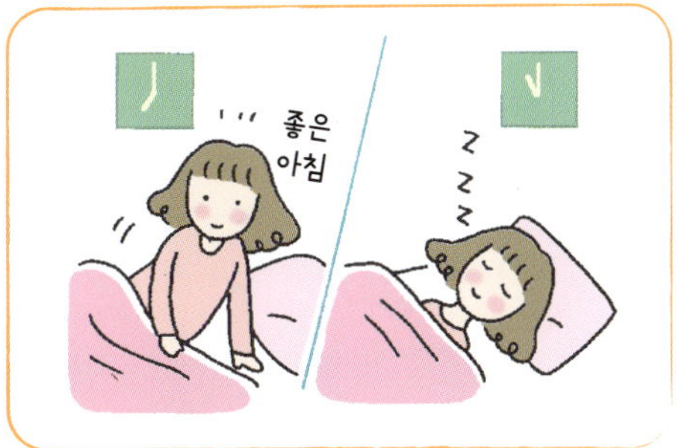

수면 시간은 반드시 확보하기

이혼의 위기

ASD 성향이 있는 사람들은 결혼생활 속에서 다양한 어려움을 겪는 경우가 많다. 그 이유는 단순한 성격 차이가 아니라 사고방식, 가치관, 의사소통 방식의 근본적인 차이 때문인 경우가 많다.

사고방식과 가치관의 차이는 단순하지 않다

태어난 환경과 자라온 배경이 다른 두 사람이 함께 살아가는 결혼생활에는 가치관의 차이로 인한 갈등이 어느 정도는 생기기 마련이다. 그러나 부부 중 한쪽이 ASD를 가지고 있으면, 그 갈등의 깊이는 "누구나 겪는 일"이라는 수준을 훨씬 넘어선다.

ASD 성향의 사람은 자신의 사고방식이나 방법이 옳다고 확신하는 경향이 있다.

그래서 사람마다 각자의 생각과 방식이 다를 수 있다는 점을 잘 이해하지 못하고, 설령 이해하더라도 그것을 인정하거나 받아들이는 것이 어렵다.

이로 인해 자신의 방식을 상대에게 강요하거나, 상대의 방식을 일일이 비판하거나 교정하려 드는 태도로 이어질 수 있다. 결국 상대방은 자신이 존중받지 못한다고 느끼게 된다.

의사소통이 서툴다.

ASD의 또 하나의 특징은 감정을 전달하고 교류하는 능력의 어려움이다. 상대에게 자신의 생각을 전할 때에도 감정이 배제된 딱딱한 말투나 사무적인 표현을 사용하기 쉽다.

게다가 평소에 상대방의 기분을 세심히 살피거나, 공감하는 말("힘들었겠네", "고생했어")을 건네는 일이 적기 때문에 배우자는 정서적 거리감과 외로움을 느끼게 된다.

한쪽이 계속 '힘든 느낌'을 받는다.

이런 관계에서는 보통 배려와 감정노동이 한쪽으로만 쏠리기 쉽다.

도움을 받았거나 신세를 졌으면 감사의 말을 가끔이라도 해주면 상대방은 보답받았다고 느낄 수 있지만 그것조차도 없다.

이혼을 결심하기도, 실행하기도 어렵다.

ASD 부부는 감정적 고립이 심해지면 결국 "이제는 이혼할 수밖에 없다"는 결론에 이르기도 한다. 하지만 막상 이혼을 실행하려고 하면 자녀의 친권·양육비·재산 분할 등 현실적인 문제로 인해 더 큰 갈등이 생기기도 한다.

ASD 특성상 자기주장이 강해 타협이나 감정 조율이 어려운 경우, 그 피해는 자녀에게까지 미칠 수 있다.

따라서 관계가 완전히 악화되기 전에 제3자의 도움(가족상담사, 부부상담, 조정위원 등)을 받는 것이 중요하다.

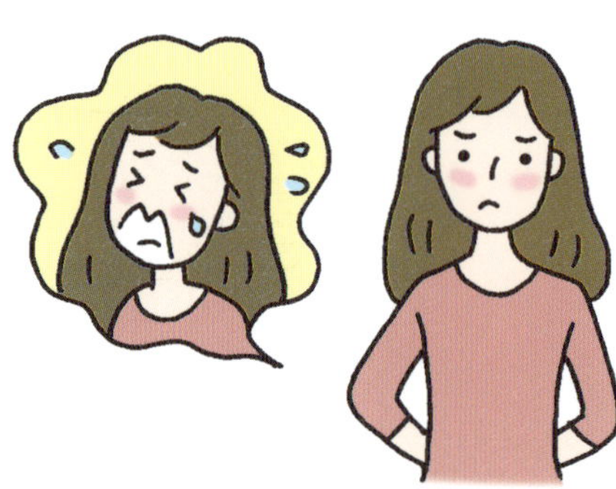

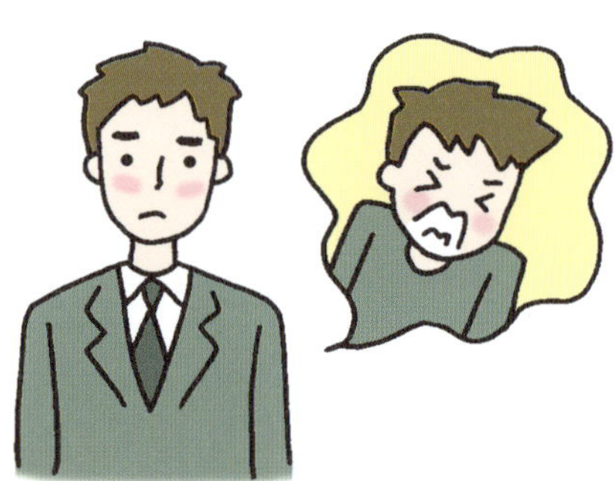

ADHD
〈흔한 장면별 해결법〉

생각이 떠오르자마자 바로 행동하지만 좌절한다

아이디어는 풍부하고 행동력도 있으나 완수하는 힘이 약하고 주변 사람들한테는 "일을 대충 하는 사람"으로 여겨지기 쉽다.

재주 넘치는 아이디어맨

ADHD에는 재주 넘치는 아이디어가 떠오르거나 날카로운 생각이 잇따라 나오는 아이디어맨도 있다.

"앗, 이것이 좋다.", "이 방식으로 되겠다."라는 계획이 쑥쑥 떠오르고 주변으로부터도 좋은 평가를 받을지도 모른다.

준비작업과 끈질긴 작업을 싫어한다

하지만 떠오른 생각을 잘 검토하고 음미하거나 상사와 동료들과 상의하지 않고 독주하다 결국 실패하는 경우도 종종 있다. 겨우 행동을 일으켰어도 조금 문제에 부딪히게 되면 "더는 안 되겠다"거나 "이제 귀찮다"라며 포기하기 일쑤다.

이것도 저것도 할 수 있다고 생각하고 여럿 일을 했어도 재미있는 것에 의식이 팔리고 중요한 용건을 뒤로 미루거나 끈질긴 노력을 게을리하는 것도 흔한 일이다. 업무를 수행할 때 빠뜨릴 수 없는 준비작업이나 끈질긴 교섭 등이 서툴고 겨우 세운 기획을 중간에서 좌절시켜 버릴 때도 허다하다.

그냥 기획만으로 무산되기가 일쑤다.

중간에 작업을 포기해버리기 때문에 다른 동료들이 업무를 인계하거나 뒤처리를 맡아야 할 때도 있다.

이런 일이 자주 벌어지기 때문에 드디어 "저 친구는 엉성한 인간", "말만 잘하는 사람"이라는 식으로 주위의 평가가 떨어지기 일쑤다.

부하에게는 "방침에 일관성이 없어서 따라갈 수가 없다", "기분파다", "제멋대로"라고 여겨질지도 모른다.

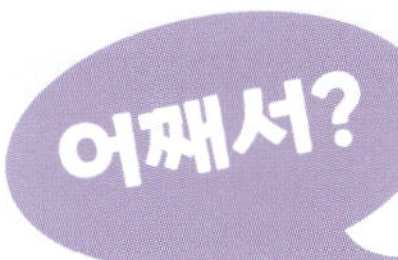

왜 도중에 좌절하는가?

아이디어를 살려서
실현시키는 데
필요한 것

**검토
준비
상담**

**끈기
근성
지구력**

**계획성
시간 감각**

ADHD

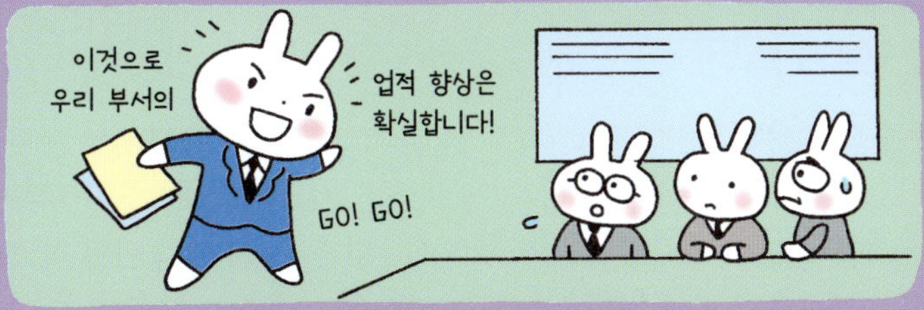

너무 앞서감·주위 사람들의 합의를 얻지 못함·준비 부족

"이정도면 되겠지." "귀찮다"

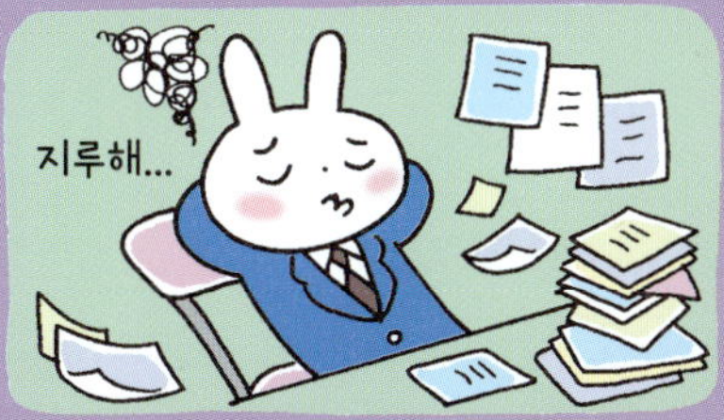

아이디어 무산,
실패

잘 마무리하지
못함

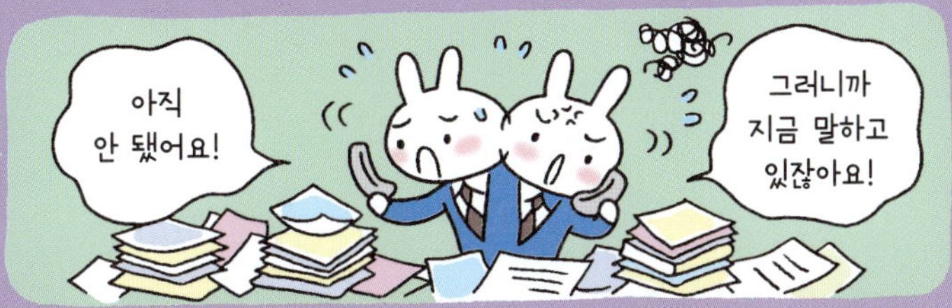

뒤로 미루기·마감에 맞추지 못함

다른 사람이 뒷바라지, 뒤처리 해야 함

평가가 떨어지다

일을 순서대로 수행하지 못한다

자기가 놓인 상황을 판단하고 순서를 생각하면서 작업하는 것이 서투르다.
작업을 균형 있게 진행하지 못하고 우선순위를 정할 수 없다.

무엇을 우선하고 어떤 순서로 해야 할지에 대한 판단이 서투르다

ADHD는 일의 채비를 잘하지 못한다.

통상 회사에서는 여러 업무가 병행되고 있다. 막 시작한 업무부터 슬슬 마무리해야 할 업무까지 복수의 업무를 동시에 처리하고 회사 안의 회의나 거래 상대와의 교섭, 전화 연락, 사무작업 등을 매일 바로 진행할 필요가 있다.
손대야 할 과제가 여럿 있음에도 불구하고 ADHD는 어떤 순서로 무엇을 우선해야 할지 판단하거나 계획하는 것이 서투르다. 자기가 흥미를 느끼는 것을 하고 싶어 하고, 필요한 작업 중 흥미를 끌지 못하는 것을 자꾸 뒤로 미뤄버린다.
원래 맨 처음에 해야 할 업무가 있음에도 불구하고 눈앞의 업무에 몰두해 버리고 중요한 작업에 손을 댈 수 없는 예도 있다.

효율성이 떨어지는 일을 거듭하면서 마감에 못 맞출 수도

눈앞의 급선무에 착수하려 해도 이것저것 부족한 것이 많아서 수행이 되지 않는다. 지금 자기가 놓여 있는 상황을 적절히 파악하고 순서를 생각하면서 작업을 진행하는 것이 서투르다. 다른 부서와 연계해서 진행해야 할 업무 연락을 자꾸 뒤로 미루고, 겨우 착수했어도 상대의 사정이 여의치 않아서 자주 공정에 시간이 걸린다. 또 감정적으로 반응해버린 결과 중요한 교섭이 막혀버리기도 한다.
이러한 비효율적인 일을 반복하기 때문에 자기가 생각했던 이상으로 시간이 걸리고 가장 중요한 마감에 맞출 수 없는 최악의 결과에 이를 수도 있다.

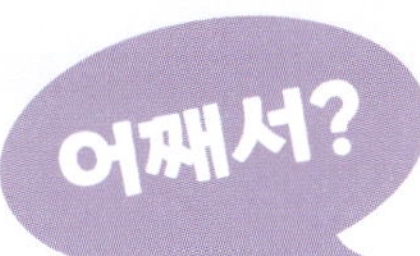
어째서?

왜 순서대로 일할 수 없는가?

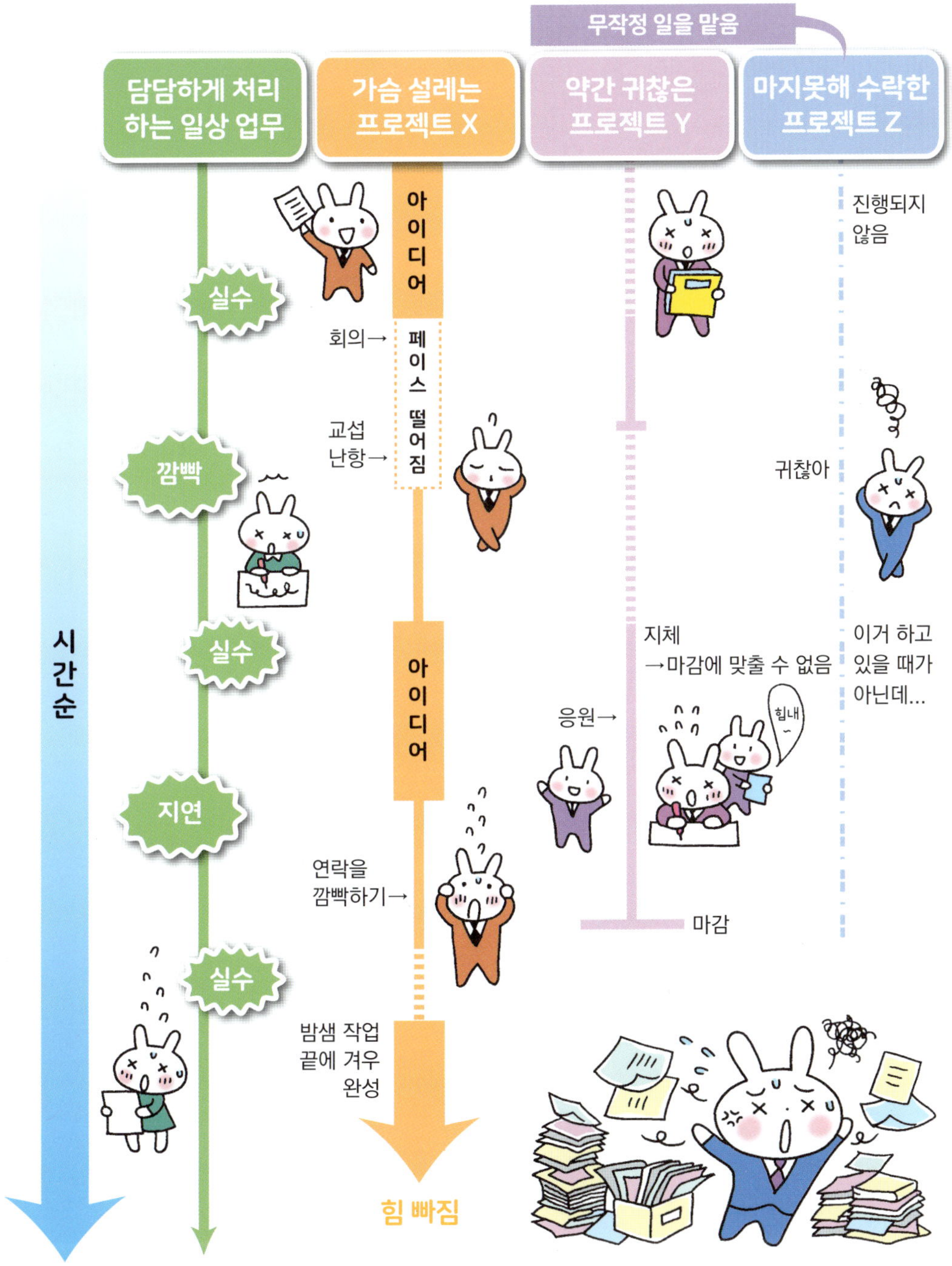

무작정 일을 맡음

담담하게 처리 하는 일상 업무
가슴 설레는 프로젝트 X
약간 귀찮은 프로젝트 Y
마지못해 수락한 프로젝트 Z

시간 순

실수
깜빡
실수
지연
실수

아이디어
회의→
페이스 떨어짐
교섭 난항→
아이디어
연락을 깜빡하기→
밤샘 작업 끝에 겨우 완성
힘 빠짐

진행되지 않음
귀찮아
이거 하고 있을 때가 아닌데...

지체 →마감에 맞출 수 없음
응원→
힘내
마감

단순 작업, 잡무를 힘들어 한다

일정한 일상 업무가 잘 안 된다.
조심해도 초보적인 같은 실수를 되풀이한다.

단순 작업일수록 잘못을 저지른다

ADHD 중에는 재주도 능력도 있고 새로운 일에 적극적으로 뛰어들지만, 일상 업무를 잘 처리하지 못하는 사람을 많이 볼 수 있다. 업무 보고서나 일부 등 딱 정해진 내용을 정리하는 것이 서투르거나 귀찮게 느끼는 것이다. 단순히 잘못 쓴 실수가 잦고 서류를 작성하게 되면 거의 매번 기재 사항이나 날인 등을 빠뜨리곤 한다.

시시하고 귀찮은 작업이라고 생각하면 더욱 집중이 안 된다.

아무리 주의를 기울여도 자꾸만 실수가 나온다고 하는 사람도 있다. ADHD는 단순 작업이나 반복 작업에 싫증이 나기 쉬우므로 집중력을 지속하기 힘들다. 또, 주의해야 할 여러 가지 일들을 염두에 두고 작업하는 것이 서툰 것(작업기억력이 낮다)도 그 이유 중 하나이다.

주변사람들 눈에는 실수해도 반성하지 않는 사람으로 보이기 쉽다

통상 사무 작업이나 업무 연락 등, 작업 자체는 어렵지 않다고 해도 여러 작업을 균형 있게 전망하면서 수행하는 것이 서툴고 중요한 것을 깜빡 잊거나 실수하곤 한다. 주위가 시끄럽고 사람이 자주 출입하면 실수가 더 많아진다.

ADHD는 환경에서 받는 자극에 쉽게 반응하므로 실수도 자극의 크기에 따라 일어나기 쉬워진다.

이러한 실수는 ADHD 특유의 부주의로 인한 것이지만 여러 번 되풀이하는 것을 보고 주변 사람들은 실수에 대한 반성도 없는 진보하지 않는 사람이라고 생각하게 된다. 능력은 있음에도 이런 실수를 저지른 것은 일에 대한 적극성이 없어서 그렇다고 여겨지기도 한다.

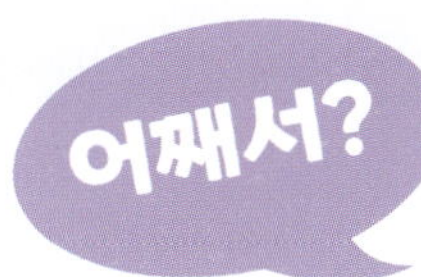

단순 작업을 힘들어 하는가?

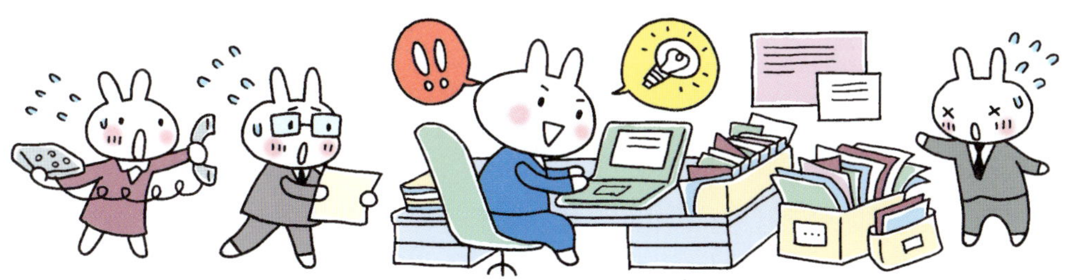

루틴 업무

간단·시시하다
귀찮다·싫증
반복·단순 작업

새로운 것

두근거림   적극성 UP
재미있음   집중력 UP

집중력을 유지할 수 없음

실수가 잦음

소란스럽거나
사람들 출입이
잦으면
집중하지 못함

업무를 순서대로, 질서있게 처리하지 못하고
생각없이 해 버림

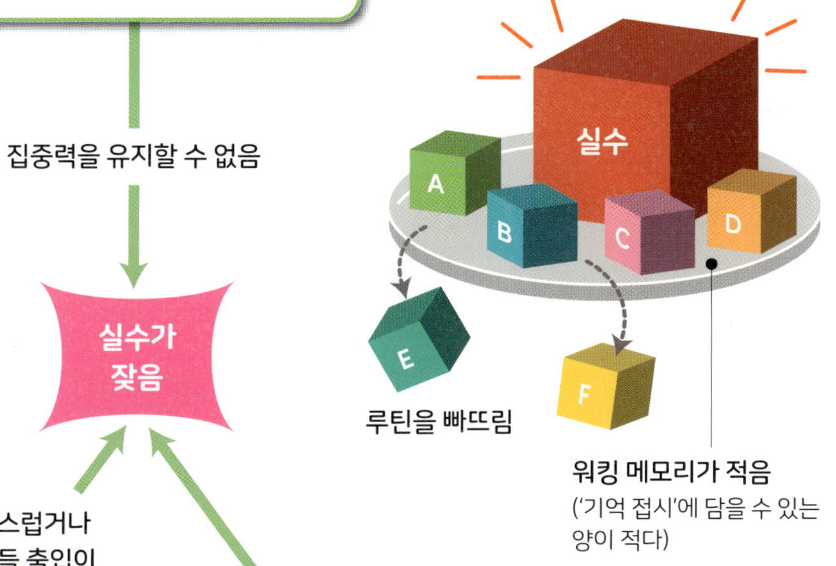

회의를 힘들어 한다

가만히 앉아서 남의 발언을 듣는 것이 힘들다.
타이밍이나 내용을 생각하지 않고 갑자기 경솔한 발언을 하곤 한다.

회의에서 빈축을 사기도

ADHD는 회의가 싫다. 남이 하는 말을 장시간 가만히 앉아서 듣는 것을 힘들다고 느낀다.

특히 파워포인트를 쓰면서 쓰인 글씨를 하나하나 읽어가면서 설명하게 되면 정말 짜증이 난다. 지루한 설명에 대해 "요점을 말해줘요"라고 참견할 때도 있다. 참아보려고 해도 짜증이 나서 다리를 떨거나 펜 소리를 내거나 하면서 침착성을 잃어간다.

ADHD는 떠오른 생각을 바로 입에 올리는 경향이 있다. 발언할 타이밍이나 내용을 생각하지 않고, 비록 상사가 발언 중이라도 상사 말을 끊고 자기 의견을 말하는 사람까지 있다. 완곡한 표현이 서툴고 직설적으로 말한다. 발표자에게 질문 공격을 퍼붓거나 일방적인 의견을 표명하면서도 상대의 의견은 듣지 않는다. 회의 참가자들로부터 "안 해도 되는 말을 한다.", "협조성이 없다.", "분위기를 못 읽는다." 등 빈축을 산다.

이런 답답한 일은 그만하고 당장 영업 같은 바깥 일을 하고 싶다고 한다. 그러면서도 회의에서 다루어진 내용을 깜빡 잊어버리는 일이 빈번하다.

구두 지시를 다 외우지 못한다, 잘못 듣는다

말로 지시를 받으면 내용을 다 외우지 못한다. 착각하거나 잘못 듣거나 하는 경우도 적지 않다. 이 전에 합의한 내용을 회의 자리에서 여러 번 확인하다 보니 상대가 짜증을 내는 일도 허다하다.

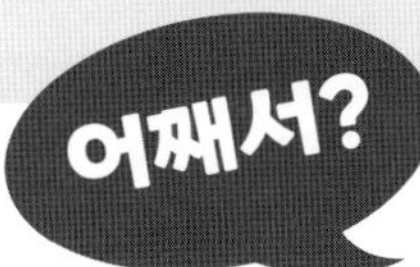

왜 회의가 힘들까?

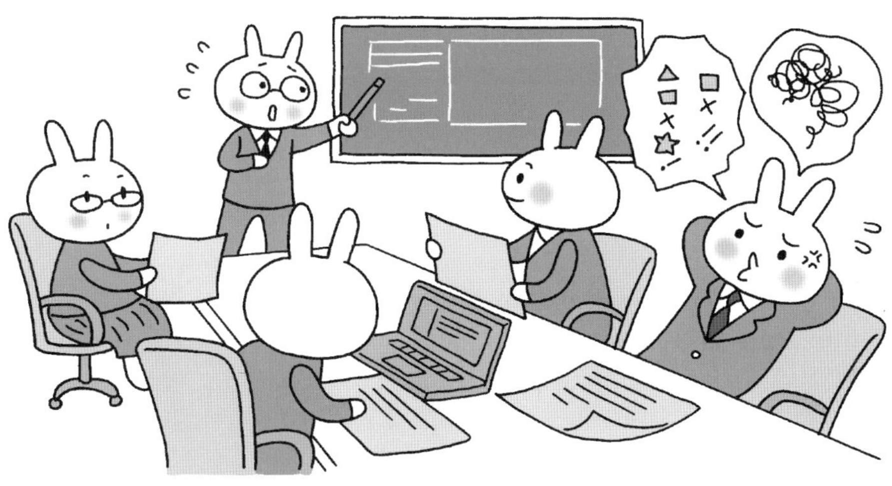

결말이 뻔하다

진행이 느리다

천천히 이야기를 나누는 것이 싫다

외부자극이 적다(집중력 down).

기다릴 수 없다(충동성 up)

몸이 먼저 움직인다·머릿속이 소란스러움
(과잉행동 up)

세부 사항을
놓침

착각

감정적임

부적절한
발언

이전에 얘기한
내용을 잊고
다시 질문

장기 프로젝트를 잘 해내지 못한다

시간관념이 없다. 계획적으로 하면 어려운 업무가 아님에도 마감일을 지키지 못한다.
그 결과, 상사의 질책을 받고 자신감을 잃게 된다.

귀찮은 일을 자꾸 뒤로 미루는 버릇이 있다

"3개월 후에 완성. 중간에 몇 번 회의하기"로 진행되는 장기 프로젝트가 있다고 하자. 시간상으로 여유가 있고 계획적으로 하면 어려운 업무가 아니다. 하지만 ADHD는 장기 프로젝트에 약하다.

ADHD는 준비가 서툴고 먼저 무엇부터 손을 대야 할지 모른다. 아이디어는 있어도 무엇을 실행으로 옮겨야 할지 판단할 수 없다. 귀찮은 작업을 뒤로 미루는 경향이 있다. 다른 일에 정신을 빼앗겨 나중에 하자고 생각하면서 손대지 않는 채 시간만 지나간다.

마감 직전에 와서 겨우 착수하지만 아무리 해도 마감까지 끝날 것 같지 않다.

계속 밤새 작업을 해도 마감에 맞추지 못하고 결국 마감 연장을 부탁하지 않을 수 없게 된다. "프로 의식이 부족하다"고 상사의 꾸지람을 듣는 결과가 된다.

시간관념이 없고 마감을 지키지 못하는 것은 ADHD에게 흔히 보이는 일이지만 그것으로 인해 자기평가가 낮아지고 자신감을 잃은 사람도 있다.

프로젝트에서 제외되거나 미덥지 못한 사람으로 찍히기도

그 결과 다음의 공동 프로젝트 멤버에서 제외되거나, 제외까지는 아니더라고 주위의 신뢰를 잃어버릴 수 있다. 연구발표나 업무계획과 같은 중요한 보고서도 알맞게 정리해서 제출할 수 없다.

ADHD 상사가 부하를 지도하고 업무수행 상황을 보살펴야 할 경우 일이 혼란에 빠져서 수습할 수 없게 될 지경까지 가는 사례도 있다.

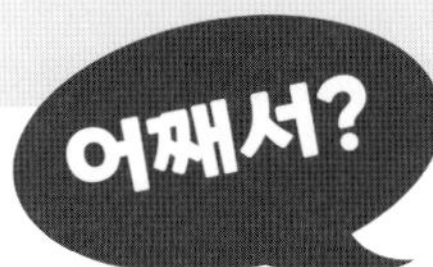

왜 장기 프로젝트를 잘 해내지 못하는가?

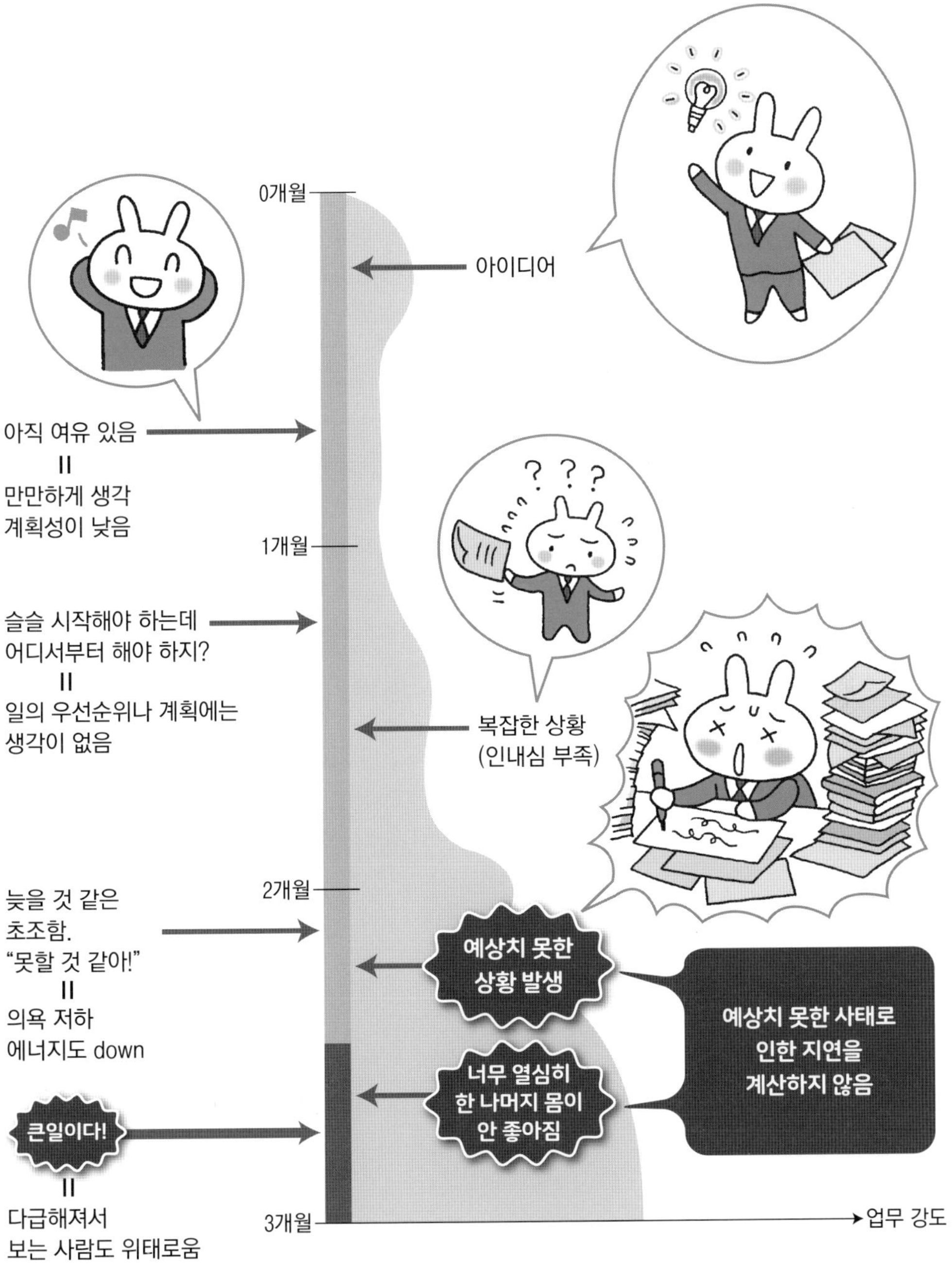

아직 여유 있음
‖
만만하게 생각
계획성이 낮음

슬슬 시작해야 하는데
어디서부터 해야 하지?
‖
일의 우선순위나 계획에는
생각이 없음

늦을 것 같은
초조함.
"못할 것 같아!"
‖
의욕 저하
에너지도 down

‖
다급해져서
보는 사람도 위태로움

일을 자꾸 뒤로 미뤄버린다

눈 앞에 지금 해야 할 일이 있어도 괜찮다며 뒤로 미룬다.
재미있는 것을 우선하고 일을 뒤로 미루는 버릇이 있다.

현재의 쾌락만을 우선하다가 마침내 잊어버린다

ADHD는 해야 할 일을 자꾸 뒤로 미룬다. 욕실을 청소하려고 생각하면서 좋아하는 TV프로가 시작하면 '욕실 청소는 나중에' 하자며 TV를 보고 만다. 하고자 했던 일, 해야 하는 일보다 지금의 재미를 우선해 버리는 것이다.

이와 같은 '뒤로 미루는 버릇'에 더하여 깜빡 잊어버리는 특성도 있다. 나중에 하자고 생각하면서 뒤로 미룬 일을 잊어버리기 때문에 더욱 행동이 늦어진다. 또 '귀찮다'라는 생각도 강하고 마음이 내키지 않는 활동을 자꾸 뒤로 미룬다. 가슴 설레는 일이면 즉시 행동할 수 있지만 매일의 활동, 반복하는 일, 누구에게도 평가받지 못한 일은 뒤로 미뤄버리는 것이다.

예를 들면, 집안에서는 청소와 물건 치우기, 정리 정돈 등, 직장에서는 보고서와 전표 정리, 경비 청산, 사무처리, 정돈 등이다.

그것 자체는 별일이 아니지만 쉽게 손대지 못하거나 여러 번 재촉받아 주위로부터는 나태한 사람으로 여겨지기 쉽다.

해야 할 일을 부지런히 하지 못하고 주위의 평가가 낮아진다

ADHD는 하려는 기분이 되지 않거나 다른 사람에게 쉽게 공감되지 않는 사고방식과 건망증으로 인해 따로 좋은 점이 많이 있어도 주변의 평가는 낮아지고 만다.

특히 매일매일 꾸준히 하기, 정해진 일과를 수행하기 등 보통의 일을 잘하지 못한다.

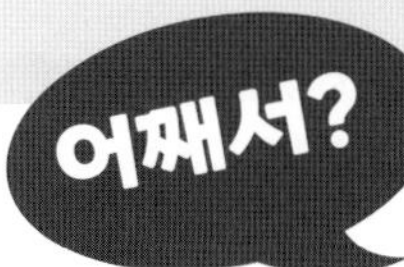

일을 왜 뒤로 미루는가?

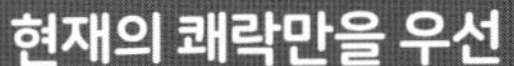

현재의 쾌락만을 우선

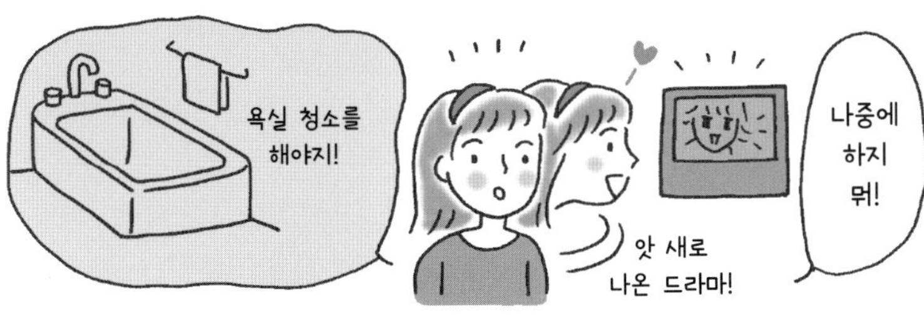

잊어버린다

귀찮아진다

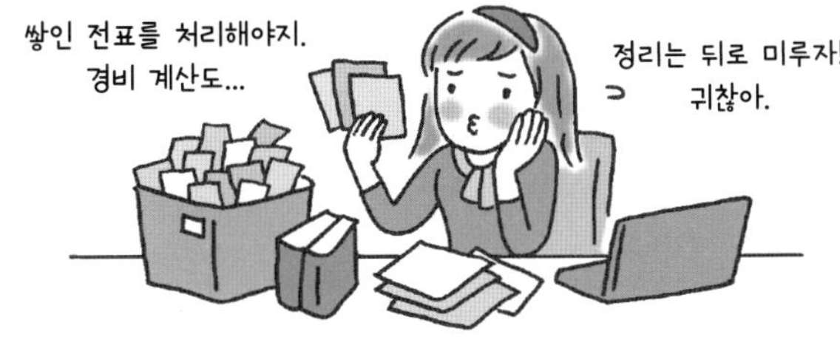

해야 할 일을 부지런히 처리하지 못한다

뜻밖의 평가에 충격

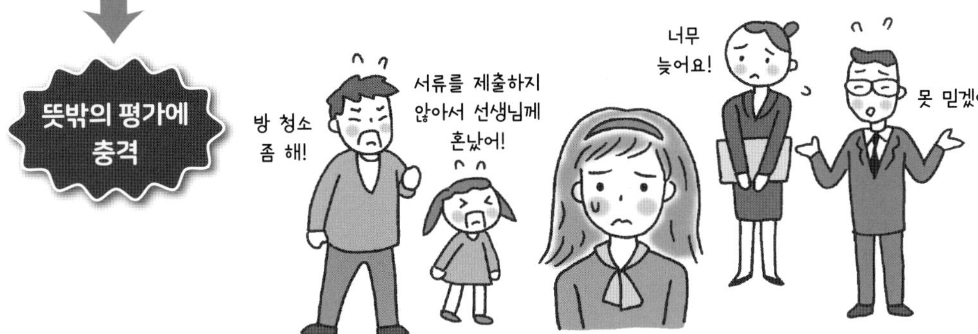

청소, 세탁, 요리 등 일상적인 가사를 잘 하지 못한다

ADHD는 단거리 주자. 순발력은 있으나 지속력이 부족하다.
'보통 생활'을 하는 것에 에너지를 쓰고 만다.

알맞게 힘을 빼고 나날을 반복하는 것이 힘들다

주부의 일에는 끝이 없다. 매일 같은 일을 반복해야 한다. 잘했어도 평가받는 것도 아니고 당연한 일처럼 여겨지기 일쑤다. ADHD에게는 그것이 스트레스로 이어진다.

ADHD는 대부분 지속력이 부족한 경향이 있다. 마라톤 주자보다는 단거리 주자와 같다. 순발력을 발휘해서 열심히 하는 날도 있으나 힘을 빼고 알맞게 나날을 반복하는 것이 어렵다.

하나의 집안일을 지나치게 열심히 한 후 피곤해하는 사람도 있다. ADHD의 경향을 가진 주부는 아이를 낳은 뒤에는 정신이 하나도 없고 무엇을 어디서부터 손대면 좋을지 모르겠다고 호소하기도 한다.

ADHD에 있어서 정해진 시간에 식사를 준비하거나 목욕 준비를 하거나 아이의 공부를 돌보거나 하는 것은 모두 일대 프로젝트이다. 집안일 전반, 육아 남편과의 관계라는 큰 '일'들이 어깨를 무겁게 만든다.

보통 생활을 하는 데 에너지를 소진한다

일상생활을 보내는 것이 ADHD에게는 왜 그리 힘들까? 그것은 준비를 잘하지 못하기 때문이다. 또 일상의 일을 할 때 좋고 싫다는 기준으로 판단하고 우선순위를 두기 쉽다.

여러 가지 일을 할 때 적당한 균형을 잡기 위해서는 보통 사람보다 의식해서 노력해야 하고, '보통 생활'을 보내는 데에도 많은 에너지를 소비한다.

심지어 생각했던 대로 해내지 못하고 자신을 책망하고, 더욱 자신을 잃어 못하게 되는 악순환 패턴에 빠지고 만다. 때로는 우울 상태가 되고 만다.

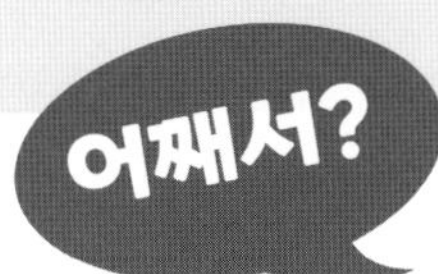

왜 매일 하는 집안일을 잘 하지 못할까?

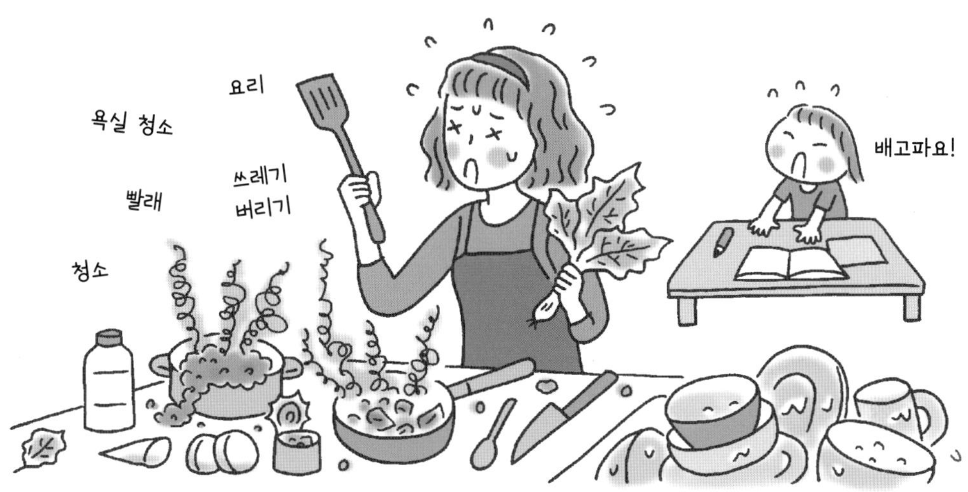

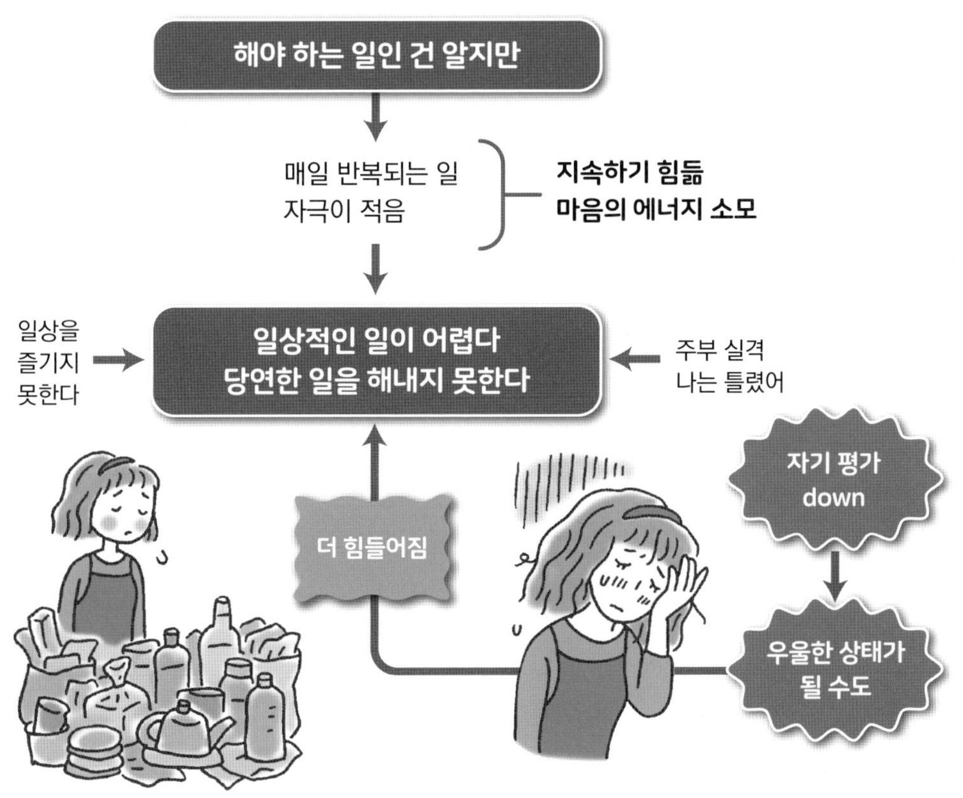

정리정돈 할 수 없다

식사 후에 식기를 치우는 것부터 정리정돈, 수납까지 정리하는 것은 모두 서투르다.
어디서 손을 대야 할지 모른다.

정돈만 할 수 있다면 짜증이 아주 완벽히 줄어들 텐데

'정리'란 수납이나 집안일의 시스템을 정하고 그것을 항상 실행하는 것이다. 식사 후 깨끗이 치우고, 테이블 위에 놓여 있는 신문이나 잡지를 정리하며, 의류를 제대로 수납하는 등 일련의 정리 작업이 서툰 ADHD는 아주 많다.
어질러진 방에서 살면서 고민하는 점은 몇 가지 들을 수 있다.

① 필요한 물건을 찾을 수 없다.
② "어지럽다"라고 항상 느끼고 기운이 빠진다.
③ 방이 어지러운 것은 내가 잘 치울 수 없기 때문이고,

그것을 잘하지 못하는 나는 못된 인간이라고 생각하기 쉽다.
④ 가족에게 비난받고 가족관계가 악화

정리정돈이 잘 되면 물건의 분실, 찾기, 방치가 훨씬 줄어든다. 그렇게 된다면 매일 짜증을 느끼는 시간도 줄어들 것이다. 방이 정리되지 않기 때문에 일상생활에 여러 가지 지장이 생기고 그것이 원인으로 가족 간에도 많은 문제가 발생하고 정신적으로도 소모해 버린다.

어디서 손대야 놓을지 모른다

ADHD는 대부분 집 바깥에 있을 때가 더욱 건강하게 보인다. 집에 가서 깨끗이 정리되지 않는 방 안의 모양을 보는 것만으로도 기가 죽는다. 어질러진 방이 칠칠치 못한 자기 자신의 상징물처럼 느껴진다. 하나의 일을 하다가도 그대로 놓아두고

갈 때가 있고, 그럴 때마다 주변이 더욱 어지러워진다. 본인은 치웠다 싶어도 두는 곳이 바뀌었을 뿐, 지저분한 상태에는 변화가 없는 경우도 흔히 있다.

어째서?

왜 정리정돈 할 수 없는가?

없어!
없어!
가위가 없어!
열쇠가 없어!

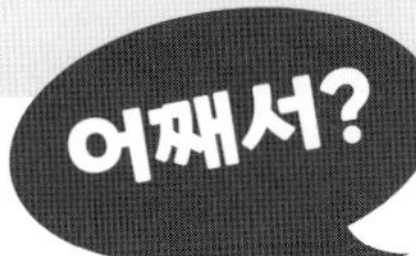

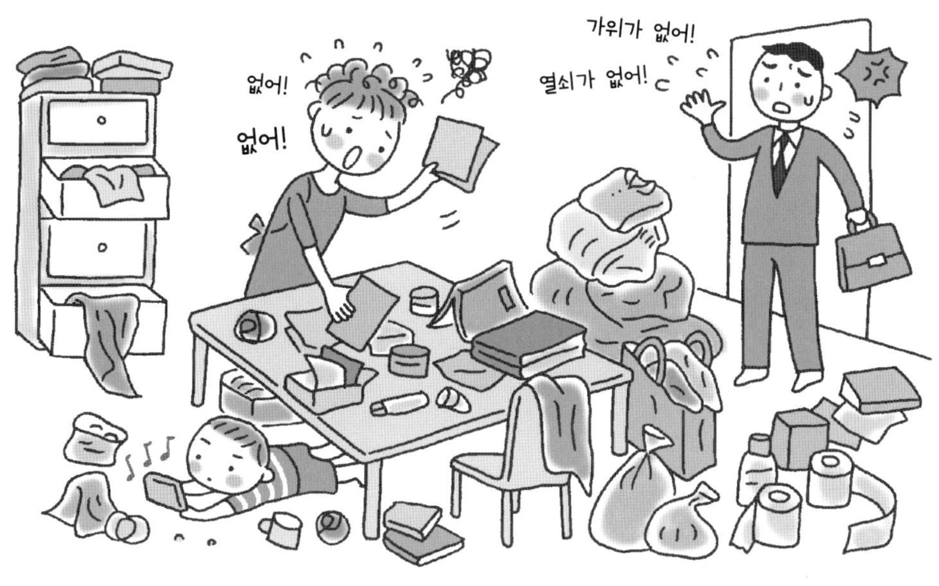

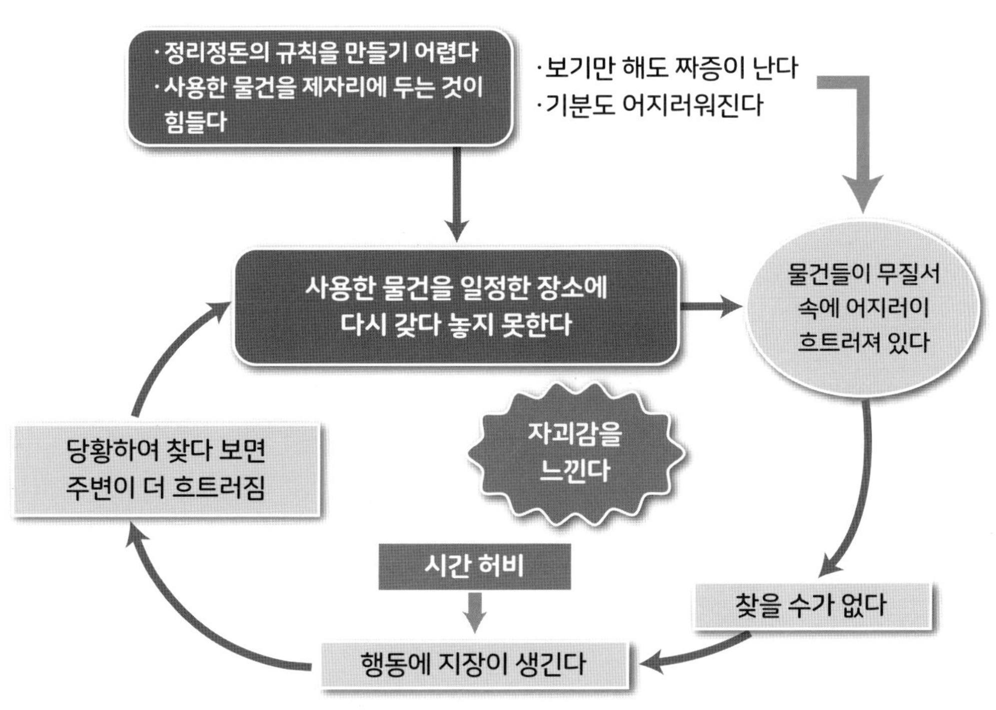

·정리정돈의 규칙을 만들기 어렵다
·사용한 물건을 제자리에 두는 것이 힘들다
·보기만 해도 짜증이 난다
·기분도 어지러워진다
사용한 물건을 일정한 장소에 다시 갖다 놓지 못한다
물건들이 무질서 속에 어지러이 흐트러져 있다
당황하여 찾다 보면 주변이 더 흐트러짐
자괴감을 느낀다
시간 허비
찾을 수가 없다
행동에 지장이 생긴다

사무적인 일을 잘할 수 없다

공공요금 입금 수속을 깜빡하거나 중요한 모임의 출결 확인을 잊어버리거나 한다.
눈앞에 일에 정신이 팔려 잊어버리고 만다.

필요한 절차를 미루거나 출결석 답변도 늦어진다

주부의 일에도 여러 가지 사무처리가 요구되는데 이 사무처리가 ADHD는 서투르다.

이사한 후 공공요금 자동입금 등록을 깜빡 잊어버리고, 가스, 수도, 전기, 전화 요금 등이 항상 마감 직전이 되거나 체납하기도 한다. 아이의 가정통신문에 보호자 확인을 하는 것이 항상 늦는 경우도 있다.

아이에게 ADHD의 경향이 있는 경우에는 아이에게 제시간에 맡겨도 선생님에게 전달이 되지 않을 수도 있다. 또 아이에게 "학교 인쇄물을 보여줘!"라고 거듭 말했음에도 중요한 때에 확인을 깜빡 잊어버리기도 한다.

결혼식 초대장 등 중요한 편지에 대한 답장도 늦어지고 상대에서 독촉의 전화를 받고 나서야 창피한 꼴을 당하기도 한다. 금방 내자고 생각하면서 자꾸 뒤로 미룬 결과, 물건 관리가 되지 않는 바람에 못 찾고 답장을 보내는 것이 늦어진다. 여러 가지 회비의 입금도 늦어져 허둥지둥하는 경우가 많다.

가계부를 적는 것이 서투르다, 가계를 제대로 관리할 수 없다

ADHD는 가계 관리를 잘하지 못해서 가계부 작성에도 어려움을 겪는다.

충동적으로 구매한 식품이 썩거나, 이미 산 것을 잊어버리고 다 쓰지 못하게 될 수도 있다. 아이의 치과 예약을 깜빡하거나 시간에 늦거나 한다. 자기 일만으로도 바쁜데 가족의 일까지 신경 써야 하니 정신이 없다. 늘 "당장 해야 해. 해야 해."라고 생각하면서도 눈앞의 일에 밀려서 못하게 되는 것이다.

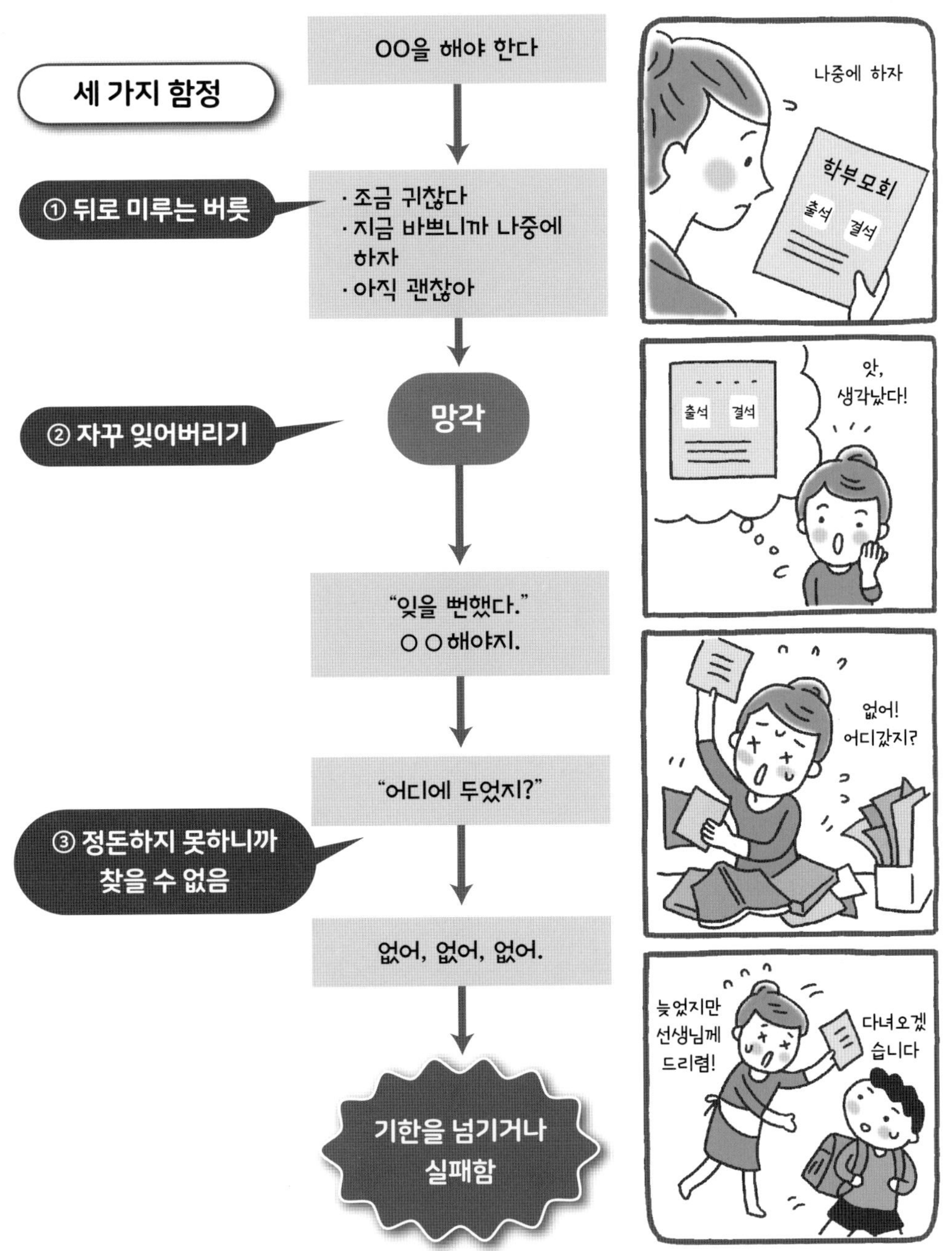
어째서?
왜 사무적인 일을 잘할 수 없는가?
세 가지 함정
OO을 해야 한다
① 뒤로 미루는 버릇
· 조금 귀찮다
· 지금 바쁘니까 나중에 하자
· 아직 괜찮아
망각
② 자꾸 잊어버리기
"잊을 뻔했다."
○ ○ 해야지.
"어디에 두었지?"
③ 정돈하지 못하니까 찾을 수 없음
없어, 없어, 없어.
기한을 넘기거나 실패함
나중에 하자
학부모회
출석   결석
앗, 생각났다!
출석   결석
없어! 어디갔지?
늦었지만 선생님께 드리렴!
다녀오겠습니다

부모·자식 관계를 제대로 구축할 수 없다

ADHD 부모는 육아와 관련해 어떻게 접근해야 하는지 모르고 제대로 참여하지 못하는 경우가 있다.

ADHD 경향이 있는 부모가 실패하기 쉬운 점

● **일관된 태도를 유지하기 어렵다**

숙제를 매일매일 같이 하는 습관을 만들기로 하여도 새로운 시도를 지속하기 힘든 경우가 많다.

● **대응이 변덕스러울 때가 있다.**

어느 때에는 좋다고 허락한 것도 다음에는 안 된다고 하는 등 어떤 기준으로 판단하고 있는지 알기 어려워 아이가 혼란스러워한다.

● **깜빡 잊어버린다.**

아이가 "내일은 비용을 모으는 날이래."라고 말했음에도 자꾸 잊어버린다.

● **반응이 너무 빨라 실수하기 쉽다.**

예를 들어 아이가 우유를 조금 흘린 경우에도 곧장 화를 내며 "조심했어야지!"라고 반응하기 일쑤다. 아이는 잘못했다고 생각하다가도 부모의 꾸지람을 들으면 반발심에 반항적인 태도를 보이게 된다.

자식도 ADHD일 경우 실패하기 쉬운 점

● **기다리지 못하고 결과를 너무 서두르는 경향이 있다.**

아침에 못 일어나거나 음식을 먹는 것이 늦거나 준비가 느린 경우 등 느긋한 편의 ADHD의 아이를 가진 부모는 흔히 천천히 걸어가는 소에게 매질하는 꼴이 된다.

● **'반복'하여 '끈질기게' 하는 것이 힘들다.**

아이가 겨우 좋은 방향으로 가고 있는데 부모가 참지 못해서 좌절하기 쉬운 경향이 있다.

● **뒤로 미루기 일쑤이다.**

ADHD의 아이에게 중요한 "재빨리 칭찬하기"라는 기본이 잘 안 된다.

● **아이에게 어떻게 칭찬을 건네야 할지 모른다.**

자신도 부모에게 혼나기만 했던 입장이라면 "ADHD의 아이는 칭찬으로 키우자"라는 조언을 들었어도 방법을 알지 못한다.

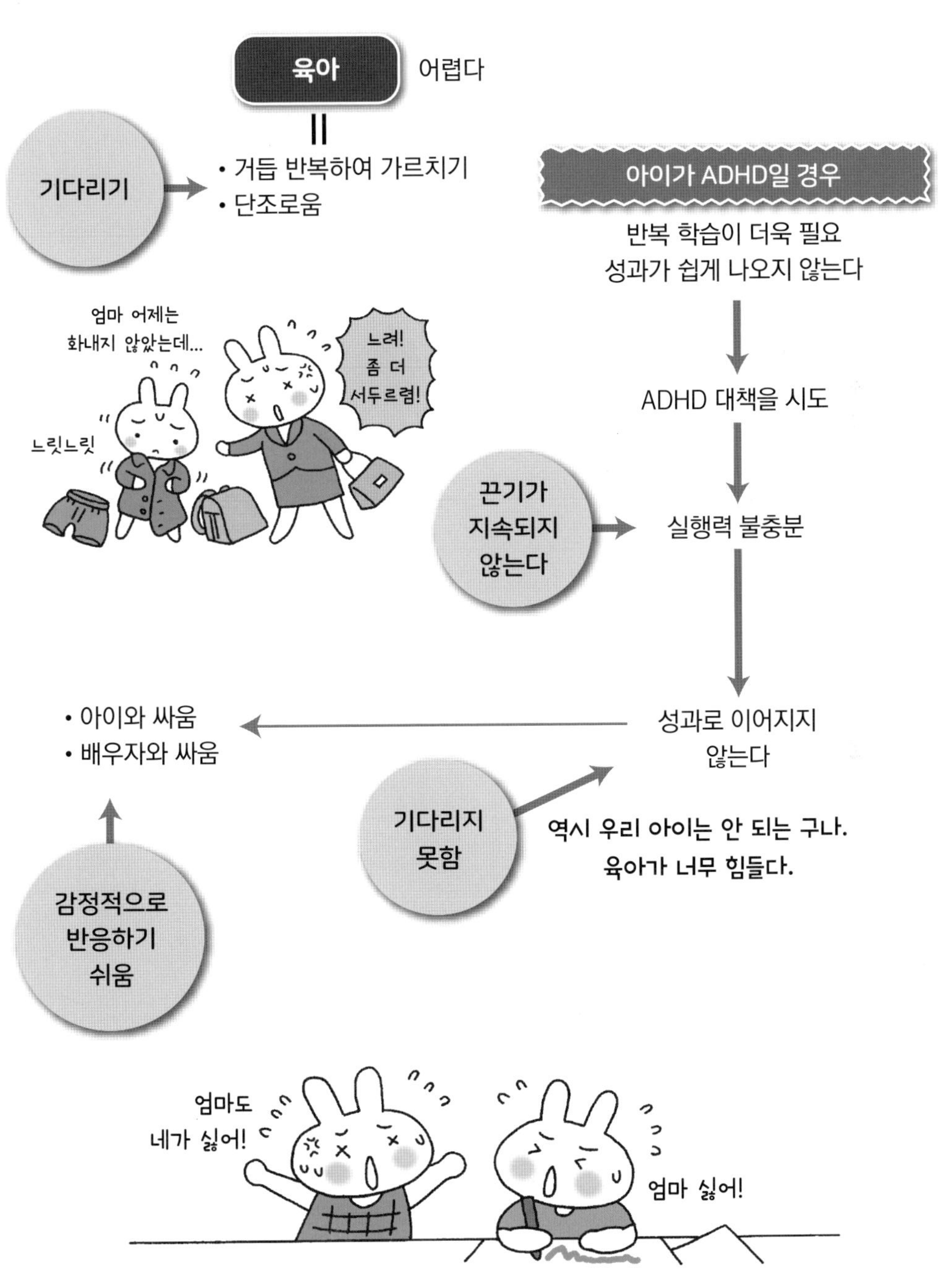
어째서?
왜 부모 자식 관계 유지가 어려운가?

육아   어렵다
=
• 거듭 반복하여 가르치기
• 단조로움

기다리기

아이가 ADHD일 경우
반복 학습이 더욱 필요
성과가 쉽게 나오지 않는다

ADHD 대책을 시도

실행력 불충분

끈기가
지속되지
않는다

엄마 어제는
화내지 않았는데...
느려!
좀 더
서두르렴!
느릿느릿

• 아이와 싸움
• 배우자와 싸움

성과로 이어지지
않는다

기다리지
못함

역시 우리 아이는 안 되는 구나.
육아가 너무 힘들다.

감정적으로
반응하기
쉬움

엄마도
네가 싫어!

엄마 싫어!

부부관계가 삐걱거린다

ADHD의 남편은 회사에서는 일을 잘하는데 가정에서는 손이 가는 아이와 마찬가지다.
가족의 마음을 잘 헤아리지 못한다.

바깥에서는 착한 사람인데 왜 가족의 마음을 몰라주나?

회사에서는 역동적이고 업무적으로 인정받고 있음에도 ADHD의 남편은 가정에서는 실격인 경우가 많다. 직장에서는 해야 할 일과 그 방법이나 목표가 정해져 있으며 기한도 주어진다. 어디까지 할 수 있는가, 잘 되어 있는가를 확인하고 격려와 조언을 해주는 상사가 있다. 손발이 되어 움직여주는 부하나 조수도 있다. 경쟁자인 동료도 있다. 하지만 가정에서는 그러한 구분이 명확하지 않으며 남편으로서, 아버지로서 그 역할을 다하지도 않는데 가족이 휘말리는 경우도 허다하다.

가정에서는 손이 많이 가는 어린애 같은 남편

● **제멋대로 행동한다.**
갑작스럽게 가족을 이끌고 외출하여 문제에 휘말리는 경우가 자주 있다.
아무런 준비도 없이 갑자기 드라이브를 가다가 정체에 휘말리고, 아이는 지쳐서 화를 내고, 데려간 장본인도 열을 받고 모두 안 좋은 분위기로 집으로 돌아가는 등의 사례이다.

● **언제나 아무 데나 벗고 치울 줄 모른다.**
어린애와 다를 바 없이 신발이나 양말은 아무렇게나 벗어 그대로 두고, 서랍은 한번 열면 닫는 법이 없다.

● **자기 재미만 우선시한다.**
오락실 등 자기가 좋아하는 것을 무엇보다 우선하고 나가면 쉽게 돌아오지 않는다.

● **가족 일원으로서의 소임을 다하지 않는다.**
생활비는 입금해주나 가족의 일에는 전혀 개의치 않는다.

왜 가정에서는 잘 안 되는가?

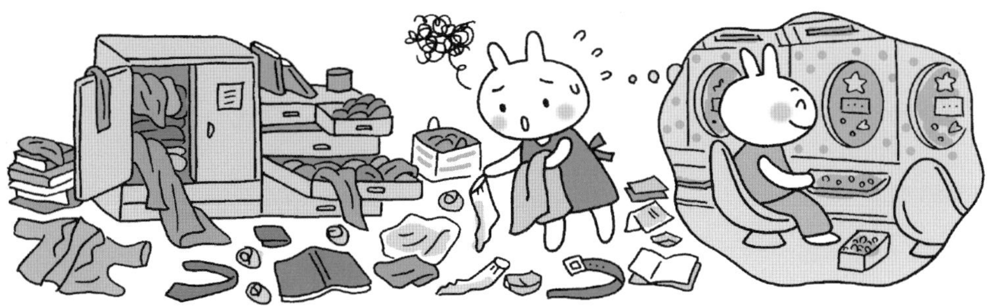

회사에서는 번듯하나

테두리 안에서 주의력이나 충동성, 과잉행동이 겨우 제어되고 있다.

아내와 어른 대어른으로 대화할 수 없다.

아버지답게 행동할 수 없다.

가정에서는 독불장군

- 자기 뜻대로
- 가족의 마음을 배려하지 않는다

방 안이 어수선하다

자기 취미를 우선한다

마치 큰 아이 같다

남편으로서 아버지로서의 역할은??

엄격함?

- 주의력을 가족의 마음이나 활동으로 잘 돌릴 수 없다.
- 자기 통제도 별로 할 수 없다.

몸에 해로운 줄 알면서도 식습관 조절이 힘들다

과식이나 과음을 그만두고 건강관리를 하려고 해도 몸이 따라주지 않고 작심삼일로 끝날 수도.

실행으로 옮기기 힘들고 작심삼일로 끝나기도

중년이 될 무렵이면 누구나 생활습관으로 인한 질병이 마음에 걸리기 마련이다.

정기검진으로 '혈압이 높은 편', '내장지방이 많음', '당뇨병에 조심' 등 진단을 받으면 염분 줄이기, 다이어트 시도하기, 운동 시작하기, 주량 줄이기, 담배 끊기 등 어떤 대책을 세우게 될 것이다.

그러나 ADHD 중에는 필요성을 느끼면서도 좀처럼 행동으로 옮기기 힘들어하는 사람이 많다. 다이어트를 하고 있다고 하면서 과식, 과음의 연속이다.

살을 빼려고 마음을 먹고 스포츠클럽에 입회했어도 열심히 하는 것은 첫째 날만이라는 사람, 반대로 너무 매몰되어서 다른 일을 소홀히 하거나 가족의 시간이 없어지거나 한다.

홈쇼핑으로 본 건강기구는 곧잘 사들이고 금세 질려서 방치해두기 일쑤이다.

"마시고 싶다", "먹고 싶다"의 충동을 참을 수 없다

지금의 생활과 식습관을 조금만 바꾸어도 섭생하면 건강에 도움이 된다는 것을 알면서도 당장의 충동을 억누르지 못한다. 이런 부분을 자꾸 변명하다가 가족과 마찰이 생기기도 한다.

건강한 식습관의 축적이 미래 삶의 질과 분명히 이어짐에도 ADHD는 그것을 지속하기 힘들어 한다. 때에 따라서는 스스로 주량을 제어하지 못하고 술을 마시다가 폭언이나 폭력으로 가족에게 상처를 주는 사람도 있다. 그렇게 되면 자기 건강뿐만 아니라 가족관계에도 심각한 영향을 주게 된다.

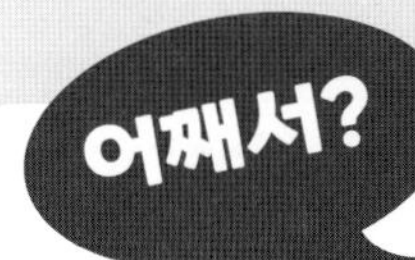

왜 몸에 해로운 줄 알면서도 자제할 수 없는가?

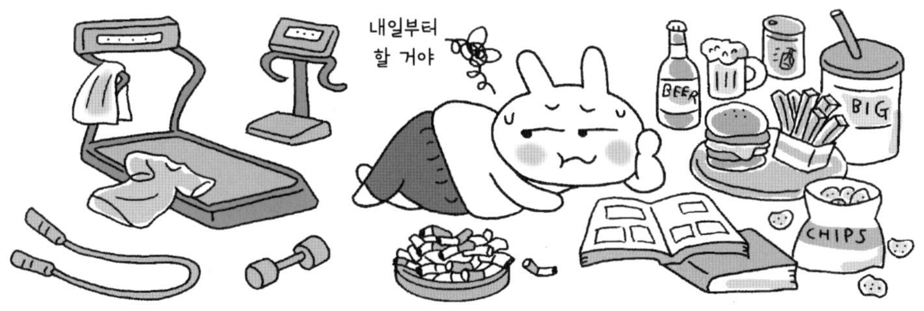

건강 대책
다이어트 및 운동
염분 조절
술, 담배 끊기 등

다음 검진

ADHD가 아닌 사람 → · 꾸준하고 부지런하게 생활
· "몸을 위해서라면!" → · 성과가 확실히 보인다.
· "열심히 하셨네요!"

ADHD인 사람 → · "알긴 알지만...."
· "아직 괜찮아!"
· "내일부터 하자."
· "나는 문제 없어."
· "내 인생은 내가
좋을 대로 살 거야." → · 성과가 보이지 않는다.
↓
· 건강상태 악화

지금의 인내와 섭생이 장래의 건강으로 이어지는데....

충동 구매를 하고, 돈 관리는 서투르다

쇼핑을 하면 씀씀이가 커지고 마음에 든 물건은 필요한 것을 제쳐두더라도
사버린다.

갖고 싶은 것이 있으면 참지 못하고 충동 구매

ADHD는 충동을 제어하는 것이 서투르므로 쇼핑을 하면 충동 구매를 하게 된다. 눈앞에 좋은 것이 있으면 참지 못하고 구매해 버린다.

더 필요한 것이 따로 있어도 잊어버리거나 "다음에 사지, 뭐." 하고는 미뤄버리기도 한다. 금전적 여유가 없더라도 당장 필요 없는 것에 돈을 다 써버리기도 한다. 애당초 계획적으로 돈을 쓰겠다는 생각이 없고 심지어는 현금 카드의 갚을 수 있는

한계를 뛰어넘곤 한다. 때로는 도박에 빠지는 사람도 있다.

계약금도 마련하지 못해서 융자를 받을 수 없고, 계약금 없이 가능한 주택 대금을 변제능력을 생각하지도 않고 빌리다가 결국 자기 집을 내놓게 되기도 한다. 당장 눈 앞의 충동적인 소비를 참고 저금하면 더 나은 소비가 가능해질 수 있지만 거기까지는 생각하지 못하는 것이다.

고리대에 의지하다 자기파산

자동이체 계약을 하지 않아서 공공요금의 입금이 지체될 수도 있다. 매월 현금으로 입금하는 사람은 지급용지를 잃거나 가져오는 것을 잊어버리는 등 여기서도 ADHD의 특성이 방해를 한다. 그래서 극단적인 사례에서는 전기가 끊긴 예도 있다.

세금을 체납하거나 자동차보험의 보험료 입금을 깜빡해서 고초를 겪는 사람도 있다.

생각 없이 고리대에서 돈을 빌리다가 문제를 일으키는 사람도 있다. 변제 목표를 세우는 것도 서툴러서 때로는 자기파산에 이르는 사람도 있다.

돈을 잘 관리할 수 없다

부주의

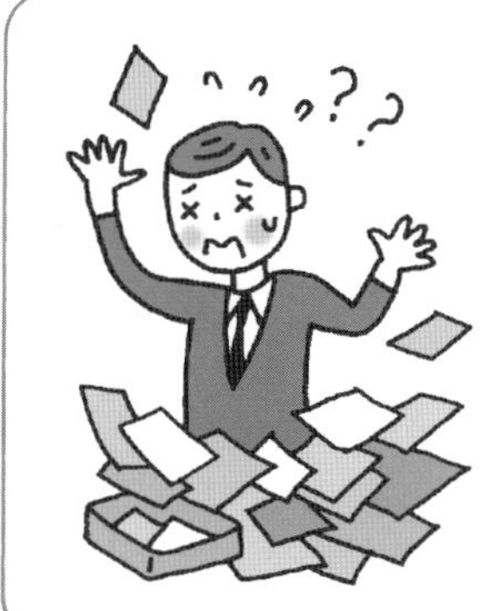

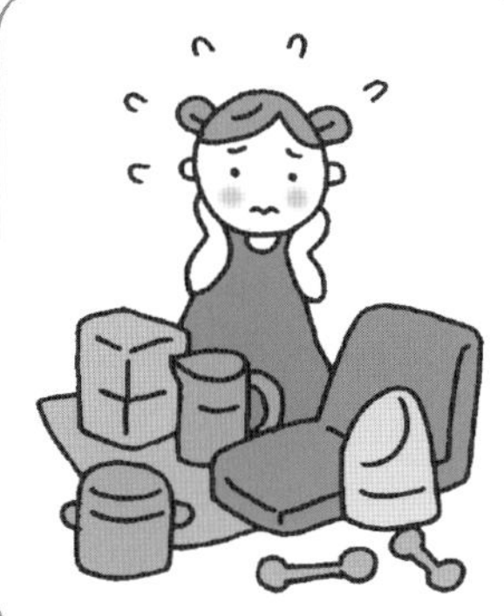

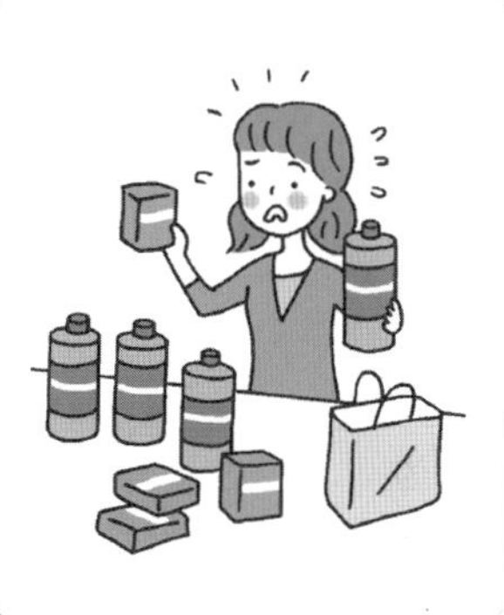

- 입금 기한을 깜빡하기
  - → 입금, 공공요금, 세금 체납
- 거래용지 분실

- 소비 전략을 세우는 것이 서툴다.
- 불필요한 물건만 사버리기 때문에 낭비가 많다.
  - → 가계 유지가 서투르다.
- 계획적으로 생각할 줄 모른다.

- 이미 구매한 것을 깜빡하고 같은 물건을 여러 개 사 버린다.

충동성

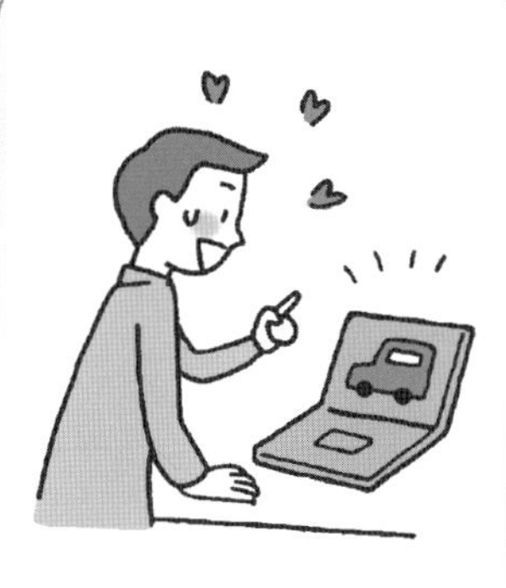

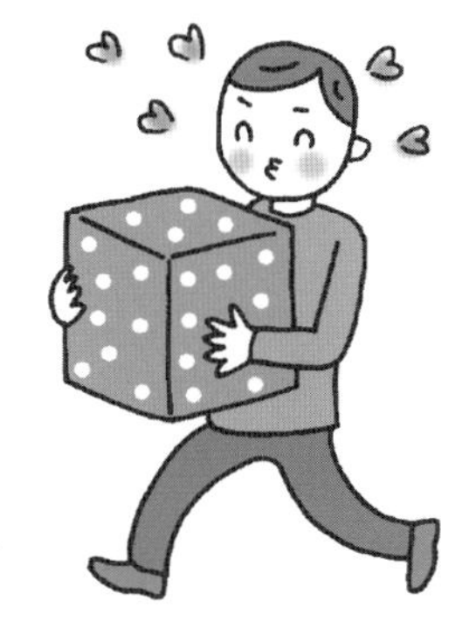

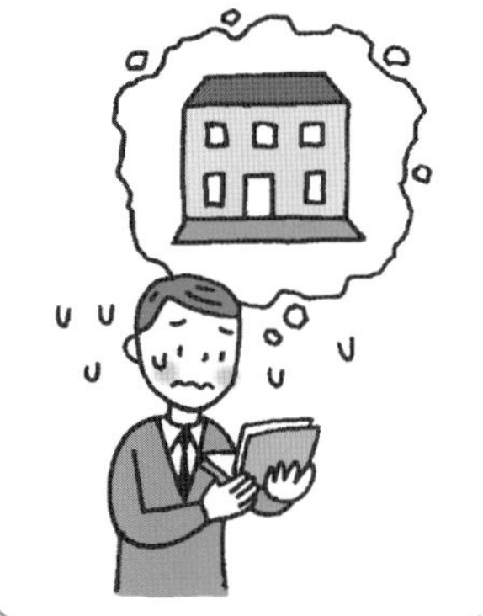

- 갖고 싶어지면 참지 못한다.
- 기다릴 수 없다.

- 정말 필요한 것인지 생각하지 않고 즉결
  - → 충동 구매
- 충동 구매로 쾌락을 얻을 수 있다.

- 평소 계획적으로 저금하지 않는다.
  - → 무리한 주택 융자
- 갑자기 충동 구매를 하고는 가난해진다.

침착성 결여를 '흥'으로 바꾸자

ADHD는 항상 움직이지 않으면 마음이 편치 않은 사람도 있다.
억누르면 스트레스가 쌓이므로 즐거운 것을 계획한다.

이벤트나 여행 등 가족이 심심하지 않은 궁리를

ADHD(특히 남성의 경우)는 자기 즐거움을 추구하는 경향이 강하다. 결혼하고 가족이 있어도 자기 즐거움을 우선하고 좋아하는 오락이나 골프에 몰두하다 아내와의 약속을 어기기도 한다. 이래서는 부부 사이가 좋을 리가 없다.

항상 자극을 찾는 이러한 성격을 이용해서 가족 내 휴가 계획을 담당하는 것이 좋다. 예산은 아내와 충분히 상담한다. 가정에서는 남편과 아버지로서 여러 역할을 수행해야만 한다. 평일에는 회사 일로 바쁘더라도 휴일에는 가족의 일원으로 공헌하는 것이 필요하다.

정기적으로 즐거운 이벤트를 기획하면 충동성을 조금 억누를 수 있다. 가족에게도 즐거움을 주고 신뢰를 얻을 것이다. 가끔 친구들과 술자리를 나누고 시간을 보내는 것도 마음을 안정시키는 데 도움이 된다.

단점으로만 보지 말고 장점으로 살리자

침착성이 없고 지루함을 견디지 못한다는 ADHD의 단점은, 바꿔 말하면 갑작스러운 상황에 빠른 대응이 가능하다는 장점으로 작용할 수도 있다.

ADHD의 특징을 가진 맞벌이 아내의 경우, 일상생활을 재검토하고 잘 수행하지 못하는 부분을 따로 정리해두는 것이 좋다. 한가롭게 가족과 지내는 시간과 여가활동의 시간도 하루의 예정 안에 따로 배치해 둔다. 목록, 메모, 일정표, 파일, 순서표 스마트폰의 알람 기능 등을 잘 활용한다. 가능하면 청소 등 잘하지 못하는 일은 다른 가족 구성원에게 도움을 청할 수도 있다.

ADHD의 남편을 도와주는 방법

침착성이 없고 지루함을 견디지 못하는 경우

이러한 점을 살려 가족 이벤트나 여행을 계획하게 한다.

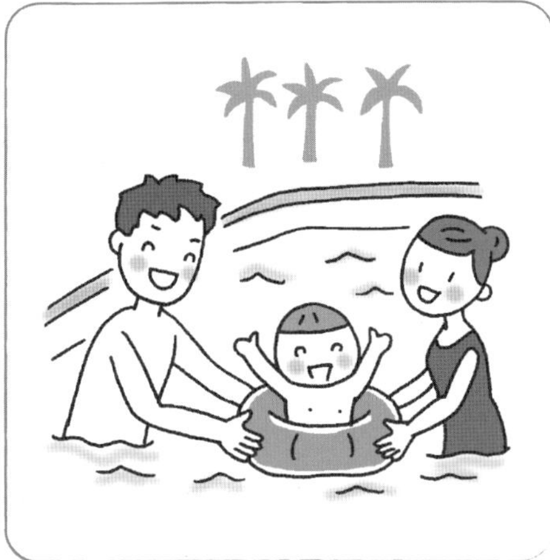

즐거운 것을 쫓는 남편의 성향을 이용해서 정기적으로 즐거운 이벤트를 마련하고 가족이 모두 동행한다.

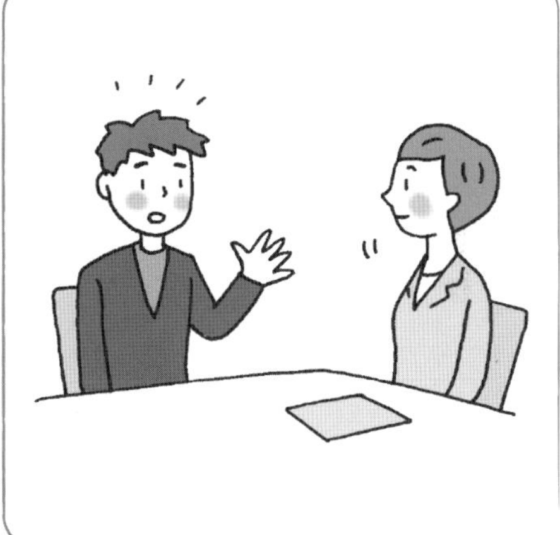

짜증이 많고 매사에 침착성이 부족한 남편이라면 심리치료를 권유하는 것도 좋은 방법이다. 부부가 함께 받을 수도 있다.

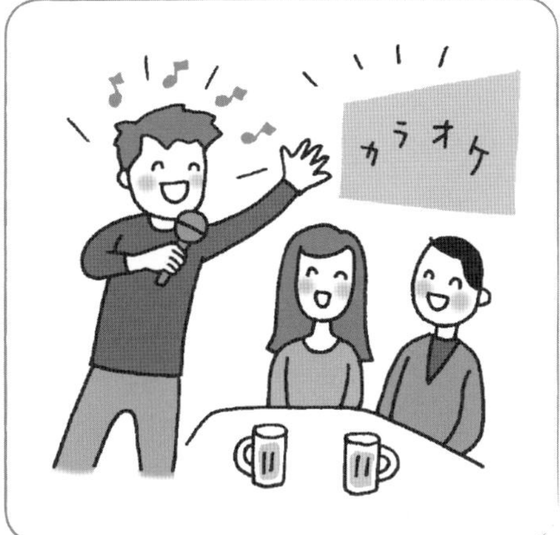

남편이 짜증을 낼 때는 감정을 식히기 위해 외출을 권유하는 것도 필요하다.

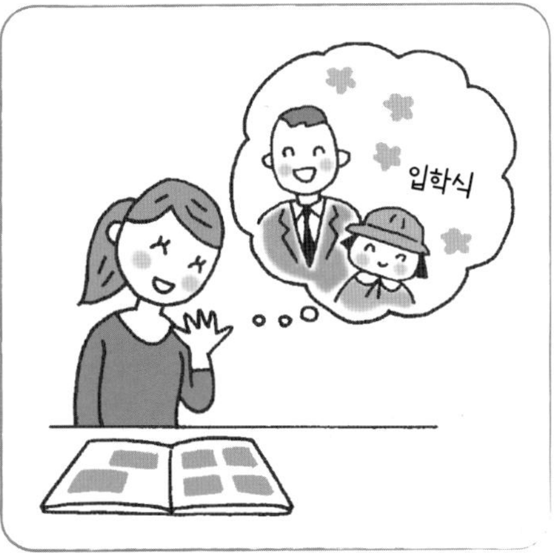

남편과 잘 지낸 일, 즐거웠던 일 등을 따로 기록해서 가끔 펼쳐보는 것도 좋은 방법이다.

자주 잊어버린 물건 찾기, 옷 벗어두기, 놓아두기

ADHD의 남성은 벗은 옷도 쓴 물건도 그대로 버려두고 순식간에 방을 더럽힌다. 각각의 물건을 놓는 장소를 정하고 사용 후 제자리에 갖다 두는 것을 습관화해야 한다.

정리정돈을 제때 하지 않으면 짜증이 난다

ADHD는 물건을 다 쓰고 나면 의식이 다음 목표로 옮겨가기 쉽다.

문 열쇠를 열고 방으로 들어가자마자 다음 생각을 하고 열쇠는 무의식적으로 어딘가에 방치하고 만다. 이런 식으로 방이 갈수록 어수선해지고 물건은 놓아둔 곳을 잊어버린다. 집으로 돌아가서 어수선해진 방을 확인하자마자 우울해진다.

사용한 물건은 정해진 곳에 두는 습관을 들이면 청소 압박이나 물건 찾기에서도 해방될 수 있다.

사용한 물건을 하나하나 치우기

물건의 분실을 피하기 위해서는 각각 물건의 제자리를 정하고 사용할 때마다 돌려놓는 수밖에 없다. 번거롭게 느껴질 수도 있지만 실제 수행하는 데 걸리는 시간은 1초도 되지 않는다.

먼저 무엇을 어디에 둘 것인가에 대한 수납 계획을 세운다. 사용하는 장소에서 가까운 곳에 수납하는 것이 좋다. 너무 자세하게 정하지 않도록 한다.

정한 장소에 물건들이 다 들어갈 수 없을 것 같으면 수납장소를 늘리거나 물건을 버릴 수밖에 없다. 수납장소를 늘리면 끝이 없으므로 되도록 물건을 엄선해서 잘 관리할 수 있는 양으로 줄인다. 들여놓을 곳이 정해지면 라벨을 붙인다.

사용한 물건들을 제자리에 잘 돌려놓는 것만으로도 시간이 많이 절약될 수 있다. 딱 1초 더 의식하고 정돈하는 습관을 만들어보자. 옷이나 속옷도 벗으면 바로 옷걸이에 걸거나 빨래 바구니에 넣어야 한다.

ADHD의 남편을 도와주는 방법

물건을 그냥 내버려 두는 경우

남편의 전용 영역이나 상자를 준비하기

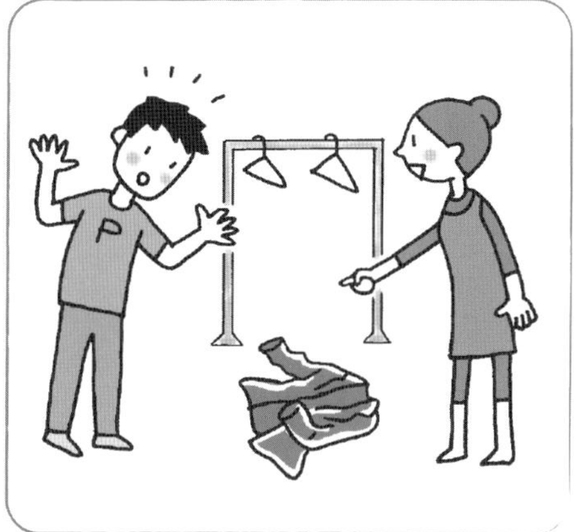

먼저 아이에게 요구하는 것과 같은 간단한 수준 (벗은 겉옷을 옷걸이에 걸기, 벗은 양말을 세탁기에 넣기 등)을 목표로 설정하고 촉구한다.

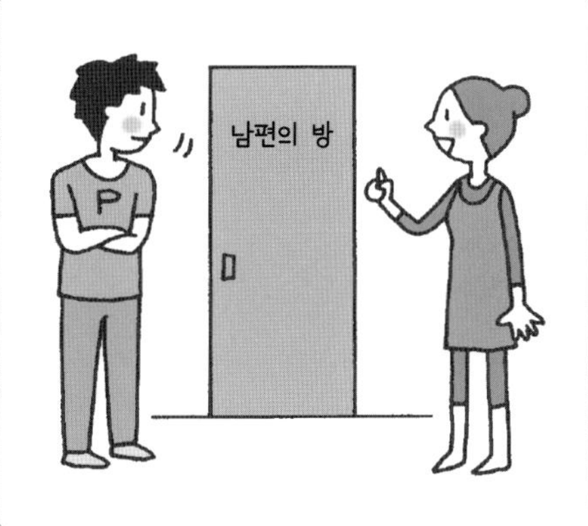

남편의 영역을 설정하여 그곳만은 어질러져도 좋다고 정한다.

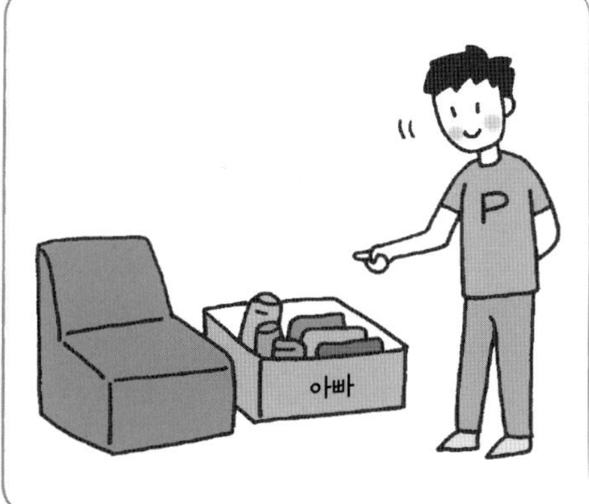

거실 등 공용 공간에 방치할 경우 남편 전용의 상자를 마련하고 그곳에 사용한 물건을 놓도록 하면 좋다.

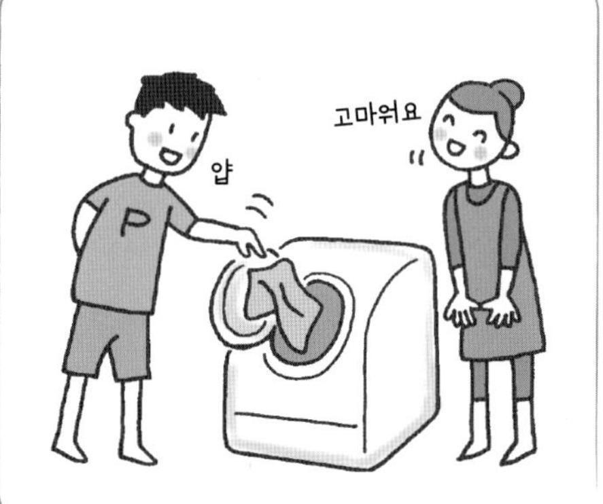

비록 사소한 일이라도 잘 해냈을 때는 "고마워요.", "도움이 됐어요." 등 격려의 말을 하는 것이 좋다.

집안일을 순서대로 하지 못한다
(직장 다니는 여성의 경우)

매일 같은 일을 반복하는 집안일은 지구력이 부족한 ADHD에게는 힘든 작업이다.
밖에서 일하는 경우 식사 준비나 세탁 등 최소한의 일 이외는 주말로 돌린다.

시간은 짧아도 집안일을 즐기자

●평일은 최소한의 집안일을 하는 '표준 코스' 만들기

예컨대 2시간을 집안일에 쓸 수 있다고 치면 아침, 저녁 식사 준비, 세탁, 간단한 정돈 정도를 표준 코스로 정하고 그것을 먼저 실행하는 것을 목표로 삼는다. 다른 일은 주말로 돌린다. "집안일은 이 정도로 충분하다."라고 합리적으로 생각한다.

●초조해하거나 성급해하지 말기

초조하게 행동하는 것을 줄이는 것만으로도 그만큼 실수가 줄어든다. 여러 가지를 생각할 수 있는 몇 초의 시간이 더 생길 수 있다. 그 몇 초가 아주 중요하다. 잠재 능력이 발휘되고 주의를 기울이기 쉬워진다.

●주말 계획

쉬는 날에는 평상시보다 2시간 정도 많은 시간을 잡고 평일에는 못하는 집안일을 한다.

가능하면 가족과 분담하여 남편과 아이에게 마당 청소와 자신 방의 정리를 시킨다.

기왕 하는 김에 구석구석 철저하게 해야겠다고 생각할 수 있으나, 우선은 전체적으로 깨끗한 상태를 만드는 것이 일차적 목표이다. 평소에 마음에 걸리던 부분을 리스트로 적어 둔다. 다음으로 일정 너비의 공간을 정리하기로 결심한 후 다른 장소에 주의를 돌리지 않고 끝까지 해내는 작업을 시도해보자.

●짧아도 양질의 시간을 아이와 함께

시간은 짧아도 아이와 양질의 관계를 형성하는 것을 최우선으로 생각한다.

가사가 완벽히 마무리되지 않았더라도 우선은 양보한다. 집안일을 단순화시키고, 정리하기 쉬운 방법을 만들어서 아이와의 시간을 최대한 확보한다. 부모의 보살핌이 필요한 아이와 적절한 시간을 갖는 것도 그 시기에서만 할 수 있는 일이다.

하기 싫은 집안일은 이렇게 해결!

● 평일은 최소한의 집안일만 하기

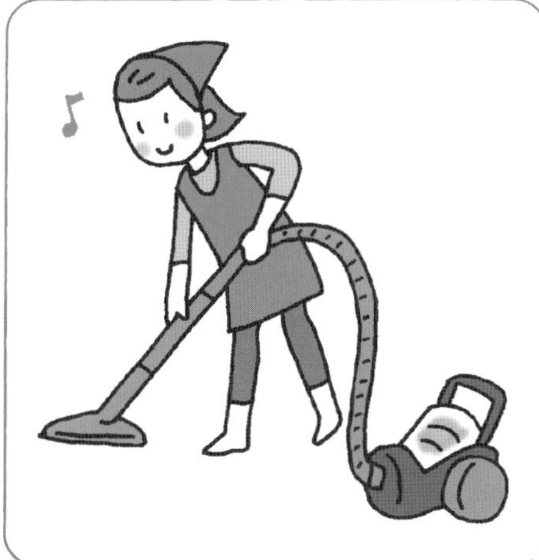

평일은 최소한의 집안일만 하고 휴일에는 보통보다 2시간 정도 많은 시간을 확보해서 평일에는 못하는 집안일을 한다.

● 생각하는 시간 갖기

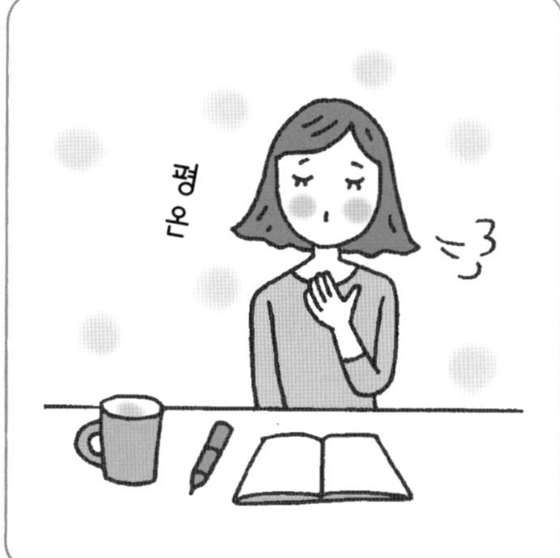

당황하면 할수록 실수가 많아진다. 먼저 마음을 가라앉힌다. 그렇게 하면 생각할 시간이 생기고 실수가 줄어든다.

● 먼저 전체적인 상태를 깨끗하게 만들기

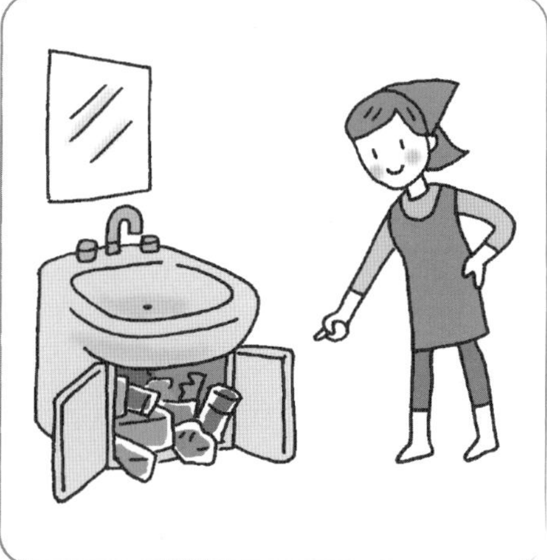

청소를 시작할 때는 한눈에 보이는 공간을 대략적으로 치운 다음 범위를 좁혀가며 꼼꼼히 정리해야 한다. 한 번 정리하기로 마음 먹은 곳은 반드시 끝내고 나서 다음 장소로 이동한다.

● 우선 아이와 함께 보내기

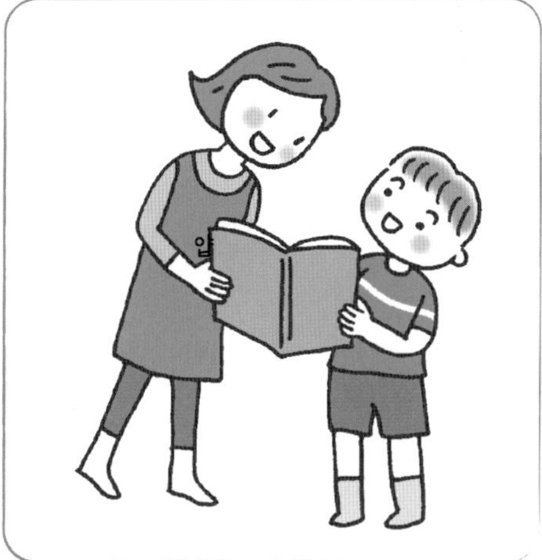

집안일보다 아이가 최우선이다. 집안일을 완벽하게 해내지 못해도 어쩔 수 없다고 마음 먹고 아이와 지내는 시간을 소중히 한다.

집안일을 순서대로 하지 못한다
(가정주부의 경우)

아침에 가족들을 내보내고 휴식하면서 오늘 할 일의 순서를 생각한다.
요일에 따라 대략적인 계획을 세우는 것도 하나의 방법이며, 자기를 위한 시간도
잊지 말고 챙기자.

가족들이 나간 후 오늘의 할 일을 생각하자

전업주부이므로 집안일에 쓸 수 있는 시간은 많다. 그런데도 잘 안 된다는 사람은 아침에 일어나서 가족을 내보내고 한숨 돌리는 시간까지 하나의 단계로 정하는 것이 좋다.

일어나면 우선 세탁기를 돌리고 아침을 준비한다. 남편과 아이의 외출 준비를 도와주고, 모두 나간 후에는 다 돌아간 빨래를 널고 주변을 가볍게 정돈한다. 여기까지가 아침 루틴이다.

그 후에는 잠깐 휴식하며 오늘 해야 할 일의 순서를 생각한다. 은행 등에 가야 할 일이 있는지, 쇼핑이필요한지 등 생각나는 대로 그때그때 일을 보는 것이 아니라 요일에 따라 대략적인 계획을 만드는 것도 좋다.

그날에 할 일을 메모해놓고 해냈으면 '잘했습니다!' 표시하기

매일 하는 일은 리스트에 적어둔다. 너무 많지 않게 두세 개쯤 만들어 놓고 마쳤으면 선을 긋고 지운다. 메모장을 항상 가까이 두고 잊어버리기 쉬운 것을 적어 둔다. 점심 때가 가까워지면 식사 준비나 마음에 걸리는 부분의 정리를 하고 다시 한번 휴식. 아이가 돌아올 무렵에는 일과를 한번 더 점검한다. 저녁때부터 가장 바쁜 시간대가 기다리고 있다. 낮 시간은 아이와 보내는 시간을 우선으로 하고 다른 일로 바쁘지 않도록 여유를 가져야 한다. 저녁 식사 시간, 목욕, 숙제를 봐주는 시간 등도 정해둔다.

휴식과 자기를 위해 쓰는 시간도 계획에 넣는 것이 중요하다. 가족들이 잠든 후 혼자서 좋아하는 일을 하고 싶어 하는 사람도 많으나 되도록 일찍 누워 수면 시간을 확보하는 것이 좋다.

전업주부의 경우

대략적인 하루의 일정표, 1주일의 일정표 만들기

1주일 일정표 예시

	월요일	화요일	수요일	목요일	금요일	토요일	일요일
외부 업무	쇼핑	세탁소	쇼핑		쇼핑, 기타 업무		
집안일	화장실	부엌	거실	장소를 정하고 집중적으로 청소		가족과 함께 대청소	아이 방

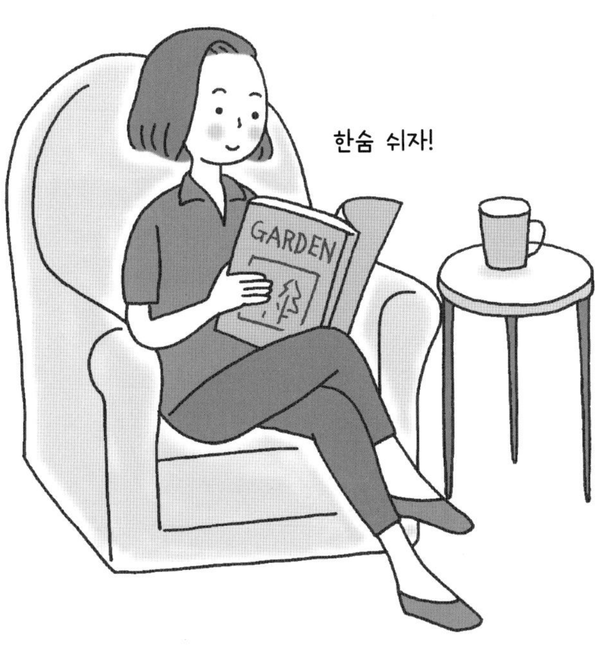

6

7 ●세탁기 돌리기
●아침 식사 준비
●가족들 배웅하기

8 ●빨래 널기
●간단하게 정리 · 청소

9

**휴식
일정 확인**

10

●오늘의 꼭 해야 할 일,
정리정돈
● 저녁의 준비

11

12

점심

13

●쇼핑, 세탁소 등 들려야
할 곳 다녀오기

14

여유시간

15

아이와 시간 보내기

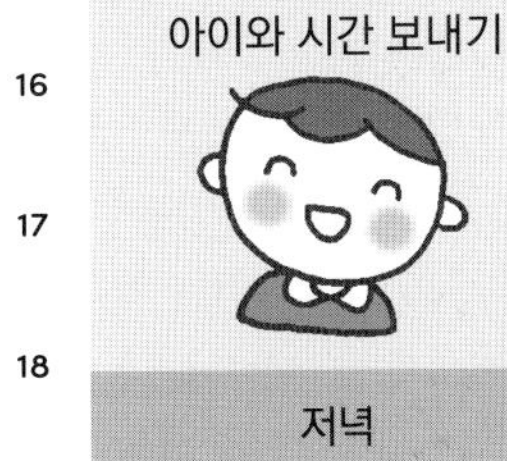

16

17

18

저녁

19

20

21

●내일 예정 확인
●남편과의 시간
●여유 시간
●목욕

22

23

취침

제대로 정리할 수 없다

ADHD의 여성은 식후의 뒤처리부터 정리정돈, 수납까지 정리를 잘하지 못하는 편이지만 그래도 노력하면 할 수 있게 된다.

타이머를 세팅하고 준비 끝!

'정리하기'란 수납과 집안일의 시스템을 정하고 그 것을 항상 실행하는 것이다. 늘 방에 물건이 넘쳐 있는 사람은 타이머를 준비하고 15분을 맞춰놓고 시작! 15분은 정리에만 집중한다. 타이머가 울리면 그만하고 남은 것은 내일로 미룬다. 여러 가지 정리 작전도 중요하나 정리에 대해 기억해두고 매일 조금씩이라도 하는 것도 중요하다.

● 바닥
방을 둘러보았을 때 바닥에 널려 있는 눈에 띄는 것을 한곳에 모은다.

● 옷
① 한곳에 모은다. ② 세탁할 것, 세탁소에 맡기는 것, 세탁할 필요가 없는 것으로 나눈다. ③ 세탁한다. ④ 세탁소에 맡기는 것을 따로 챙기고 휴식 후, 또는 매일 ○시 등으로 정해서 가게로 가지고 간다. ⑤세탁할 필요가 없는 것은 옷걸이에 걸어둔다. ⑥ 계절에 맞지 않는 것, 더럽지 않은 것은 옷장이나 봉지에 집어넣는다. ⑦ 필요 없는 옷은 버린다.

● 책
① 직업용과 취미용으로 나눈다. ② 모두 수납할 수 있을까, 책장을 사야 할까, 책을 처분해야 할까 생각한다. ③ 처분하는 책을 따로 챙겨둔다. 비싸게 팔 생각은 말고 수거 서비스 등을 이용한다.

● 서류
'특히 중요한 것'을 골라서 빈 상자 등에 '중요한 것(자주 씀)', '중요한 것(가끔 씀)' 등으로 구분하여 알기 쉬운 곳에 놓는다.

● 어린이 장난감
여러 개 상자를 각각 타는 것, 블록 등 5~6종으로 분류하고 나눠서 집어넣는다.

● 남편이 어질러 놓은 것
남편의 영역을 어딘가에 정해놓고 그곳만은 자유롭게 어질러도 일단 괜찮은 것으로 한다.

15분 간단 정리법

1 타이머 준비

- 좋아하는 음악 앨범도 OK

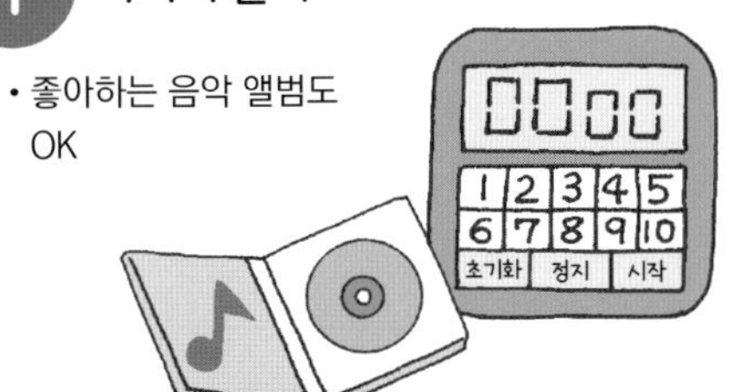

2 15분으로 세팅

- 정리 시작!
- 내용 누락(하이라이트 표시 부탁드립니다)

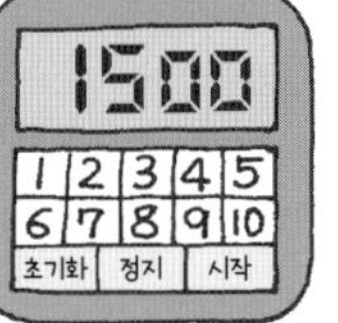

3 먼저 바닥에 떨어져 있는 것들을 한곳으로

- 바닥에 물건이 없으면 산뜻하다.
- 약간의 노동으로 정리한 기분을 느낄 수 있다.

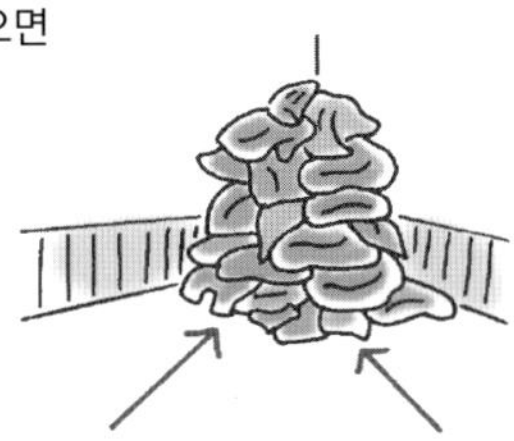

4 옷 분류하기

- 집에서 세탁하는 것, 세탁소에 맡길 것, 바로 입을 것, 계절에 안 맞는 것, 버리는 것

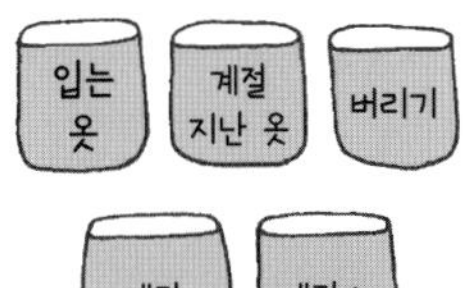

5 책은 업무용, 취미용으로 나누기

- 수납 공간이 부족한 경우에는 책장을 사거나 불필요한 도서를 버린다.

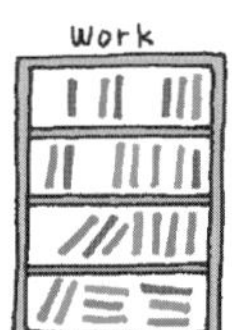
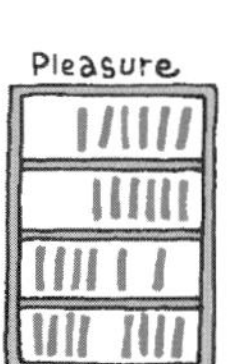

6 서류는 중요한 것만 골라내고 장소를 정해서 보관하기

- 중요한 것 (자주 씀)
- 중요한 것 (가끔 씀)
- 나머지는 버린다

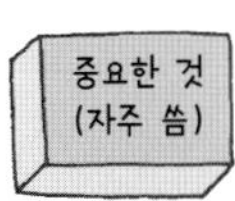
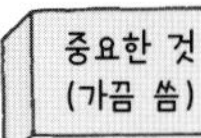
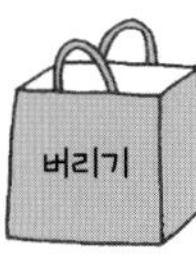

7 어린이 장난감

- 5~6개 상자에 분류해서 집어넣는다.
- 상자에 넣을 장난감의 그림을 그린다.
- 되도록 아이를 시켜 정리하게 한다.

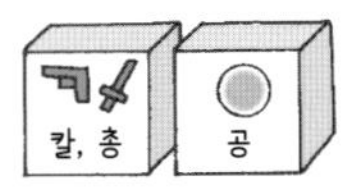
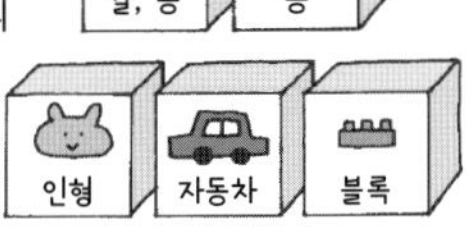

8 남편의 물건

- 장소를 정하고 그곳만은 온전히 맡긴다.

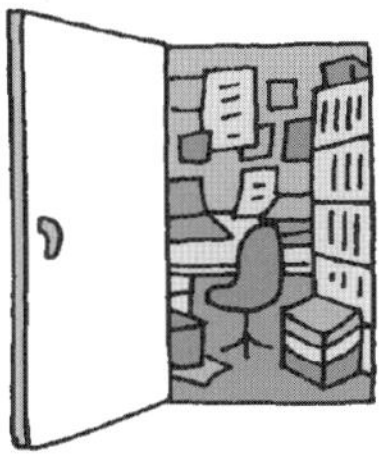

＊정기적으로 청소 전문가의 도움을 받는 것도 하나의 방법

금방 잊어버리기

ADHD는 아무리 중요한 일이라도 잊어버린다. 메모를 적어두고 반드시 확인해야 한다.

메모리 부족은 성인이 되어도 쉽게 고쳐지지 않는다

해야 할 일을 미루다 잊어버리거나, 물건을 어디에 두었는지 기억하지 못하고, 하루의 일정을 놓치는 일은 누구에게나 있을 수 있다. 그러나 ADHD를 가진 사람에게는 이런 일이 훨씬 더 자주 반복된다. 그 결과 일을 처음부터 다시 해야 하거나, 물건을 찾느라 시간을 허비하고, 결국 업무를 제대로 수행하지 못하는 상황에 이르기도 한다.

이런 반복된 실수는 주변 사람들에게 불편을 주고, 본인 역시 매번 반성하지만 이상하게도 같은 일을 또다시 되풀이하게 된다. 여기에는 악의가 있는 것이 아니라, 기억을 담아둘 수 있는 그릇의 크기가 평균보다 작다는 특성이 작용한다. 결국 중요한 것은 부족한 기억을 어떻게 보완하고 관리할 것인지에 대한 고민이다.

무엇이든 메모하고 반드시 확인한다

뇌의 용량 부족을 보완하는 가장 효과적인 방법은 적어두는 것이다. 단순히 듣는 데서 그치지 않고 직접 손으로 적으면 기억이 훨씬 쉽게 정착된다. 다만 메모를 하는 것만으로는 충분하지 않다. 중요한 것은 메모를 계속 확인하고 실제로 활용하는 습관을 들이는 일이다.

외출이나 업무, 쇼핑 일정은 물론이고 소지품과 그날 해야 할 집안일까지, 떠오르는 모든 것은 우선 메모하는 것이 좋다. 그리고 그 메모를 잊지 않고 보는 것이 무엇보다 중요하다. 메모를 잃어버리지 않도록 자신이 좋아하는 색의 작은 메모장을

사용하는 것도 도움이 된다. 이번 주와 이번 달에 해야 할 일은 메모장이나 달력에 정리해 두고, 매일 한 번씩 확인하는 습관을 들이자. 소지품 역시 목록으로 만들어 두고, 필요하다면 순서표를 만들어 확인하면 깜빡하는 일을 줄일 수 있다.

마지막으로 가장 중요한 지점은 현관문이다. 절대로 잊어서는 안 될 일들을 목록으로 만들어 현관문에 붙여두고, 외출 전 반드시 확인한다. 그리고 무엇보다도, 혹시 빠뜨린 것이 있더라도 당황하지 않는 것이 중요하다.

잊어버리지 않기 위한 노력

① 뒤로 미루는 버릇 고치기

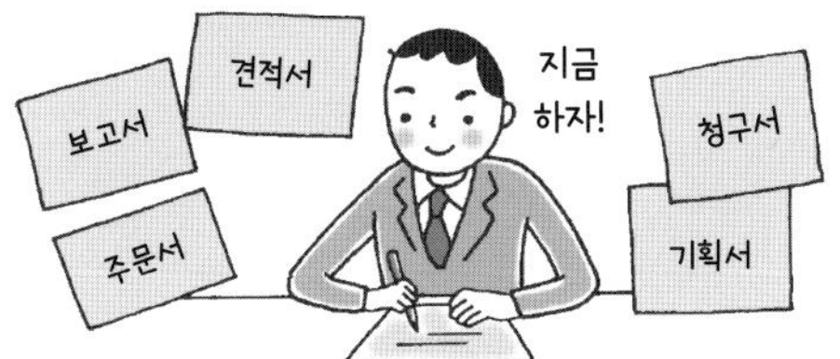

미루는 사이에 깜빡 잊어버리는 경우가 많다. 지금 바로 해야만 한다.

② 메모하기

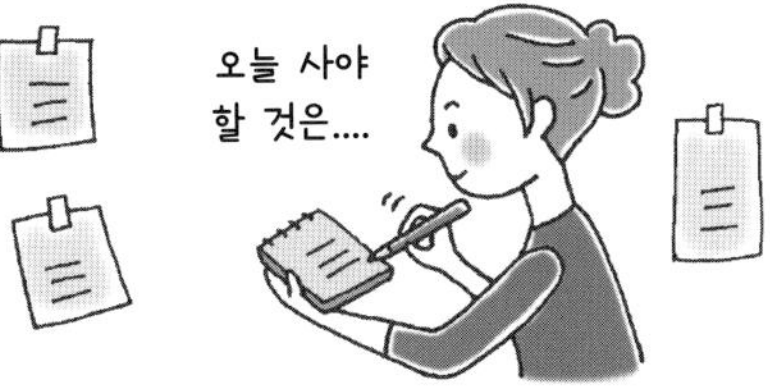

가장 중요한 방법이다. 다만 적어둔 것을 보지 않으면 의미가 없으므로 확인하는 습관을 만들자.

③ 예정표 쓰기

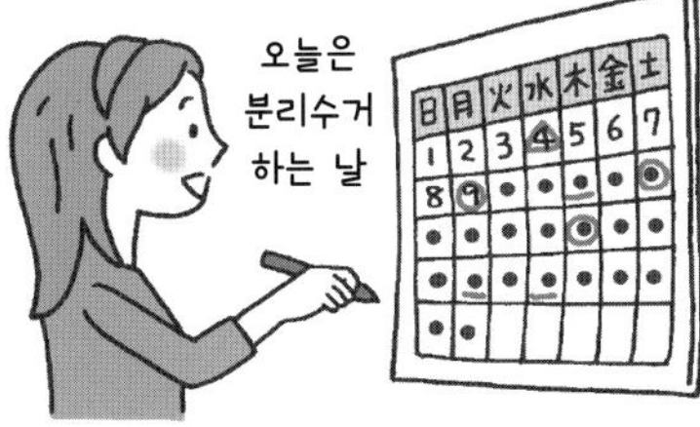

달력에 오늘, 이번 주, 이번 달의 예정을 적어 놓고 매일 확인한다.

④ 타이머나 알람 기능 활용하기

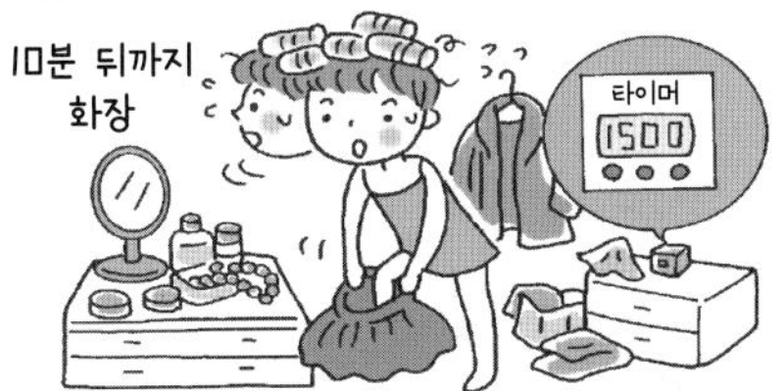

'1시간 후 외출 예정' 등 타이머를 맞춰놓는다. 스마트폰의 알람 기능을 활용하면 좋다.

⑤ 다음날 준비는 전날 밤에

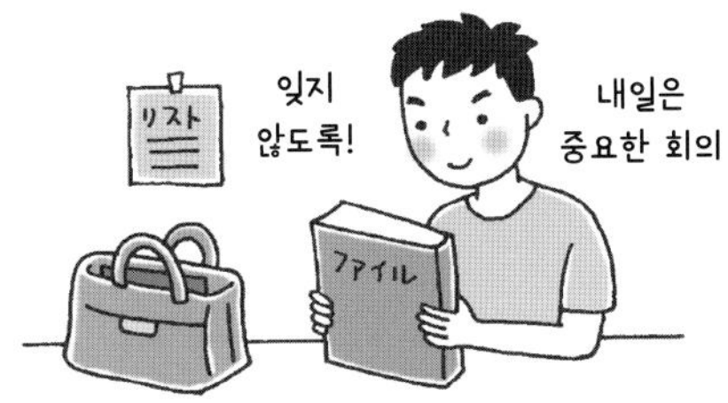

아침은 바쁘고 깜박할 일도 많다. 전날 밤에 필요한 것들을 준비해 두면 안심할 수 있다.

⑥ 현관문에 붙여놓기

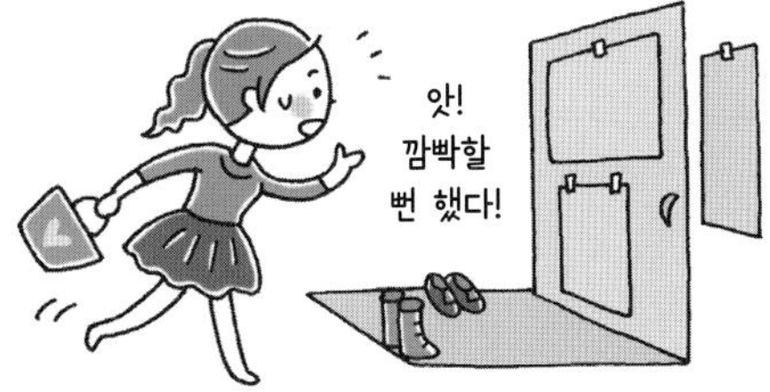

잊어서는 안 될 물건이나 예정을 종이에 써서 현관문에 붙여놓는다.

사무적인 업무 처리나 아이의 학교에 필요한 연락을 잘할 수 없다

제대로 처리하지 않으면 가족에게 폐를 끼칠지도 모른다. 우선 뒤로 미루는 것을 멈춰야 한다.

곤란한 것은 본인만이 아니다

가정주부는 집안일뿐 아니라 다양한 사무적인 업무도 처리해야 한다. 그러나 ADHD가 있는 경우 이런 일들이 특히 어렵게 느껴진다.

예를 들어 아이들 반의 친목회 출결 여부에 답장을 보내는 일은 체크만 해서 제출하면 끝나는 간단한 작업이지만, "나중에 적당한 때에 해야지" 하고 미루다 보면 결국 잊어버리기 쉽다. 아이에게 "학교에서 받은 인쇄물을 꼭 보여줘"라고 여러 번 말하면서도, 정작 부모가 학교에 제출해야 할 서류를 잊어버리는 일도 흔하다.

회비 입금을 깜빡하거나 참가 신청서를 제때 내지 못하면 선생님에게 불편을 주게 되고, 그 여파가 아이에게까지 이어져 혼나는 상황이 생기기도 한다. 문제는 이런 실수가 결국 본인만의 비난으로 끝나지 않을 수 있다는 점이다.

뒤로 미루지 말고 즉시 하자

사무 처리 능력을 높이기 위해서는 우선 미루는 습관부터 점검할 필요가 있다. 귀찮다는 이유로 일을 뒤로 미루다 보면 깜빡 잊어버리거나, 막상 하려고 할 때는 서류를 찾지 못해 결국 방치하게 되는 경우가 많다. 이렇게 미뤄진 일들이 쌓일수록 불필요한 부담이 늘어나고, 일할 의욕도 점점 떨어진다.

해야 할 일은 가능한 한 그 자리에서 바로 처리하는 것이 가장 간단하고 편한 방법이다. 즉시 해치우면 오히려 마음이 가벼워지고, 일을 끝냈다는 긍정적인 감각을 경험할 수 있다. 당장 처리할 수 없는 일은 사무 처리 전용 상자를 마련해 그 안에 모아 두자. 이렇게 하면 최소한 '어디에 있는지 몰라서 못 하는' 상황은 피할 수 있다.

또한 혼자서 모든 것을 감당하려 하기보다 남편에게 협조를 요청해 정체된 일이 없는지 가끔 함께 점검하거나, 인터넷 입금 같은 부분에서 도움을 받는 것도 현실적인 방법이다.

ADHD인 아내를 도와주는 방법

사무 처리를 잘 하지 못할 경우

남편이 수시로 확인한다.

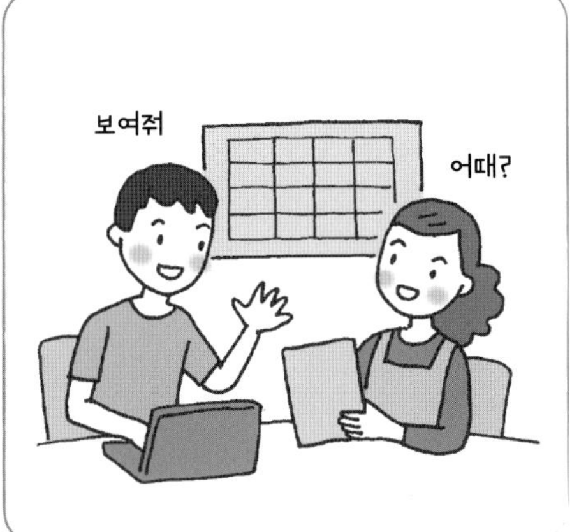

사무적인 일은 남편이 맡도록 한다. 다만 자세한 부분까지 개입하지는 않고 큰 틀만 만들어서 나머지는 아내에게 맡긴다. 수시로 확인하는 것도 잊지 않도록 한다.

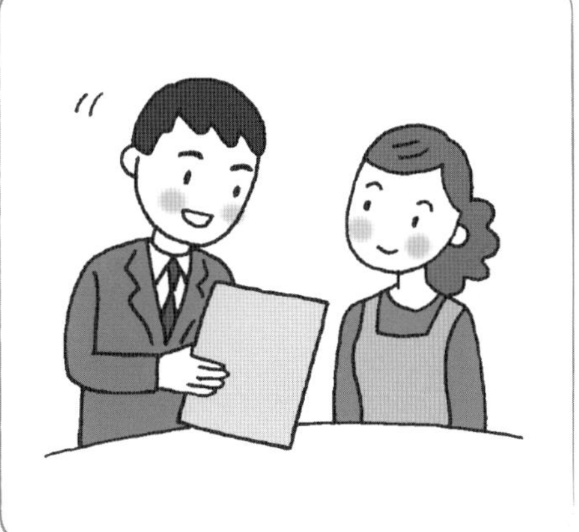

되도록 아내가 편한 방식으로 맞춘다.

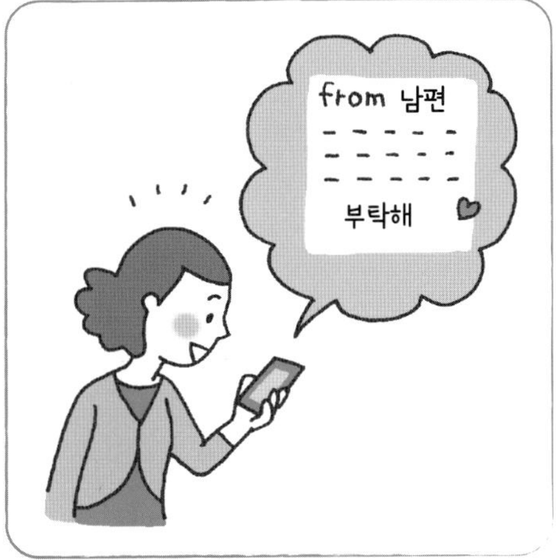

부탁받은 내용이 있을 때는 문자로 그 내용을 다시 확인하는 것도 좋다.

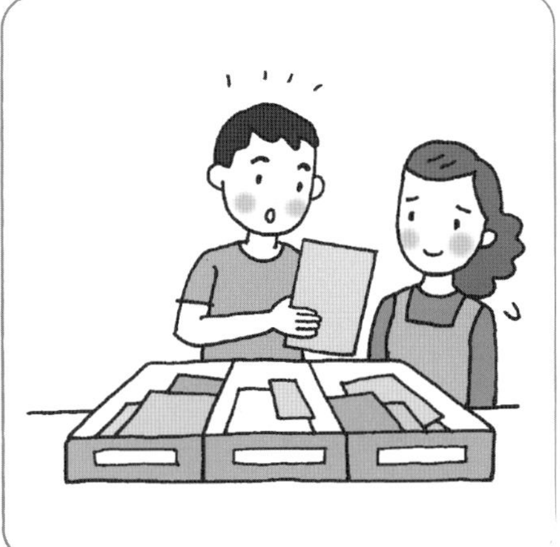

아이의 학교 관련 서류도 아내에게 떠넘기지 말고 함께 확인하는 것이 중요하다.

ADHD의 특징 때문에 부부관계를 잘 유지하지 못하고 삐걱거릴 수도 있다.

잘 안 되는 것은 ADHD 탓

열심히 했어도 집안일이 전반적으로 잘 안 되는 ADHD 아내. 자신감을 잃고 짜증나는 일이 많아 아이에게 불만을 터뜨리곤 한다.

자기 중심적이고 성급하며 무계획적인 ADHD의 남편. 아이보다 손이 가는 큰 어린애 같다.

남편이나 아내, 어느 한쪽이 ADHD이면 불만이 많은 부부관계가 되기 쉽다. 하지만 얼마든지 행복한 가정을 만들 수 있다.

남편의 좋은 점, 매력적인 점을 종이에 써 본다. 상냥함, 쾌활함, 배려의 깊이 등 아내의 좋은 점을 떠올려서 리스트로 만들어 본다.

그리고 그때까지의 불만이나 다툼은 일단 접어두고 상대방의 좋은 점을 다시 본다.

할 수 있는 일부터 조금씩 규칙을 정하고 그것을 지키도록 한다. 싸우지 않고 서로 한 걸음씩 물러나 타협한다.

그럼에도 잘 안 될 수 있다. 그것은 아내나, 남편이 나빠서가 아니라 ADHD 탓이라고 생각하는 것만으로도 마음이 한결 가벼워질 것이다. 그리고 더욱 구체적인 해결책을 찾기 쉬워진다.

자기평가를 높이고 항상 웃음으로

ADHD를 가진 사람은 자기를 꾸짖는 배우자에게 불만을 품음과 동시에 자기에 대해서도 부정적인 마음을 안기 마련이다. 하지만 누구에게나 좋은 점이 더 많이 있다. 자기가 어떤 사고패턴에 빠지기 쉬운지 객관적으로 분석하고 마음을 바꾸는 연습을 한다.

남편, 아내의 좋은 점에 눈을 돌리자

남편의 좋은 점

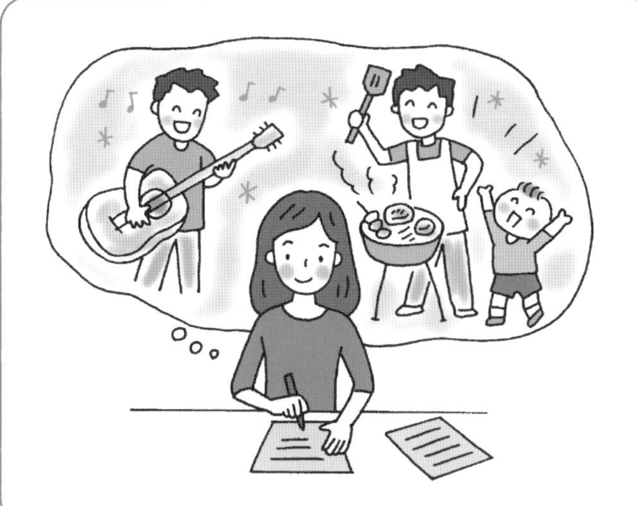

- 항상 활기차다.
- 가족을 사랑한다.
- 도전정신이 왕성하다.
- 마음만 먹으면 아주 믿음직 스러운 사람이다.
- 보고 있으면 질리지 않는다.
- 위기에 강하다.
- 즐거운 경험을 하게 해준다.
- 낙천적이다.

아내의 좋은 점

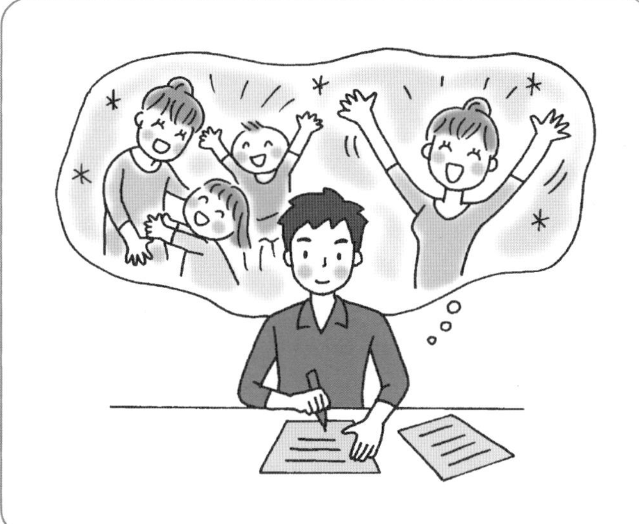

- 상냥하다.
- 쾌활하다.
- 밝다.
- 자애롭다.
- 여러 아이디어를 가지고 있다.
- 아이 생각을 많이한다.
- 긍정적이다.
- 마음만 먹으면 정리정돈을 할 수 있다.
- 여러 가지 일에 관심을 가진다.
- 사람이 착하다.

ADHD 아내를 남편은 어떻게 도와주면 좋을까?

아내가 집안일이 서툴고 요령이 안 좋을 경우는 남편이나 가족이 집안일을
분담하거나 할 수 있는 일을 솔선해서 도와준다.

〈집안일〉 어떻게 하면 잘 돌아갈까 현실적으로 생각하다

● 요리를 잘하지 못할 경우

메뉴를 잘 생각하지 못한 ADHD의 아내를 위해
부담이 되지 않는 정도로 메뉴를 주문하면 대략적
인 1주일의 메뉴를 생각하는 데 도움이 된다.
메뉴 중 하나는 시제품으로 좋은 것으로 하고, 냉
동식품 등을 적당히 갖추어 놓는다.

● 세탁을 잘하지 못할 경우

빨래를 접는 것을 잘하지 못한 사람도 많으므로
옷걸이에 걸어서 말리고 그냥 옷장에 거두는 등
수고를 줄이는 방식을 생각한다.

● 청소를 잘하지 못할 경우

일회용 대걸레나 접착테이프 등 간단하게 할 수
있는 방식을 도입한다.
또 아이들의 일과로 남편이 주도해서 아이들에게
청소시키도록 하는 것도 좋다.

〈준비〉해야 할 일을 적어놓고 가끔 다시 본다

여행 계획이나 아이의 장기 휴가 일정은 미리 큰
틀을 세워 두고, 주말마다 조금씩 세부 내용을 정
해 나가는 방식이 부담이 적다. 진행 상황을 큰 종
이에 적어 눈에 보이게 정리하는 등 계획을 가시
화하는 것도 효과적인 방법이다.
주거 계획이나 노후 설계처럼 장기적인 사안은,
보다 관리와 조율에 익숙한 사람이 중심이 되어
세우는 것이 현실적이다. 혼자서 떠안기보다, 역
할을 나누어 함께 점검하는 방식이 도움이 된다.
금전 관리가 어렵다면 개인의 성향에 맞는 안전장
치를 마련하는 것이 좋다. 예를 들어 현금카드에
사용 한도를 설정하거나, 생활비를 1주일 단위로
나누어 관리하는 방법이 있다. 식비 · 공과금 · 통
신비 등은 대략적인 기준만 정해 두고, 지나치게
세세하게 규칙을 만들지는 않는 것이 지속하기 쉽
다. 영수증을 모아두고, 가계부 정리에 익숙한 사
람이 컴퓨터 가계부 등에 입력하는 방식도 한 방
법이다.
무엇보다 중요한 것은 지원하는 태도이다. 위에서
내려다보거나 다그치듯 말하면 오히려 역효과가
난다. 상대를 관리의 대상이 아니라 함께 조율해
나가는 동반자로 대하는 것이 필요하다.

ADHD 아내를 도와주는 방법

●메뉴를 주문하기

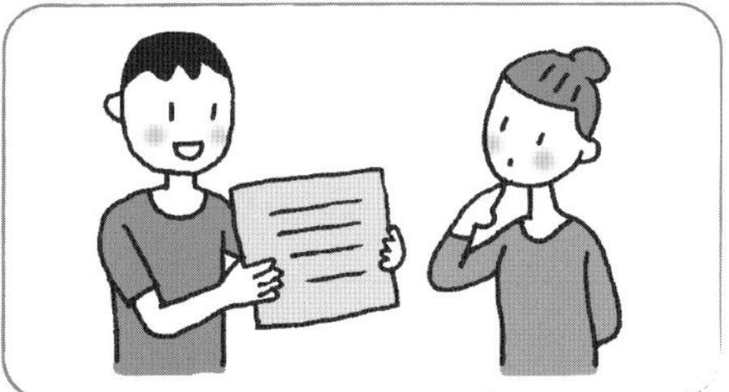

메뉴를 잘 생각하지 못한 아내를 위해 메뉴를 주문해 둔다. 다만 부담이 되지 않는 정도로. 어때?

●세탁도 노력 절약하기

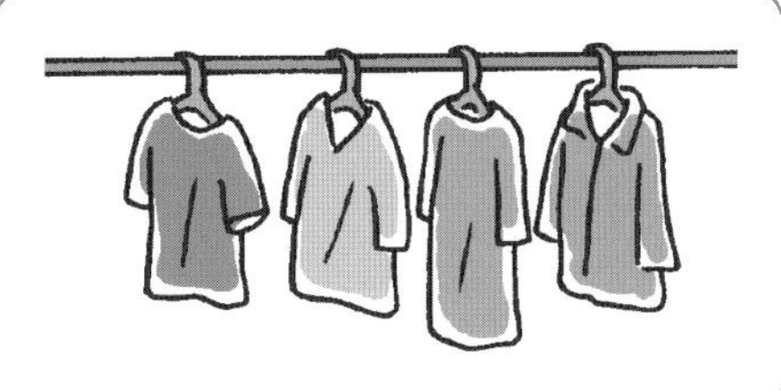

빨래는 옷걸이에 걸어서 말리고 그대로 옷장으로 거둬들이면 접는 수고가 절약된다.

●간단하게 끝낼 수 있는 청소 방법을

부담되지 않고 쉽게 할 수 있는 청소법을 도입한다. 아이들을 시켜 돕게 하거나, 정기적으로 청소 서비스를 이용하는 것도 좋다.

●계획은 미리미리 세우기

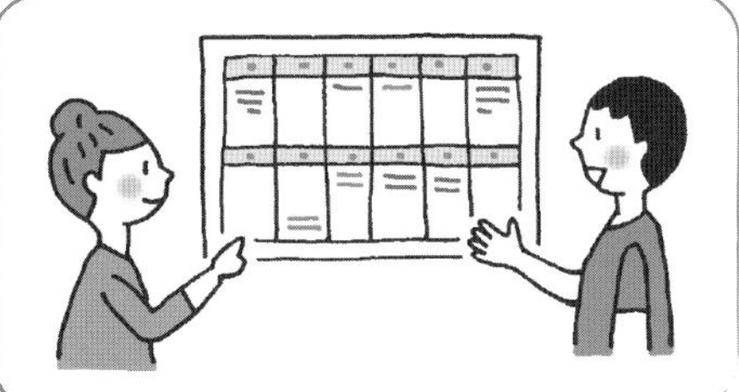

여행이나 놀러 갈 계획은 일찍 세우고 조금씩 세부를 정한다. 현재 진행 상황을 달력 등에 적어놓고 한 눈으로 볼 수 있게 하는 것도 좋다.

●돈에 관한 일은 남편 주도로

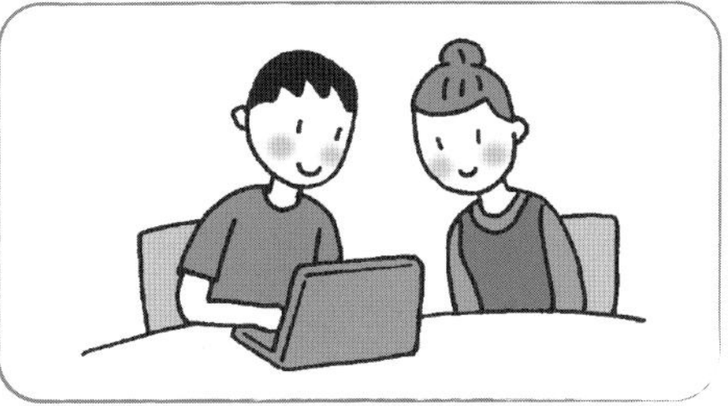

아내가 돈 관리를 잘하지 못하면 가계 관리는 남편이 중심이 되어서 한다. 대략적인 기준을 세워놓고 나머지는 아내에게 맡기되 기준을 너무 자세하게 만들지 않는 것도 포인트이다.

●고운 말로 지원해주기

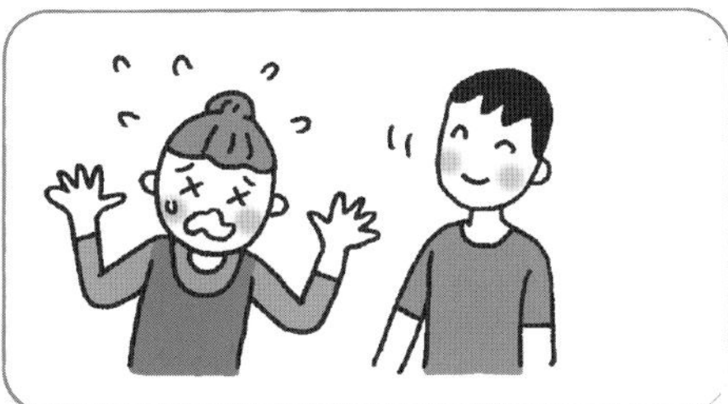

초조하지 않도록 한다. 아내가 잘 해내지 못하더라도 탓하거나 부정해서는 안 된다.

ADHD 남편을 아내는 어떻게 도와주면 되는가?

생각난 대로 행동하다 실패하는 ADHD 남편. 가정이 편하면 마음도 안정된다.

남편의 마음을 말하게 하고 경청하는 것

ADHD의 남자는 아무래도 기다리지 못하고 생각 나면 충동적으로 행동으로 옮기는 경향이 있다. 감정적으로 발언하고 행동하는 나머지 결과적으로 실패하는 것도 적지 않다. 앞을 생각하지 않고 퇴직을 결단하고 일자리를 자주 옮기는 사람도 있다.

마치 큰 어린이와 같이 행동하는 남편에 고민하는 아내도 적지 않다.

충동적, 감정적인 행동을 거듭하는 남편에 대해 아내는 어떤 태도로 접하고 남편을 지원하면 좋을 까?

중대한 인생의 결단도 즉시 정하고 싶어하는 남편 에 대해서는 먼저 나와 상담해 달라고 부탁해본 다. "그런 게 안 돼요."라고 말하지 말고 남편의 마 음을 되도록 말로 밝히게 하고, 듣도록 한다.

먼저 자기 마음을 아내에게 들려주고 자기 생각에 귀를 기울여 준다면 충동적, 감정적으로 행동을 일으키지 않아도 될지도 모른다.

회사에서 상사와 충돌하고 부정적인 감정을 품었 을 때도 "이렇게 하면 어때?"라고 아내로부터 구 체적으로 실행 가능한 조언을 받을 수 있으면 "이 런 회사 그만두겠다!"라고 충동적으로 결정하지 않을 수도 있다. 조금 마음을 가라앉히면 다른 생 각이 떠오를 수 있을 것이다.

가정생활이 평온하면 회사가 힘들어도 짜증나지 않을 수 있다

가정생활이 평온하면 회사에서 불쾌한 일이 있어 도 가라앉히기 더 쉬워진다. 가정을 위해 참고 열 심히 하고자 하는 마음이 더 강해질 수 있다.

ADHD의 남편을 도와주는 방법

● 무슨 일이든 상담하게 하기

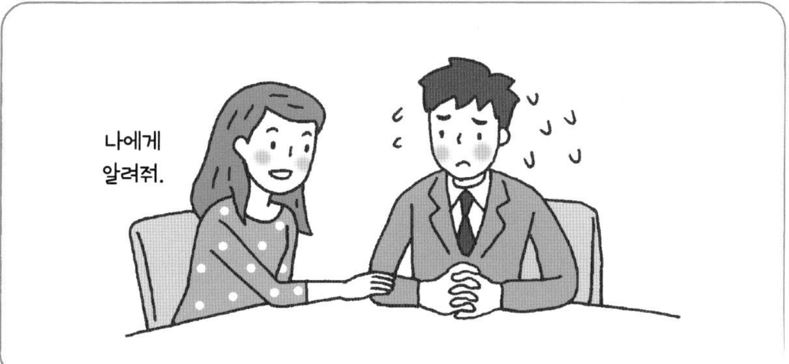

중요한 인생의 결단마저 충동적으로 결정할 수도 있으므로 아무리 사소한 일도 혼자 즉결하지 말고 먼저 의논할 수 있도록 한다.

● 남편의 말을 경청하기

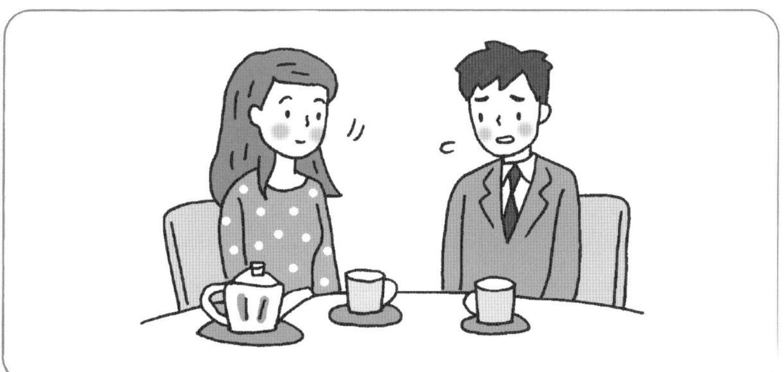

남편의 생각을 부정하지 말고 우선 이야기를 제대로 들어본다. 그러고 나서 실현 가능한 조언을 해주면 남편도 충동적인 행동을 일으키지 않을 수도 있다.

● 분위기 좋은 가정 만들기

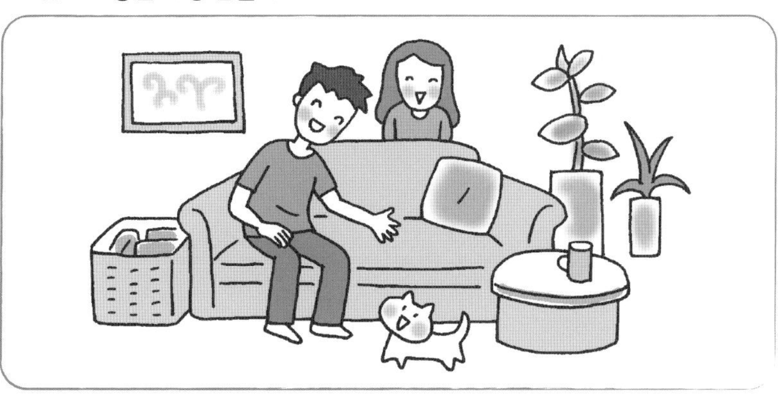

가정생활이 평온하면 짜증이 줄어들 수 있다. 살기 좋은 평온한 가정을 만들어본다.

몸에 해로운 줄 알면서도 담배와 술을 끊을 수 없다.

해로움을 알면서 담배를 끊지 못하는 사람, 술을 과음하는 사람, 과식하는 사람.
스스로 자제할 수 없다면 전문가와 상담하자.

눈앞의 욕구를 참을 수 없다

지금의 생활을 조금 바꾸어 섭생하면 장래에 걸쳐 건강해질 수 있다는 걸 알면서도 눈앞의 "피우고 싶다, 마시고 싶다, 먹고 싶다"라는 욕구를 참을 수 없다.

ADHD가 있으면 노력을 꾸준히 이어 가는 일이 쉽지 않다. 그렇다고 해서 가정을 꾸린 뒤에도 이전과 같은 무리한 생활을 계속할 수는 없다. 젊은 시절처럼 버티는 방식은 더 이상 통하지 않고, 그만큼 가족에 대한 책임도 커진다. 자신의 건강이 무너지면 본인만 힘든 것이 아니라, 그 영향이 가족 전체로 번질 수 있다.

혼자 힘으로 자기 관리가 어렵다고 느껴진다면, 가족에게 솔직하게 협조를 요청하거나 전문의의 도움을 받는 것도 하나의 방법이다.

건강검진을 받고 자기 상황을 파악한다

1년에 한 번씩은 반드시 종합검진이나 건강검진을 받고 질병의 장기발견에 힘쓴다. 되도록 가족도 함께 받는다. 자기 혼자라면 받기 귀찮거나 받더라도 결과 들으러 가는 것을 미루게 될 수도 있기 때문이다.

1년에 한 번씩 예컨대 결혼기념일에 부부가 함께 받는다고 정해 놓으면 본인이 깜빡했어도 배우자가 기억할 수 있다. 물론 결과도 둘이서 함께 듣는다.

종합검진의 중요한 목적은 검진 결과를 확인하고 그에 맞게 생활습관을 개선하는 것이다. 담배를 줄이고 체중을 줄이면 보상받을 수 있는 제도를 도입하면 어떨까?

어른인데도 보상이 필요할까? 싶을 수도 있으나 힘든 일도 즐거움으로 바뀌고 오래 지속할 수 있을지도 모른다. 남편은 담배 끊기, 아내는 3kg 감량 등 각자 목표를 정해서 경쟁하면 의욕이 더욱 향상할 것이다.

끊지 못한 술 담배를 그만두게 하려면?

의욕을 끌어올릴 방법을 만들어야 한다.

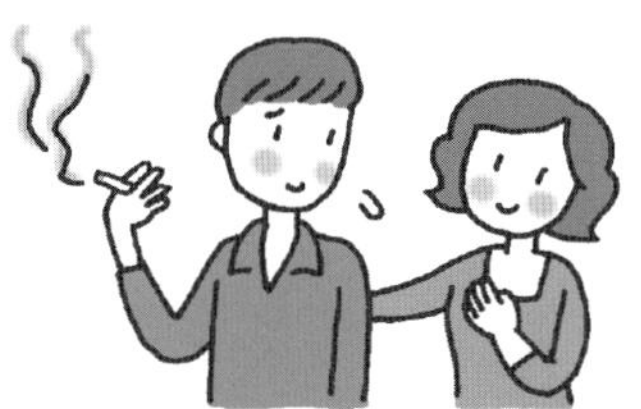

금연은 본인이 마음을 먹지 않으면 좀처럼 실현할 수 없다. 본인도 끊고 싶어 한다면 섭취량을 줄일 수 있도록 협력한다.

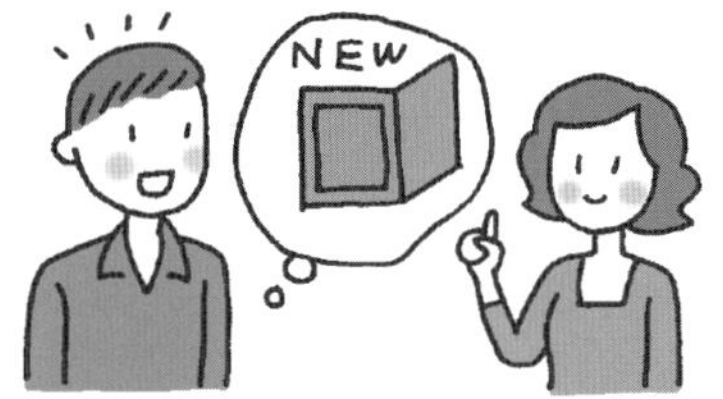

갖고 싶어 하는 것을 '보상(목표)'으로 삼고 점수제를 도입해서 의욕을 끌어올리는 것도 중요하다.

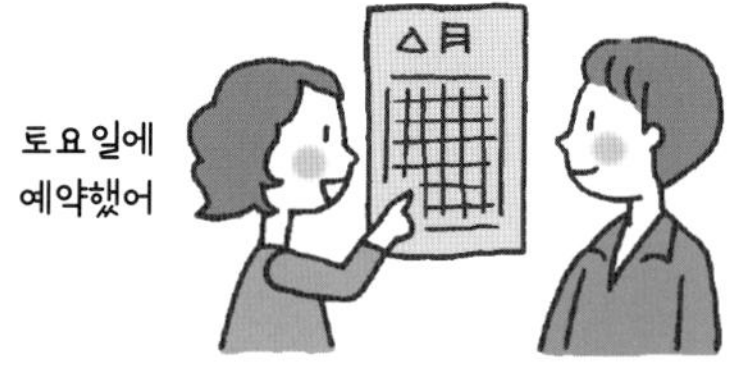

쉬는 날에 금연 프로그램에 참여할 수 있도록 조율해보자.

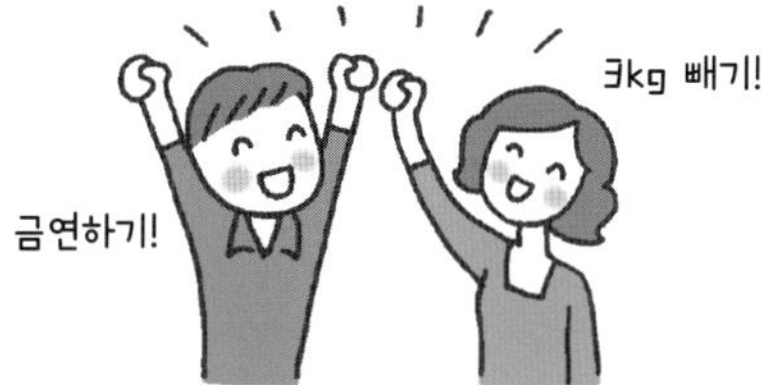

가족도 목표를 설정해서 함께 경쟁하면 좋다.

알코올 의존증 전문가에게 상담받는 것도 방법이다.

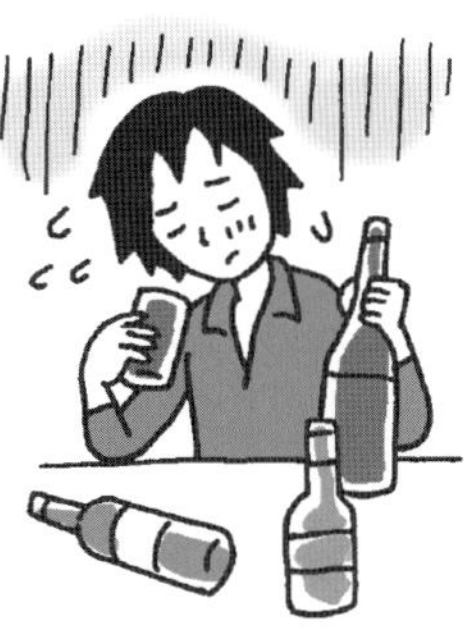

ADHD로서의 스트레스, 낮은 자기평가로 인해 술에 빠지는 사람도 많다.

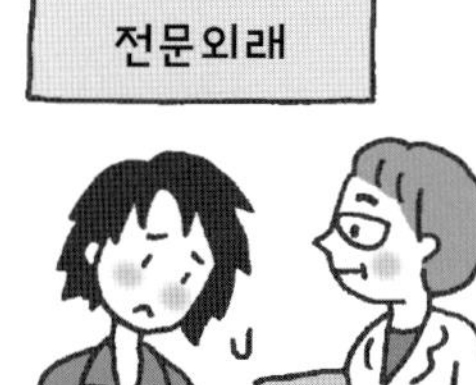

마음의 건강에 유념해서 알코올 의존증 전문가에게 상담하는 것도 좋다.

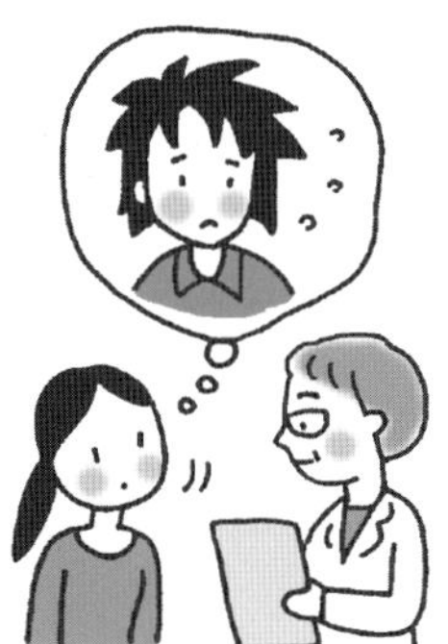

본인이 치료에 적극적이지 않을 때는 가족이 카운슬링을 받고 지원하는 방법을 모색할 필요가 있다.

ADHD인 자녀는 어떻게 키우면 좋을까? – 부모가 '노진구형'일 경우

만화 〈도라에몽〉에 나오는 노진구는 부주의우세형.
만퉁퉁과 같은 과잉행동·충동성우세형

'노진구형'의 아이일 경우 절차표, 리마인더를 활용

자기 아이가 부모와 같은 '노진구형'(부주의우세형)일 경우, 나도 어렸을 때는 비슷했지만 지금은 잘하고 있으니까 괜찮다고 낙관적으로 생각할 수 있다. 옛날과 지금은 상황이 다르다. 아이가 잘하지 못하는 일은 부모가 함께함으로써 조금씩이라도 할 수 있도록 지원해야 한다.

일상생활에서는 부모도 아이도 일정표를 정한다. 숙제나 내일의 준비 등은 매일 시간을 정해서 한다. 아이가 어리면 꾸짖지 말고 매일 공부를 꾸준히 같이 한다. 학습이나 일상의 일들이 모처럼 쌓이지 않더라도 꾸준히 조금씩 하면 할 수 있게 된다는 것을 가르쳐주는 것이 좋다.

학교 선생님과도 연락하고 수업의 진행 방식이 어떻게 되어 있는지를 묻거나, 중요 사항의 연락은 직접 받도록 하면 도움이 된다.

'만퉁퉁형'의 아이에게는 에너지를 발산시키는 자리를

자기 아이가 '만퉁퉁형'(다동형·충동성우세형)일 경우 왜 이렇게 활동량이 많은지 이해하기 힘들 수도 있다.

학교에서 같은 문제가 반복되다 보면, 늘 사과해야 하는 상황에 지쳐 주변과의 관계를 스스로 끊어 버리는 경우도 있다. 이런 때일수록 아이를 '문제가 많은 아이'로 보기보다, 활동성이 높은 아이라는 관점에서 이해하고 허용의 폭을 조금 넓혀 보자. 친척이나 주변에 비슷한 성향의 아이를 키워 본 경험이 있다면, 조언을 구하는 것도 도움이 된다.

아이에게 충분한 활동량을 제공하는 것도 중요하다. 스포츠 활동 등을 통해 에너지를 발산할 수 있도록 돕고, 여름방학과 같은 긴 휴식기에는 바깥에서 지내는 캠프나 숙박형 프로그램에 참여하게 하는 것도 하나의 방법이 될 수 있다.

무엇보다도 중요한 것은 부모와 성격이 다르다는 사실을 인정하는 일이다. 부모의 기준에 맞추려 하기보다, 아이의 기질과 특성을 이해하고 있는 그대로 받아들이며 긍정적으로 평가해 주는 태도가 필요하다.

부모가 '노진구형'일 경우

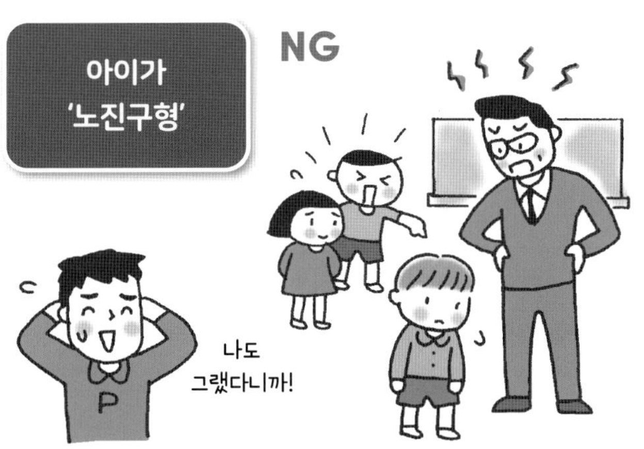

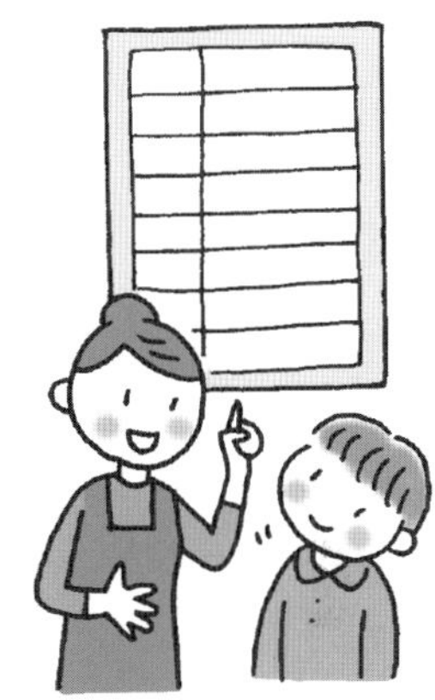

- "나도 그랬으니까 괜찮아" → 옛날과 지금은 상황이 다르다.
- 일상생활, 학습을 지원해 주지 않으면 아이가 어려움에 부딪힐 수도 있다.
- 학교에서도 선생님께 혼나거나 다른 아이들한테 조롱받기도 한다.

- 아이의 상태를 잘 살피고 대책을 세운다.

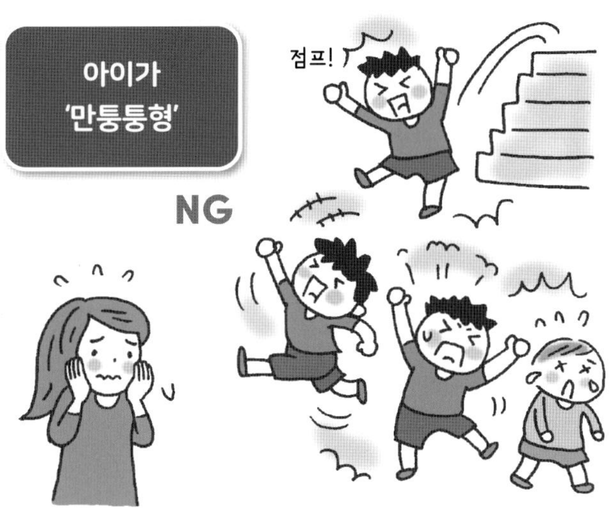

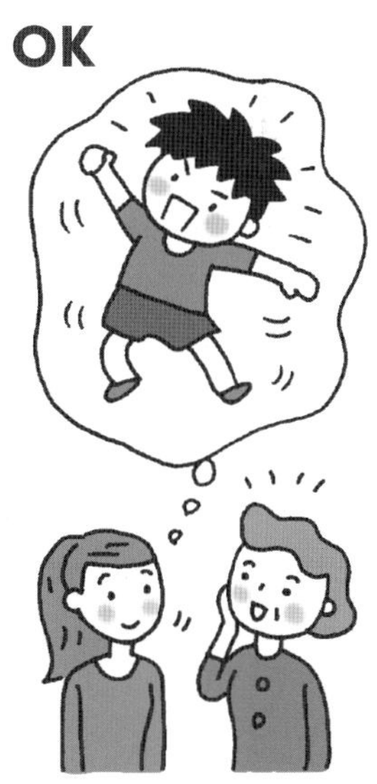

- "왜 이렇게 활동량이 많지?"
- "나는 부모가 하는 말에 이렇게 반발이나 반항하지는 않았는데." → 이해 불가능
- 잦은 충돌
- 부모로서 자신이 없어질 수도 있다.

- 아이

ADHD인 자녀는 어떻게 키우면 좋을까? – 부모가 '만통통형'일 경우

'노진구형'의 아이에게는 너그럽고 넓은 시야를 가진 육아를 지향하며,
'만통통형'도 체벌은 효과가 없다.

아이가 '노진구형'일 경우 바로 성과를 요구하지 말자

부모가 '만통통형'(과잉행동·충동성우세형)일 경우 '노진구형'(부주의우세형)의 아이는 요령이 부족하고 둔한 특징이 더욱 두드러지게 보일 수 있다.

만통통형 부모는 매일 같은 것을 반복해서 꾸준히 육아하지 못하고 성급하게 성과를 요구하기 마련이다. 본인과는 다른 유형의 아이의 상태를 헤아리는 것이 힘들다.

노진구형의 아이는 부모가 요구하는 속도로는 쉽게 움직일 수 없다. 아이의 속도를 존중하면서 무엇이 목표이고 어떤 달성감을 갖게 할 수 있는지가 중요하다는 것을 이해해야 한다.

또 부모가 급한 마음에 먼저 손을 내밀면 아이의 주체성이 자라지 않기 때문에 초조해하지 말고 넓은시야를 갖도록 노력하길 바란다.

강인한 교육과 체벌은 NG

만통통형의 아이라 하더라도 강인한 교육이나 체벌은 효과가 없다. 아이는 언뜻 맷집이 강한 듯 보여도 사실은 몹시 상처받고 있다.

맞고 자란 아이는 다른 친구에게 폭력이나 폭언을 쓰기 마련이다.

만통통형의 부모는 충동적이고 기다리는 것이 서툴기 때문에 전문의의 지도를 받는 것이 중요하다. 이아이는 틀렸다고 성급하게 결론을 내리고 포기할 수도 있지만, 가능하다면 따뜻한 시선으로 아이의 성장을 천천히 기다려 주는 것이 중요하다. 특히 아이를 꾸짖기 → 반항·반발 → 더욱 꾸짖기 → 말을 안 듣게 되기라는 악순환에 빠지지 않도록 주의해야 한다.

부모가 '만퉁퉁'형일 경우

강압적인 육아가 되지 않도록

아이를 강하게 이끌고 싶어 하는 '만퉁퉁형' 의 부모. 하지만 아이는 자신과는 성향이 다 르다는 것을 잊지 말아야 한다. 필요한 지원 을 해주면서 천천히 기다린다.

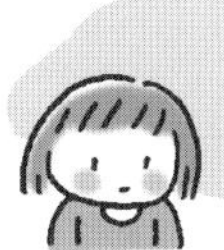
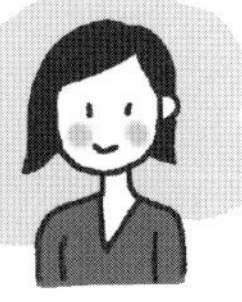

아이가 '노진구형'

●자신만의 속도가 있는 아이
●느리게 반응

부모의 속도에 맞지 않는다

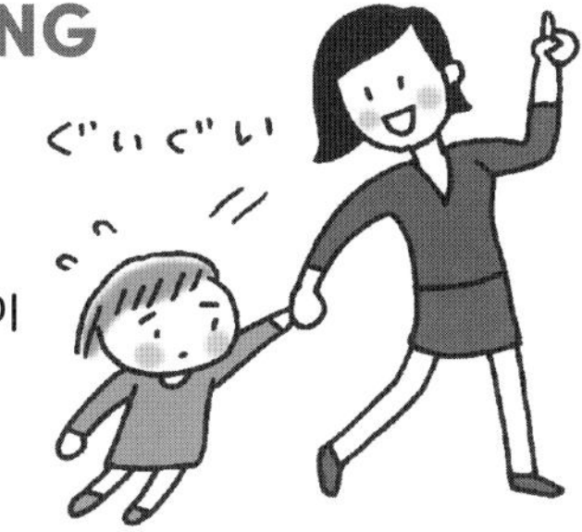
NG
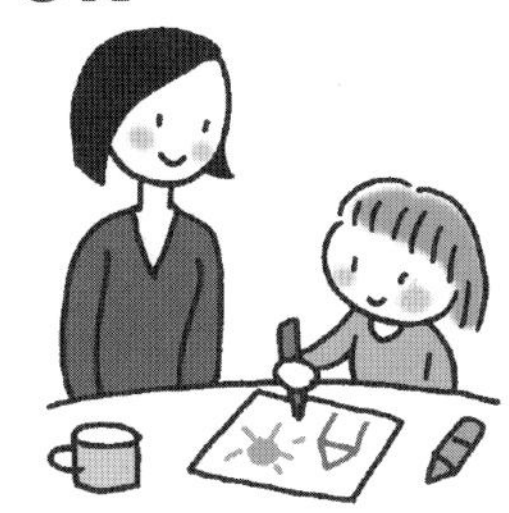
OK

●앞에서 무리하게 이끌지 말아야 한다.
●억지로 활동시키지 않는다.

●느린 속도도 존중해주어야 한다.

아이가 '만퉁퉁형'

성향이 비슷하지만 충돌하기 쉽다

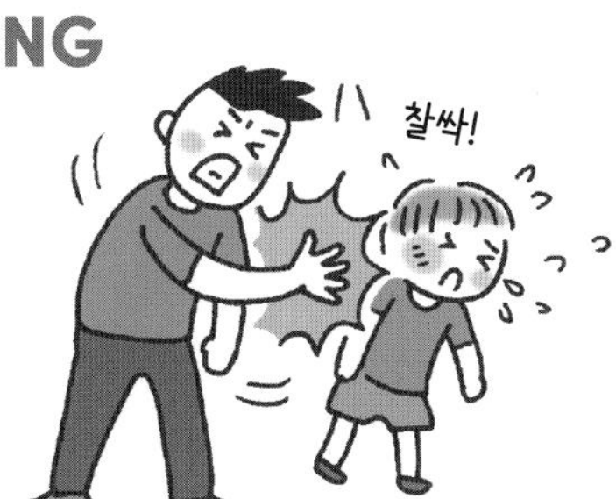
NG

●강압적인 교육이나 체벌은 NO
●본인의 기준을 아이에게 강요해서 는 안 된다.
●자신과 비슷하여 기대하는 부분이 있더라도 아이의 목표를 대신 정 해서 강요해서는 안 된다.
●"이 아이는 틀렸어"라며 성급하게 포기하지 않아야 한다.

OK

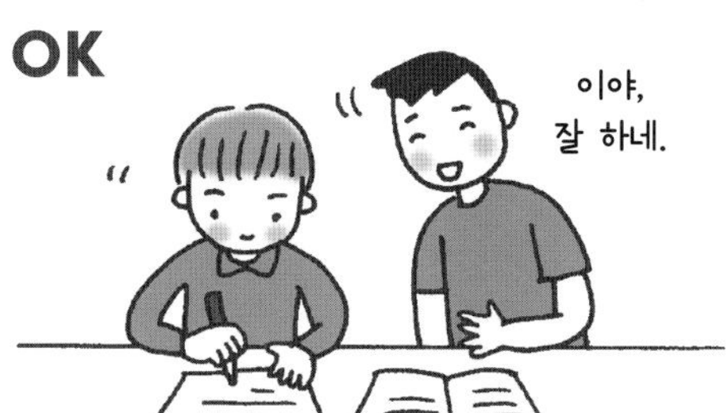

●평온하고 꾸준한 자세로 아이를 대해야 한다.

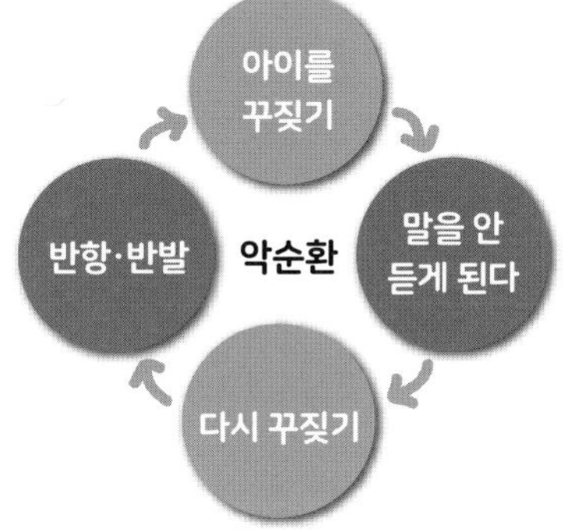

ADHD의 특징을 달리 말하면?

ADHD와 잘 지내기 위해서는 ADHD의 여러 가지 특징을 장점으로 변환해서
생각해 보는 것이 좋다.

(1) '부주의' 증상을 장점으로 본다면

주의력이 부족하다	→ 직감적이고 유연하게 대처할 수 있다
집중력이 부족하다	→ 전환이 빠르다. 새로운 상황에 쉽게 적응한다
정해진 순서를 따르지 못한다.	→ 뜻밖의 생각이나 새로운 아이디어가 풍부하다
매일 하는 일을 자주 잊어버림	→ 정해진 절차에 얽매이지 않는 창조적인 면이 있다
꾸준한 노력을 지속하는 것이 힘들다	→ 더 나은 방법을 직접 모색하기도

(2) '침착성 부족' 증상을 장점으로 본다면

수다스럽다	→ 의사소통에 적극적이다
산만하다	→ 활동적이다
질문이 끝나기 전에 대답한다	→ 반응이 빠르다
타인을 방해하고 참견한다	→ 주저하지 않고 개입할 수 있다

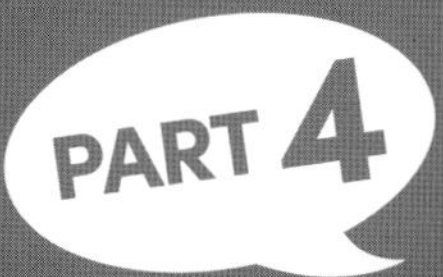

성인 발달장애의 치료

발달장애의 치료 - 심리요법

단지 이야기를 들어줄 뿐만 아니라 필요한 부분을 함께 생각해주고 이해해 주는
사람에게 심리치료를 받아야 한다.

올바른 이해와 적절한 대응으로 치료 효과를 볼 수 있다

치료의 기본은 본인과 가족, 주변인들이 장애의 특징을 이해하고 올바른 대처법을 사용하는 것이다. 성인의 경우, 아이처럼 주위 사람들이 먼저 이해하는 것이 아니라 본인이 주체적으로, 적극적으로 극복하려는 자세를 가지는 것이 특히 중요하다. ASD처럼 대인관계에 어려움이 있는 경우라도, 그것이 곧 앞으로의 인생 전체를 규정하는 것은 아니다. 발달장애의 특성은 성장 과정 전반에 걸쳐 지속되는 경우가 많아, 치료를 통해 장애 자체가 완전히 사라지는 것은 아니다. 그렇기 때문에 일회성 대응이 아니라, 지속적인 지원이 필요하며, 나이와 환경의 변화에 맞춰 지원의 방식 또한 달라져야 한다.

자신의 특성을 이해하고, 일상생활을 보다 편안하게 유지하려면 무엇이 필요한지, 가족이나 직장 내에서 원활한 소통을 위해 어떤 조정이 가능한지를 알게 되면 인간관계에서 겪는 어려움도 점차 줄어들 수 있다. 이러한 과정은 문제를 없애는 데 목적이 있는 것이 아니라, 생활의 부담을 줄이고 적응을 돕는 데 있다. 그런 의미에서 발달장애는 흔히 말하는 '불치병'으로 바라볼 대상이 아니다. 적절한 개입과 지원을 통해 충분히 긍정적인 변화를 기대할 수 있으며, 삶의 질을 높여 가는 것이 가능하다.

발달장애 전문가에 의한 심리치료가 효과적

물론 모든 면에서 정형 발달의 사람과 같아지는 것을 목표로 할 필요는 없다. 중요한 것은 일상의 생활을 차분히 되돌아보며, 스스로 할 수 있는 일과 어려움을 느끼는 일을 구분하고, 그 안에서 구체적으로 무엇이 가능한지를 하나씩 찾아가는 것이다. 그렇게 찾은 방법들을 무리하지 않게, 순서를 정해 조금씩 실행해 나간다. 심리치료는 이러한 과정을 보조하며, 경과를 살펴보면서 적절한 조언을 제공하는 역할을 한다. 특히 발달장애에 대한 이해와 경험이 풍부한 임상심리사 등 전문가의 도움을 받는다면, 보다 효과적으로 변화와 적응을 도울 수 있다.

심리요법

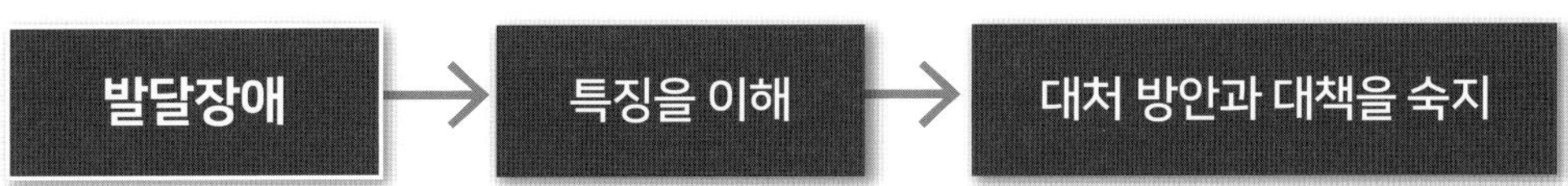

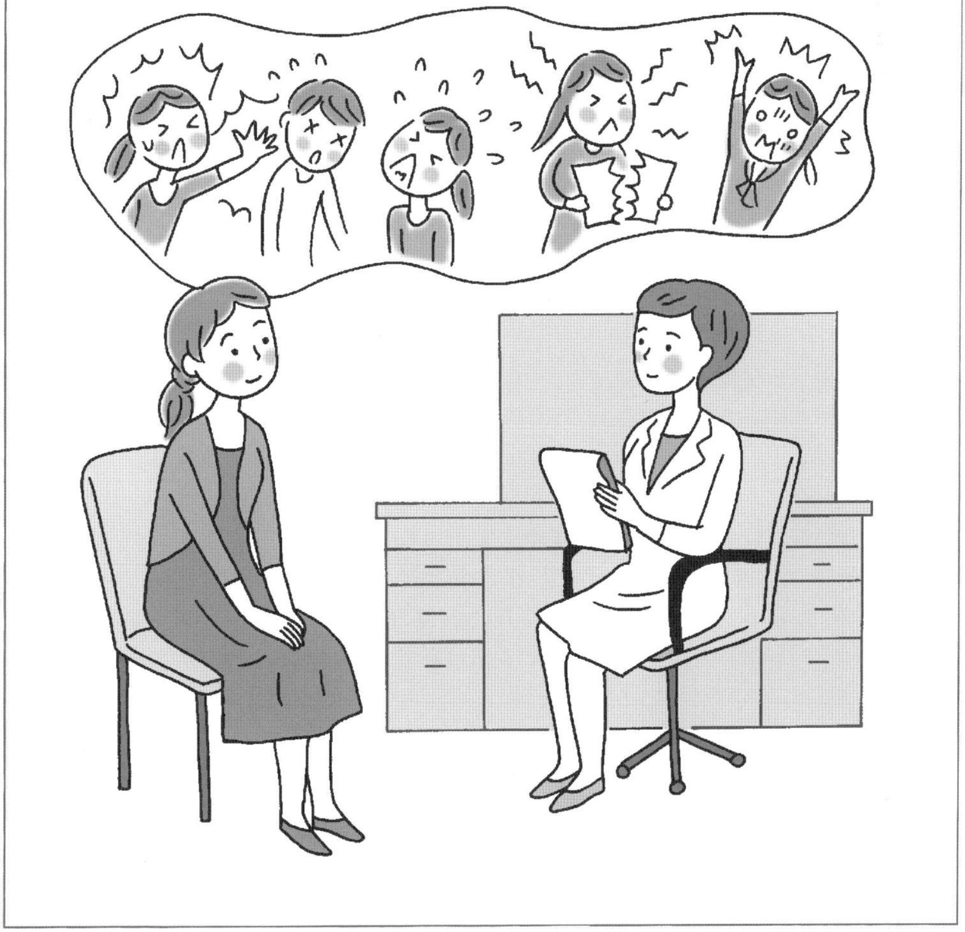

어떤 상태에 있든, 나이가 어떠하든 증상을 완화하고 삶을 더 편안하게 만들 방법은 반드시 있다.

발달장애의 치료 - 가족요법

오랜 시간 함께 살아온 가족과의 관계는 발달장애가 있는 사람의 상태와 적응에
큰 영향을 미친다.

어린 시절에 진단이나 치료를 받았을 경우

어릴 때부터 발달장애로 진단받고 지속적인 지원을 받아온 경우에는, 비교적 안정적인 케어가 이루어지는 일이 많다. 보호자가 아이의 특성을 이해하고 받아들이며 상황에 맞는 대응을 해 줄수록, 아이의 상태 역시 한층 안정되기 쉽다.

물론 모든 경우가 순조로운 것은 아니다. 가정 내에 부모나 형제 등 다른 가족 구성원 역시 발달장애가 있거나 비슷한 특성을 지닌 경우도 드물지 않다. 이런 상황에서는 서로의 어려움이 겹치며 갈등이 생기고, 그로 인해 지원이나 치료가 원활하지 않게 느껴질 수도 있다.

발견이 늦어도 손을 쓸 수 있다

어릴 때에는 발달장애의 특성이 드러나지 않는 경우도 적지 않다. 과도하게 주변에 맞추며 적응해 왔거나, 겉보기에는 큰 문제없이 사회생활을 해 온 유형, 또는 학업 성취가 높아 어려움이 가려졌던 경우 등에서는 성인이 된 뒤에야 발달장애가 밝혀지기도 한다.

이처럼 진단이 늦어진 경우라도 가족이 협력적인 태도를 보인다면, 치료 과정에 함께 참여하며 가정 내에서의 관계 방식과 대응을 조정하는 것이 효과적이다. 치료는 당사자만의 문제가 아니라, 가족이 함께 이해하고 변화해 가는 과정이 될 수 있다.

부부 중 한 사람이 발달장애를 가진 경우에도 가능하다면 심리치료에 함께 참여하는 것이 도움이 된다. 부부는 서로 사고방식과 표현 방식이 다르기 때문에, 직접 대화를 시도하다 보면 감정이 앞서거나 한쪽이 지쳐 무기력해지기 쉽다. 이럴 때 중요한 것은 누가 옳고 그른지를 가리는 것이 아니라, 문제를 정리하고 각자가 받아들일 수 있는 타협점을 찾는 일이다.

이를 위해 임상심리사와 같은 제삼자의 개입은 매우 효과적이다. 중재자의 도움을 받아 조금씩 의견을 조율하고 서로에게 다가가다 보면, 가정 안에서 반복되던 여러 문제들을 차근차근 풀어 나갈 수 있다.

발달장애의 치료

학교 등의 지원

▼

발달장애의 진단

▼

적절한 관여 방식

▼

심리치료 등

▼

자신의 특성에 대한 인식

▼

좋아하는 것에 대한 몰두

▼

싫은 것과 잘하는 것을 안다

▼

아무것도 모르는 것 같고,
잘되지 않는다고 느껴질 때도 있다

▼

조금씩 잘되어 가는 시기

▼

다른 사람의 마음을 알아차리기

▼

부모에게도 자기 마음을 말할 수 있게 된다

▼

자기에게 맞는 안정된 삶을 찾다

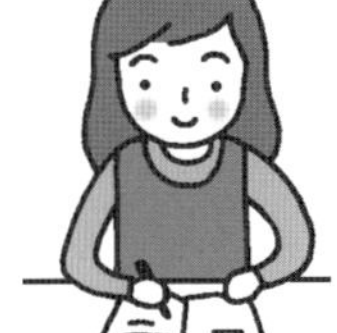
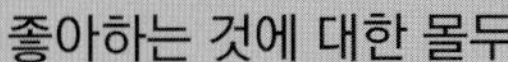
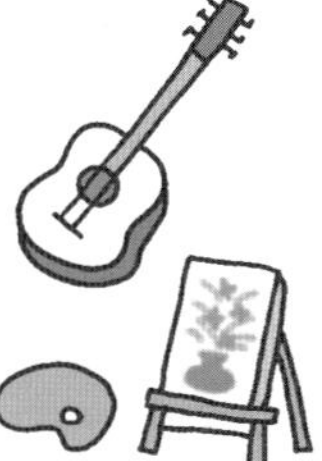
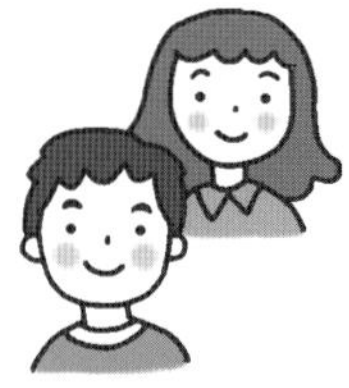
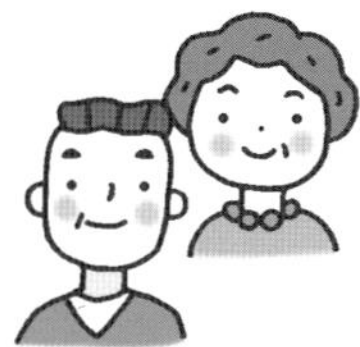
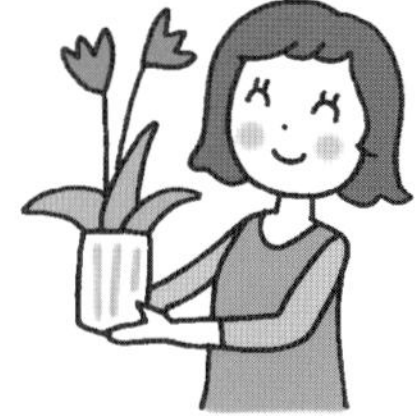

발달장애의 치료 – 약물요법

ADHD에는 콘서타, 스트라테라라는 약이 유효하다.
수면장애와 불안 같은 2차장애 개선에 약이 도움이 될 수 있다.

ADHD에 효과적인 약제

ADHD에 유효한 약으로는 콘서타(Concerta, 성분: Methylphenidate), 스트라테라(Strattera, 성분: Atomoxetine), 인튜니브(Intuniv, 성분: Guanfacine)이 있다. 비반세(Vyvanse, 성분명: Lisdexamfetamine)는 (일본에서는) 2020년 10월 시점으로는 6세 이상 18세 미만의 아동에게만 처방된다. 약물요법을 쓸 때는 증상이 심하고 사회생활 또는 가정생활에 매우 어려움이 있는 경우로, 다른 방법이나 심리요법 등으로 충분한 효과를 거두지 못할 때이다.

콘서타는 아침 1회 복용으로 약 12시간 효과가 지속된다. 흔히 보이는 부작용으로는 식욕 저하(특히 점심 때)가 있다. 또 틱 증상이 있는 사람에게는 쓰지 않는 것이 좋다.

스트라테라는 하루 2회, 조식 후와 저녁 후에 복용한다. 부작용으로는 졸림, 목마름, 식욕 저하 등이 있다. 수면이 개선된다는 사람도 있다.

인추닙은 혈압을 낮추는 작용이 있는 약으로 저녁 후에 1번 복용한다. 부작용으로는 졸림, 현기증, 혈압 저하, 목마름이 보일 수 있다.

비반세는 콘서타와 마찬가지로 중추신경 자극약으로 분류된다. 이 두 가지 약은 2019년 12월부터 환자등록이 필요하게 되었다. 약국에서는 처방전과 함께 환자카드와 신분증의 제시가 필요하다.

증상에 따라 여러 가지 약을 쓴다

긴장과 불안을 해소하기 위해 항불안약을 쓰거나 피해망상이나 흥분하기 쉬운 증상을 가라앉히기 위해 리스페달(Risperdal, 성분명: Risperidone), 아빌리파이(Abilify, 성분명: Aripiprazole) 등의 항정신병약을 쓰기도 한다. 또한 과거 경험이 떠오르며 감정이 급격히 고조되는 플래시백이나 과각성, 불안이 동반되는 경우에는 한약 처방을 활용하기도 한다. 임상에서는 **억간산가진피반하(抑肝散加陳皮半夏), 계지가용골모려탕(桂枝加龍骨牡蠣湯), 시호가용골모려탕(柴胡加龍骨牡蠣湯)** 등이 이러한 증상 조절에 활용되는 경우가 있다.

언제까지 약을 쓰는지 걱정하거나 부작용이 두려워서 약물요법을 결단하지 못한 사람도 있지만 약을 쓰는 이점과 단점을 충분히 생각해서 판단하도록 한다.

약물요법

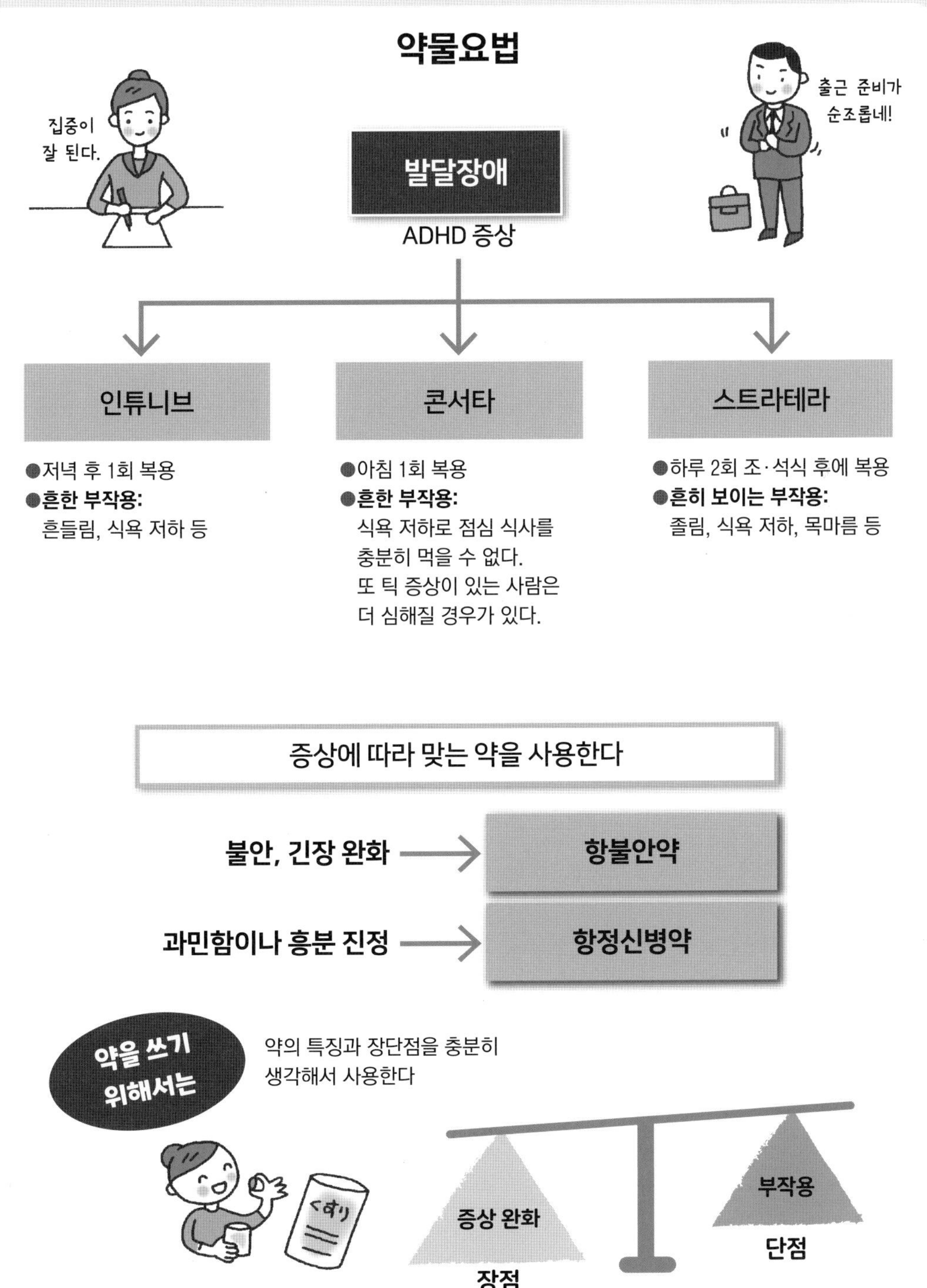
집중이
잘 된다.

출근 준비가
순조롭네!

발달장애

ADHD 증상

인튜니브

콘서타

스트라테라

●저녁 후 1회 복용
●흔한 부작용:
흔들림, 식욕 저하 등

●아침 1회 복용
●흔한 부작용:
식욕 저하로 점심 식사를
충분히 먹을 수 없다.
또 틱 증상이 있는 사람은
더 심해질 경우가 있다.

●하루 2회 조·석식 후에 복용
●흔히 보이는 부작용:
졸림, 식욕 저하, 목마름 등

증상에 따라 맞는 약을 사용한다

불안, 긴장 완화

항불안약

과민함이나 흥분 진정

항정신병약

약을 쓰기
위해서는

약의 특징과 장단점을 충분히
생각해서 사용한다

증상 완화

장점

부작용

단점

발달장애의 일하는 방법 – ASD의 경우

본인에게 맞는 일을 어떻게 고르고 일하면 좋을까?
중요한 것은 본인의 특성과 일의 궁합 그리고 본인의 흥미이다.

돌발 상황이 많은 직장보다 정해진 일이 맞은 직장이 적합하다

발달장애의 특성에 따라서 맞는 일, 맞지 않는 일이 있다. 중요한 것은 그 일이 본인의 특성에 맞는지, 본인이 그 업무에 흥미가 있는지 여부이다.

● 대인관계를 중심으로 한 일보다, 자기 페이스로 묵묵히 할 수 있는 일이 더 편한 사람은 많다.

접객처럼 사람을 상대해야 하는 업무를 부담스러워하고, 손님을 응대하는 것보다는 컴퓨터 앞에 앉아 작업하는 편이 낫다고 느끼는 경우도 있다. 혼자 집중해 꾸준히 일을 해 나가는 방식이 성격에 더 잘 맞는 사람도 적지 않다.

전화 응대를 싫어하는 사람 역시 많지만, 민원 대응처럼 즉각적인 판단과 감정 조율이 요구되는 일이 아니라, 해야 할 내용이 명확하게 정해져 있다면 전화 상담 업무를 수행할 수 있는 경우도 있다. 또한 업무 자체는 충분히 해낼 수 있지만, 부하 직원을 관리하는 역할이 부담이 되는 경우도 있다. 이런 경우에는 관리직에서 벗어나 개인 업무에 집중할 수 있는 위치로 조정하는 것이 도움이 될 때도 있다.

● 작업 내용이 정해져 있으면 할 수 있다.

작업 내용이 딱 정해져 있으면 편하다는 유형도 많다. 돌발적인 사태가 많고 그때마다 임기응변으로 대응해야 하는 상황은 ASD에게는 힘들 수 있다. 매뉴얼이나 선례가 있으면 잘해낼 수 있지만, 스스로 새롭게 만들어 내는 일에는 서툰 사람이 많다.

● 하나의 작업을 묵묵히 처리한다.

동시에 복수의 일을 하는 것은 서투르다. 하나의 작업을 묵묵하게 하는 편이 훨씬 잘할 수 있다.

● 소리와 빛을 차단하고 최적화된 직장 환경을 만든다.

사람의 목소리, 작업이나 전화의 소리, 조명이나 태양 빛 등은 감각이 민감한 사람에게는 괴로울 수 있다. 귀마개를 쓰거나 작은 방이나 칸막이를 이용하는 것이 도움이 될 수도 있다.

자기에게 맞은 일자리를 어떻게 선택하고 일할 것인가?
ASD의 경우

대인관계가 별로 없어도 되는 일을 선택하기

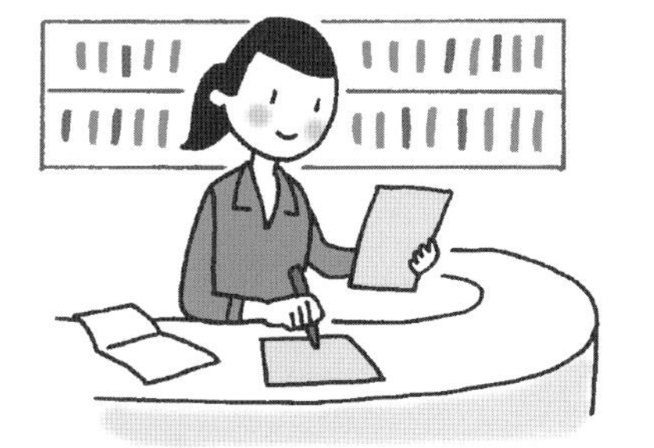

Point

- 접객에 서투르다
- 민원 대응이 어렵다
- 부하 관리가 힘들 수 있다
- 매뉴얼이 있다면 해낼 수도 있다

내용이 정해진 일이 좋다

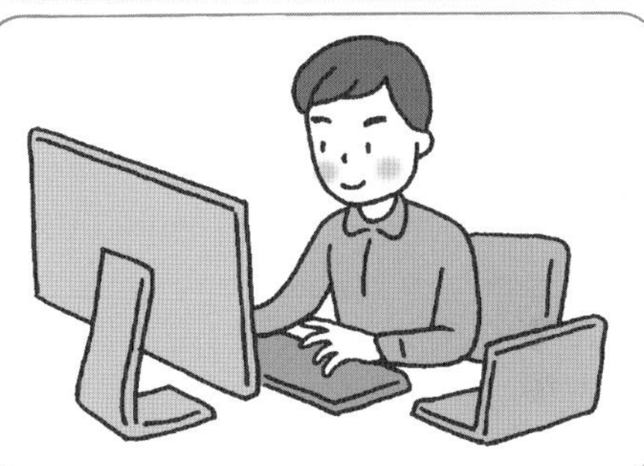

Point

- 매뉴얼이 갖춰져 있다
- 일정한 작업이다
- 같은 일의 반복이 좋다
- 돌발적 상황에 대한 대응은 불안하다

좋아하는 일을 직업으로 삼기

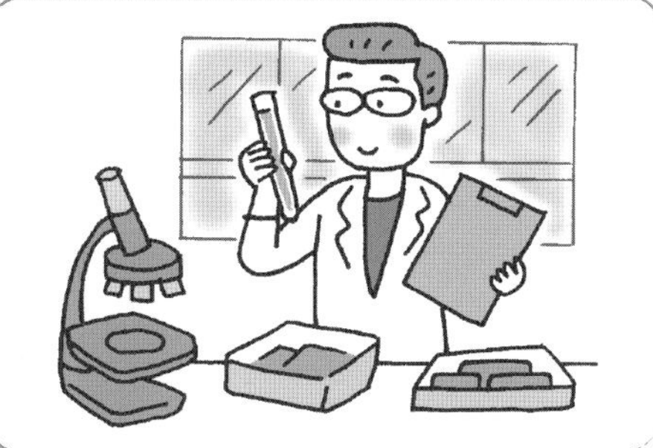

Point

- 흥미가 있는 일에는 능력을 발휘하기 쉽다
- 흥미가 있다면 계속할 수 있다

감각 과민을 배려해 주는 직장 환경

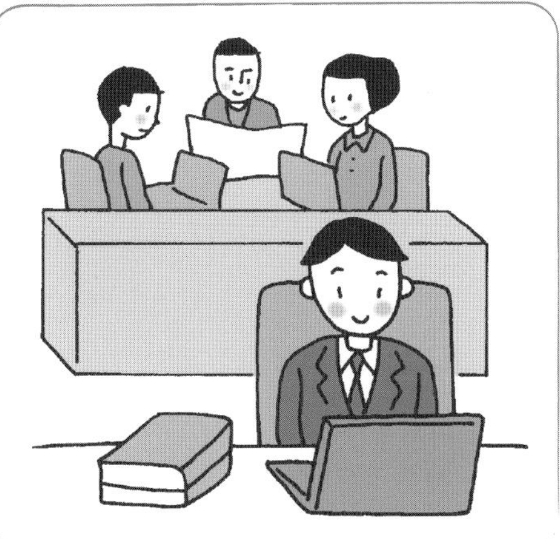

발달장애의 일하는 방법 – ADHD의 경우

ASD는 루틴 업무를 잘하는 경우가 많고, ADHD는 변화가 있는 일이 비교적 잘 맞다.

상사와 동료의 확인이 필요

● 집중력을 유지할 수 없고 질리기 쉽다

단조로운 업무에 집중력을 유지할 수 없는 경우가 많다. 일하는 중인데도 졸곤 한다. 계속 앉아있는 일보다 서서 하는 일, 움직임이 있는 일이 좋을 수 있다.

영업 업무와 잘 맞는 경우가 많은데 그에 따른 사무 업무는 잘 해내지 못하는 경우도 많다. 이를 보조해줄 수 있는 직원과 함께 일하면 좋다.

본인이 흥미를 느낄 수 있는 일이 좋고, 늘 같은 일을 하기보다는 가끔 작업 내용이 바뀌거나 다른 부서에서 일하는 등의 변화가 있으면 오히려 집중이 더 잘 될 수도 있다. 단순한 실수도 골치 아픈 문제로 번질 수 있으므로 업무 중에는 항상 여러 번 체크하는 습관을 들이는 것이 좋다.

● 마감을 지킬 수 없다

시간을 의식하며 일하는 것이 어려워, 마감이 임박해서야 일을 시작하거나 기한을 넘겨 버리는 경우가 적지 않다. 이런 경우에는 상사나 동료가 진척 상황을 가끔씩 점검해 주는 것이 도움이 된다. 보통 다른 사람의 업무에 대해 지나치게 간섭하는 것은 좋지 않지만, ADHD의 특성을 고려하면 본인의 의사가 있는 경우 먼저 물어봐 주는 것이 오히려 효과적일 수 있다.

또한 업무 내용을 깜빡 잊어버리는 일도 잦기 때문에, 함께 외부에서 일할 때는 "○○은 챙겼어?"와 같이 간단히 확인해 주는 것이 좋다. 사전에 메일로 한 번 더 확인하는 방법 역시 도움이 된다.

● 침착성이 없다, 기다릴 수 없다

페이스가 안 맞는다고 짜증을 내기 쉽다. 분노 통제가 필요할 때도 있다.

지도력을 발휘할 수 있어도 세세한 검토가 어려울 수 있다.

자기에게 맞은 일자리를 어떻게 선택하고 일할 것인가?
ADHD의 경우

집중력을 지속하기 위해 노력하기

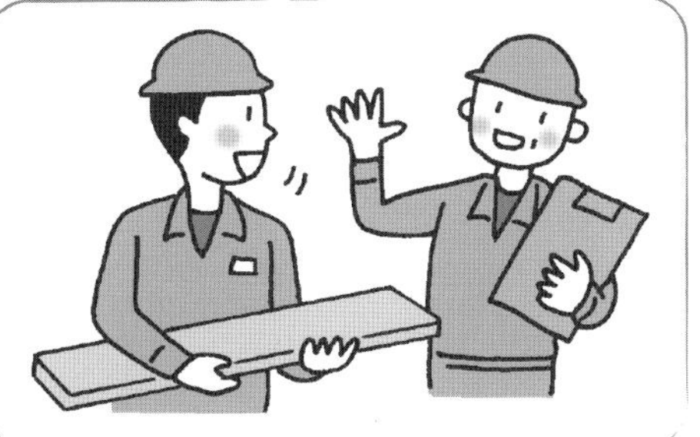

Point

● 반복 업무는 질리기 쉽다.
● 한 곳에 있지 않고 이동하거나 서서 하는 일이 더 잘 맞을 수도 있다.
● 단순 실수하기 쉬우므로 반드시 여러 번 확인해야 한다.

마감을 지킬 수 있도록 지원이 필요

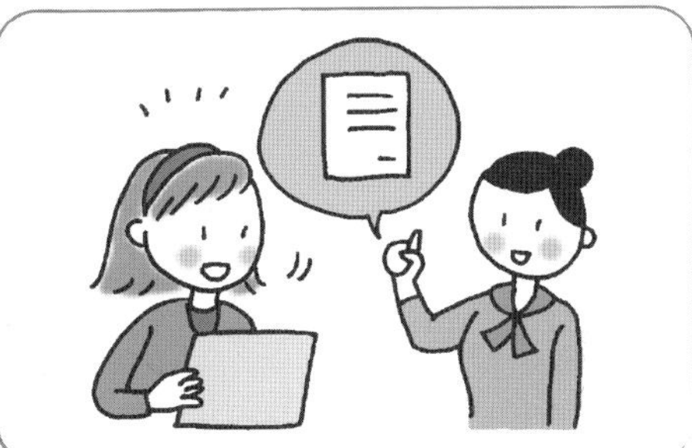

Point

● 미리미리 확인
● 소지품 등의 확인도 효과적

감정 통제 연습하기

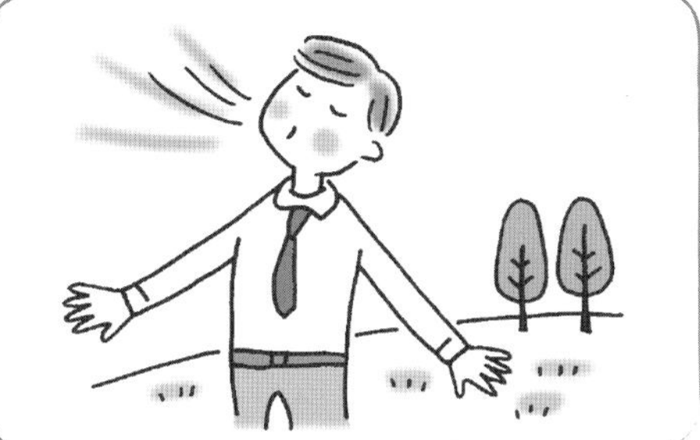

Point

● 페이스가 안 맞는 사람에 대한 짜증과 분노를 참기
● 참을성이 부족한 면을 통제할 수 있는 방법을 찾아야 한다.

좋은 발상, 아이디어맨이라는 특징을 살리기

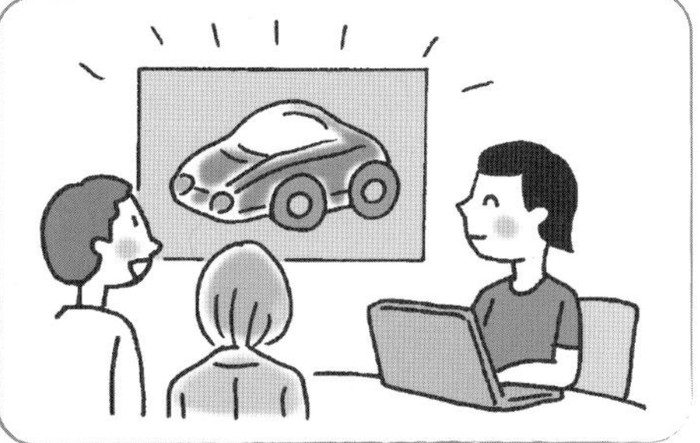

Point

● 참신한 아이디어나 창의력을 발휘할 수 있는 직장으로
● 직장에 따라서는 잘 맞을 수도

발달장애인이 활용할 수 있는 '지원제도'란?

장애인고용제도는 발달장애의 사람에게 적용된다.
지원이 필요할 경우 제도를 이용하는 것을 권장한다.

직업능력에 대한 검사 받기

발달장애 증상으로 취업에 어려움을 겪고 있을 때는 본인의 능력을 다시 한번 검토해보는 것도 필요하다. 직업능력에 대한 검사를 한번 받아보는 것도 좋다. 전반적인 지적 능력과 직업적성 능력, 집중력 등에 대한 검사가 있다.

때로는 자신의 능력에 비해 업무가 지나치게 어렵거나, 직장에서 요구하는 작업 속도가 너무 빨라 기대되는 수준에 도달하지 못하는 경우도 있다. 이런 상황이 이어지면 일하는 시간 자체가 늘 고통스럽게 느껴지고, 점점 더 버거운 상황으로 내몰릴 수 있다.

장애인 취로지원센터의 지원을 받자

장애인 취업 지원 기관에서는 발달장애나 정신장애가 있는 사람이 장애인 고용 제도를 활용해 취업할 수 있도록 다양한 지원을 제공한다. 이러한 제도를 이용하기 위해서는 지적 발달 지연(IQ 70 이하)으로 관련 수첩을 소지하고 있거나, 정신장애인 관련 증명서를 갖추고 있는 것이 조건이 되는 경우가 많다.

정신장애인 지원 제도는 원래 조현병이나 양극성 장애와 같은 정신장애를 대상으로 한 것이지만, 최근에는 ASD나 ADHD 등 발달장애가 있는 사람들에게도 적용되는 범위가 넓어지고 있다.

일반 채용 절차에서는 시험이나 면접을 통과하기 어려운 경우라도, 장애인 고용 제도를 활용하면 취업의 가능성이 열릴 수 있다. 또한 이미 직장에 다니고 있는 사람이라도 업무 수행에 있어 추가적인 지원이 필요하다면 이 제도를 이용할 수 있는 경우도 있다.

회사마다 근무 조건과 대우는 다양하지만, 어려움이 되는 부분에 대한 지원을 받으며 비교적 안정적인 환경에서 일할 수 있다는 점은 큰 장점이다.

[역주] 일본은 ADHD·학습장애까지 법적 발달장애 범주에 포함하여 한국보다 지원 범위가 넓다. 양국 모두 의무고용과 직업훈련 제도를 운영하지만, 접근 방식에는 차이가 있다.
일본은 '뇌기능 장애'라는 포괄적 정의 아래 조기 개입과 세분화된 취로 지원으로 복지·고용을 촘촘히 연계한다. 반면 한국은 '지적·자폐성 장애' 중심의 법적 테두리 안에서 공공 주도의 의무고용 강화에 집중하고 있다.
향후 한국도 일본과 같은 포괄적 장애 정의와 촘촘한 복지·고용 연계를 참고하여 제도의 사각지대를 해소해 나갈 필요가 있다. (자세한 한국의 지원 제도와 기관 리스트는 부록 191쪽 참조)

발달장애 상담창구

지원·상담 기관 가까운 센터에게 문의하시기 바랍니다.

● 장애인취업지원센터

장애인의 일반 취업 기회를 넓힘과 더불어 안정적으로 계속 근로할 수 있도록 취업 및 생활 일체를 지원하기 위해 '장애인취업지원사업' 및 '장애인취업·생활지원센터사업'을 진행한다.

● 발달장애인지원센터

발달장애아동(인)을 종합적으로 지원하는 것을 목적으로 한 전문적 기관. 도도부현(都道府縣; 한국의 광역 지방자치단체에 해당), 지정도시, 또는 사회복지법인, 특정비영리활동법인 등이 운영한다. 발달장애아동(인)과 가족이 풍요로운 지역 생활을 할 수 있도록 보건, 의료, 복지, 교육, 노동 등의 관계기관과 연계하면서 종합적인 지원 네트워크를 구축하면서 여러 가지 상담에 응하고 지도와 조언을 하고 있다.

● 지역장애인직업센터

하로 워크, 장애인 취업, 생활지원센터와의 연계하에서 장애인에 대한 직업 리해비리테이션과 취업 지원을 하는 시설. 전국 47개 도도부현에 설치되고 있다. 장애인의 수요에 따라 각종 직업 리해비리테이션을 실시함과 더불어 사업주에 대해 고용관리에 관한 전문적인 조언을 하는 외에 직업 코치를 파견하고 취로의 현장으로 지원하는 예도 있다.

● 정신보건복지센터

정신보건상의 문제를 안고 있는 당사자와 가족이 상담할 수 있는 상담 기관. 정신과의, 임상심리사, 정신과 소셜 워커, 작업요법사, 보건사, 간호사 등의 전문직이 배치되어 상담을 접수하고 있다.

의료기관을 찾기

● 멘털 나비
https://www.mental-navi.net/

취업이행지원(就業移行支援)을 활용하여 일자리 찾기

취업에 필요한 지식과 기능 향상을 위한 훈련을 시켜주는 취업이행지원사업을 이용하기

정신장애인 보건복지수첩을 가지고 있으면 이용 가능

그전의 일을 그만두었을 때, 장차 자기에게 맞는 일을 생각할 때에는 구직을 위한 지원이 필요하다. 고용복지플러스센터에서 실시할 때도 있으나 최근은 장애인취업지원센터 등을 활용할 수 있다. 이용하기 위해서는 정신장애인 보건복지수첩이 필요할 때도 있으므로 확인하자. 이 수첩을 취득하려면 의료기관에 6개월 이상 통원이 필요하다.

● 취로이행지원사업을 이용하기

통상 사업소에 고용되는 것이 가능하다고 여겨지는 사람에 대해 생산활동, 직업체험 등의 장을 제공하고 취업에 필요한 지식과 능력을 끌어올리기 위한 훈련을 시켜준다.

또 구직활동에 관한 지원을 해주고 취직한 후에도 직장에 정착시키는 데 필요한 상담의 지원도 해준다. 통상 이용기관은 2년간이다.

민간에도 취업지원을 위한 사업소가 늘어나고 있다. 일 자체의 기능을 향상하기 위해 컴퓨터 기술을 가르치거나, 의사소통의 기능을 재고시키는 지도나, 소셜스킬 트레이닝 등도 실시하고 있다.

이들의 장소는 통상 매일 다니게 되어 있다. 매일 다닐 수 있는 체력과 정신력의 안정이 필요하다.

● 먼저 데이케어부터 시작

아직 거기까지 못 간다는 경우는 먼저 데이케어 등의 이용부터 시작하면 좋다.

마음과 몸 상태를 조율하는 것을 우선하자

어떻게든 열심히 일해야 한다고 취직 활동을 서두르는 사람이 많은 것 같다.

하지만 일을 그만두게 된 우울 상태와 나빠진 몸 상태 등 치료가 중요하다. 먼저 마음과 몸을 안정시키는 것을 우선한다.

[역주] 본문의 '취로이행지원'은 한국의 '장애인 취업성공패키지(고용노동부)' 또는 '발달장애인 훈련센터(한국장애인고용공단)'의 직업훈련 서비스와 유사함

취로이행지원의 활용

고용복지플러스센터

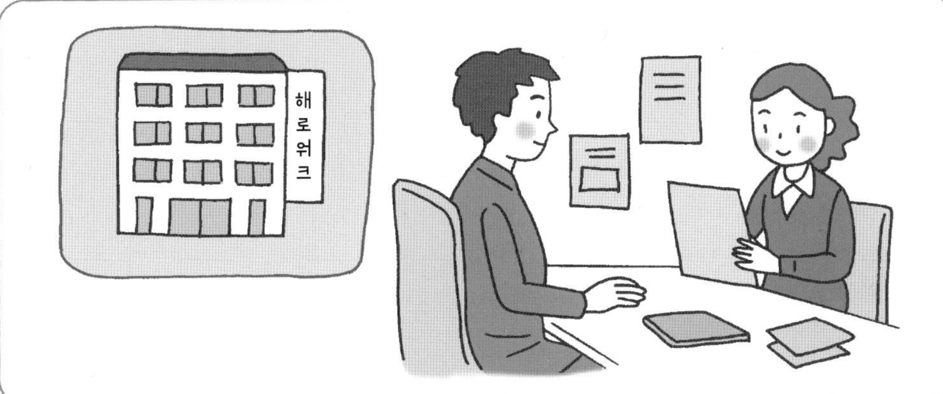

장애인취로지원센터

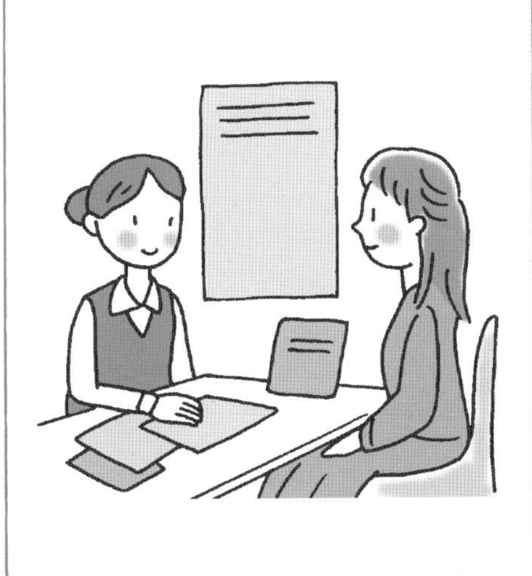

다음 수첩이 필요할 수 있다.
- 사랑의 수첩(지적장애)
- 정신장애인보건복지수첩

취업이행지원사업

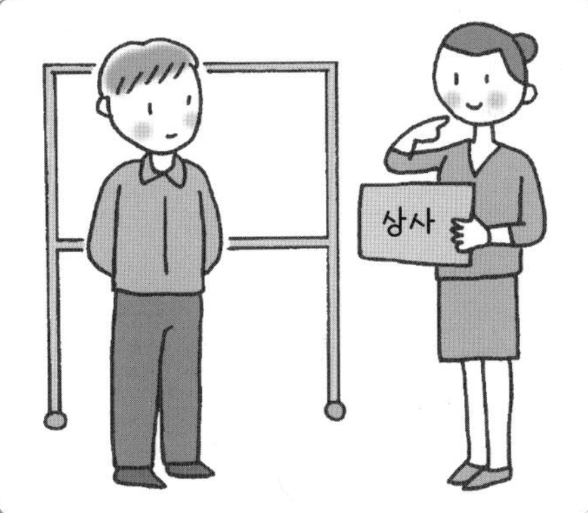

다음과 같은 지원을 받을 수 있다.
- 취업훈련: 일에 필요한 기능의 획득
- 커뮤니케이션 스킬: 소통능력의 향상
- 소셜 스킬 트레이닝:
  직장의 대인 능력 향상 직업체험

번역서 본문의 일본 사례와 대조하여, 한국의 성인 발달장애인(ASD, ADHD)과 그 가족이 실제로 이용할 수 있는 한국 내 지원 체계를 정리하였습니다.

제언 부록에서 한의학을 소개하는 이유

일본의 소아정신과 임상 현장에서는 발달장애, 특히 ADHD와 ASD에 대한 약물치료율이 높은 것으로 보고됩니다. 그러나 특효약이 없는 자폐스펙트럼장애(ASD)의 경우, 행동 문제나 정서 조절을 위해 향정신병 약물 위주의 처방에 지나치게 치우치기 쉬운 환경이 조성되어 있습니다.

이러한 배경 속에서 최근 일본에서는 한약(漢方藥)을 선택하는 소아정신과 의사들이 증가하고 있으며, 역자의 임상 경험에 비추어 보면 한약 처방을 배우려는 아동정신과 의사들의 수요가 실제로 늘어나고 있는 현실을 확인할 수 있습니다.

이러한 일본의 임상 흐름과 통합의료적 접근의 중요성을 고려하여, 본 부록에서는 한국에서도 발달장애인 지원에 있어 한의약의 역할을 소개하고자 합니다. 약물 부작용 완화, 전인적 건강 관리, 가족의 스트레스 케어 등 한의학이 제공할 수 있는 보완적 가치를 함께 살펴봅니다.

1. 전생애주기별 맞춤형 지원: 발달장애인 지원센터

국가 차원에서 발달장애인(지적 · 자폐성)을 위해 개인별 지원계획을 수립하고 복지 서비스를 연계하는 핵심 허브입니다.

- **주요역할:** 개인별 지원계획수립, 복지서비스 정보제공 및 연계, 보호자 상담, 권익옹호
- **이용대상:** 『장애인복지법』상 지적 · 자폐성 장애인
  (ADHD의 경우 장애 등록 여부에 따라 상담범위 상이)
- **찾아가는 법:** 중앙 및 17개광역 지역발달장애인 지원센터

홈페이지	www.broso.or.kr
대표번호	1800-5921
권리구제 상담전화	1522-2882 (학대 · 인권침해 피해 시 별도 이용)

※중앙센터 공식 대표번호는 1800-5921이며, 1522-2882는 권리구제 전용 상담번호입니다.

2. 경제적 자립과 취업 지원: 한국장애인고용공단

발달장애인이 자신의 특성에 맞는 직업을 찾고 유지할 수 있도록 돕는 전문 공공기관입니다.

주요 서비스

- **장애인 취업성공 패키지:** 상담, 직업훈련, 취업 알선을 단계별로 지원
- **발달장애인 훈련센터:** 실제 직업 현장과 유사한 환경에서 직무 훈련 및 사회성 훈련 실시
- **지원고용:** 직무지도원이 사업체에 함께 배치되어 업무 적응을 밀착 지원

홈페이지	www.kead.or.kr
대표번호	1588-1519
권리구제 상담전화	전국 각 지사 및 훈련센터

3. 장애 등록 전후 심리 지원: 마음투자 및 지역사회 바우처

장애인 등록 여부와 상관없이, 의사 소견이나 진단이 있다면 이용 가능한 심리 상담 서비스입니다.

정신건강 심리상담 바우처

우울, 불안, 성인 ADHD 등으로 심리 상담이 필요한 경우 전문 상담 서비스(총 8회, 1회당 50분 이상 1:1 대면) 제공

신청 자격 요건 (아래 중 하나 해당):
- 정신건강의학과 의사 또는 한방신경정신과 한의사가 발급하는 진단서 · 소견서(신청일 기준 3개월 이내)
- 정신건강복지센터, 대학교상담센터, 청소년상담복지센터 등에서 발급하는 의뢰서
- 국가 건강검진 정신건강검사(PHQ-9) 결과 중간 이상 우울(10점 이상) 확인 시

지역사회서비스 투자사업 (바우처)
- 아동 · 청소년 비전 형성, 우리아이 심리지원 등 지자체별 맞춤형 상담 서비스
- 문의: 주소지 읍 · 면 · 동 행정복지센터(주민센터) 복지팀, 또는 복지로(www.bokjiro.go.kr) 온라인 신청 가능

4. 의료 및 전문 치료: 발달장애인 거점병원 및 행동발달증진센터

발달장애인의 특성에 맞는 의료 서비스를 제공하고, 문제행동 치료를 전문적으로 수행하는 보건복지부 지정 의료기관입니다.

- **주요 기능:** 장애 특성 고려 전문 진료 및 협진, 자해 · 타해 등 행동문제 치료
- **지정 기관 (전국 11개소):** 서울대병원, 한양대병원, 인하대병원, 강원대병원, 충북대병원, 전북대병원, 연세대원주세브란스기독병원, 양산부산대병원

5. 한의학적 접근: 한의원 · 한방병원의 역할과 필요성

발달장애인 지원 체계에서 한의학적 치료가 상대적으로 주목받지 못하는 이유는 현행 법 · 제도가 서양의학 중심의 진단 · 치료 체계를 기반으로 하고 있기 때문입니다. 그러나 한의학은 발달장애인의 건강관리와 삶의 질 향상에 중요한 보완적 역할을 할 수 있습니다.

왜 한의원· 한방병원이 상대적으로 덜 알려져 있는가?

- **진단 체계의 인식 차이:** 한의사도 한국표준질병사인분류(KCD) 체계를 사용하여 발달장애 진단 및 소견서 발급이 법적으로 가능합니다. 그러나 실무적으로는 정신건강의학과나 소아청소년과에서 진단받는 경우가 대다수이며, 한의학적 진단에 대한 인식과 활용도가 상대적으로 낮은 편입니다.

- **홍보 및 정보 제공의 부족:** 현행 제도상 한의사도 발달장애 진단 및 치료가 가능하고, 한방신경정신과 소견서로 심리상담 바우처 신청도 가능하지만, 이러한 정보가 발달장애인 가족이나 당사자에게 적극적으로 홍보되지 않고 있습니다. 보건복지부나 지자체의 발달장애 관련 안내 자료에서 한의학적 지원이 거의 언급되지 않아, 대중의 인지도가 낮은 실정입니다.

- **건강보험 급여 범위:** ADHD, 자폐스펙트럼 등 발달장애 관련 한방 치료는 건강보험 급여 적용 범위가 제한적입니다. 침 · 뜸 · 정신요법 등은 대부분 급여화되어 있으며, 한약의 경우 탕약은 일부 급여 적용이 되고, 건강보험으로 한약제제(엑스제, 과립제 등) 처방도 가능합니다. 그러나 발달장애 특화 치료를 위한 맞춤형 처방이나 장기 치료가 필요한 경우 비급여 비중이 높아 경제적 부담이 될 수 있습니다. 양방의 약물치료나 심리치료 에 비해 한방치료의 급여 범위가 좁아 접근성이 상대적으로 낮은 편입니다.

- **정책 우선순위:** 발달장애 관련 정책이 주로 행동치료, 약물치료, 직업재활 등 서양의학적 · 사회복지적 접근을 중심으로 설계되어 있습니다. 한의학적 접근은 정책 수립 단계에서 배제되거나 부차적으로 다루어지는 경향이 있습니다.

- **거점병원 체계의 한계:** 보건복지부가 지정한 발달장애인 거점병원 8개소는 모두 양방 종합병원이며, 한방병원은 포함되어 있지 않습니다. 이는 한의학적 지원이 공식적인 발달장애 의료 체계에서 배제되어 있음을 보여줍니다.

한의학적 지원의 필요성과 강점

그럼에도 불구하고 한의학은 발달장애인의 전인적 건강 관리와 장기적 컨디션 유지에 유용한 접근법을 제공할 수 있습니다.

- **심신 안정 및 수면 개선:** 침 · 뜸 · 한약을 통한 불안, 불면, 과잉행동 완화
- **소화기능 및 영양 흡수 개선:** 발달장애 아동에게 흔한 편식, 소화불량 등 의 문제를 한방 소아과적 접근으로 관리
- **체질 맞춤형 건강관리:** 사상의학 등 개인 체질에 따른 맞춤형 생활 · 식이 지도
- **약물 부작용 완화:** ADHD 약물치료 병행 시 나타날 수 있는 식욕저하, 불 면 등의 부작용을 한방 치료로 보완
- **가족의 스트레스 관리:** 발달장애 자녀를 돌보는 부모 · 보호자의 정신적 · 신 체적 소진(번아웃) 예방을 위한 한방 정신요법(한방신경정신과)

현재 이용 가능한 한의학적 지원

- **한방신경정신과 전문의:** 정신건강의학과 의사와 마찬가지로, 한방신경정신과 한의사가 발급하는 진단서 · 소견서도 '정신건강 심리상담 바우처' 신청시 인정됩니다.

- **장애인 한방 주치의 시범사업:** 일부 지역에서 장애인을 대상으로 한 '장애인 건강 주치의' 사업에 한의사의 참여는 현재 정부 차원에서 도입을 검토 중이며, 제5차 한의약 육성발전 종합계획(2026~2030)에 포함된 추진 과제입니다.

  - 전북특별자치도(익산시 포함)나 서울시 등 일부 지자체에서는 자체 예산을 통해 '장애인 한방 방문건강관리' 또는 '취약계층 한방 주치의' 형태의 사업 운영을 검토 또는 추진 중인 경우가 있으며, 지자체별로 상이하므로 해당 보건소에 직접 문의할 것을 권장합니다.

- **지역 한의원 · 한방병원 활용:** 발달장애 아동 · 성인의 건강 증진 및 삶의 질 향상을 위해 한방 소아과, 한방신경정신과 등을 적극 활용할 수 있습니다.

제언

향후 발달장애인 지원 정책이 통합의료(Integrative Medicine) 관점으로 확대되어, 양방과 한방이 협진하는 체계가 구축된다면 발달장애인과 가족의 선택권이 넓어지고 삶의 질이 더욱 향상될 것입니다. 특히 ADHD나 자폐스펙트럼의 경우 약물치료만으로 해결되지 않는 수면, 소화, 정서 문제에 대해 한의학적 접근이 보완재로서 유용하게 활용될 수 있습니다.

6. 인권 보호 및 차별 대응: 장애인 권익옹호기관

장애를 이유로 차별을 받거나 학대 등의 피해를 입었을 때 법률적·사회적 도움을 받을 수 있는 곳입니다.

신고 및 상담	국번 없이 1644-8295 (전화·문자·카카오톡 모두 가능)
홈페이지	www.naapd.or.kr

7. ADHD 및 경계선 지능인을 위한 특화 센터

최근 서울시를 시작으로 전국적으로 확산되고 있는 '느린 학습자(경계선 지능인)' 전용 지원 센터입니다.

- **주요 역할:** 인지 재활, 자립 지원, 사회성 교육
- **대표 기관:** 서울시 경계선지능인 평생교육 지원센터(밈센터) https://sbifc.org/

역자 팁 (Tip)

본문에서 소개하는 일본의 취로이행지원 등은 한국의 발달장애인 훈련센터(한국장애인고용공단 운영)와 가장 유사한 기능을 합니다. 독자 여러분께서는 위 기관들의 홈페이지를 방문하시어, 현재 본인의 거주지에서 가장 가까운 센터를 확인하고 상담을 신청해 보시길 권합니다.

작 성 일: 2024년 기준 최신 데이터 반영

분석대상: 한국 및 일본 발달장애인 지원 관련 법령 및 정책

작 성 자: 역자 (유수양·강형원)